普通高等教育"十一五"国家级规划教材

21世纪高等医药院校教材

供医药经济与管理类专业用

新编医院管理教程

第 2 版

申俊龙　汤少梁　主编

科学出版社

北京

内 容 简 介

　　本书是普通高等教育"十一五"国家级规划教材,密切结合了我国医院改革和发展的实际,内容包括医院管理概论、医院文化管理、医院战略管理、医院组织与医院领导、医院人力资源管理、医院医疗管理、医院护理管理、医院质量管理、医院医疗安全管理、医院感染管理、医院药事管理、医院医疗设备管理、医院财务管理、医院服务管理、医院信息管理等。本书以现代管理科学理论、方法及国外医院管理研究的最新进展与成果为基础,并结合作者多年来医院管理学教学的经验,理论联系实际,具有科学性、实用性等特点。

　　本书可供全国高等医药院校的医药经济、卫生事业管理及相关专业本专科学生使用,也可作为医药行业管理者的参考书。

图书在版编目(CIP)数据

新编医院管理教程 / 申俊龙,汤少梁主编. —2 版. —北京:科学出版社,
2009

普通高等教育"十一五"国家级规划教材·21世纪高等医药院校教材
ISBN 978-7-03-023448-3

Ⅰ. 新… Ⅱ. ①申… ②汤… Ⅲ. 医院-管理-医学院校-教材. Ⅳ. R197.32

中国版本图书馆 CIP 数据核字(2008)第 183435 号

责任编辑:方　霞 / 责任校对:钟　洋
责任印制:赵　博 / 封面设计:黄　超

科 学 出 版 社 出版
北京东黄城根北街 16 号
邮政编码:100717
http://www.sciencep.com

北京市文林印务有限公司印刷
科学出版社发行　各地新华书店经销
*

2005 年 8 月第　一　版　　开本:850×1168　1/16
2009 年 1 月第　二　版　　印张:13
2017 年 6 月第十二次印刷　字数:390 000

定价:32.00 元
(如有印装质量问题,我社负责调换)

21世纪高等医药院校教材
（供医药经济与管理类专业用）
编委会

《新编医院管理教程》(第2版)编写人员

主　编　申俊龙　　汤少梁
副主编　李　伟　　魏鲁霞　　张瑞华　　王彬夫
　　　　景　浩　　王　悦　　季德安　　蔡建鹰
主　审　丁冠明　　赵　俊　　韩　旭
编　委　(按姓氏笔画排序)

于龙君	南京中医药大学	张丽青	河南中医学院
卫　陈	南京中医药大学	张　丽	南京中医药大学
王　丽	南京中医药大学	张荣贵	南京中医药大学
王素珍	江西中医学院	张瑞华	成都中医药大学
王　莉	南京中医药大学	张瑞利	南京中医药大学
王高玲	南京中医药大学	陈丹丹	南京中医药大学
王　悦	浙江中医药大学	卓　朗	徐州医学院
王彬夫	无锡市中医院	易　兰	遵义医学院
王　森	江苏大学	罗凤琦	南京中医药大学
申俊龙	南京中医药大学	季德安	上海中医药大学
华　东	南京中医药大学	赵一梅	甘肃中医学院
刘石柱	江苏大学	洪　坦	南京中医药大学
汤少梁	南京中医药大学	钱东福	南京医科大学
安祥林	牡丹江医学院	徐　州	南京中医药大学
许星莹	广州中医药大学	徐　佩	南京中医药大学
杨　玮	南京中医药大学	郭丽君	新乡医学院
杨金凤	浙江中医药大学	常金良	牡丹江医学院
李　伟	潍坊医学院	景　浩	辽宁中医药大学
李　珑	安徽中医学院	蔡建鹰	福建中医学院
李湘娟	南京中医药大学	魏鲁霞	南京中医药大学

第 2 版总序

经过同道们几年的艰辛努力,在科学出版社的大力支持下,《21 世纪高等医药院校教材(供医药经济与管理类专业用)》又跨上了一个新的台阶,一些教材被列入普通高等教育"十一五"国家级规划教材。

历史跨入 21 世纪,我国高等教育也从精英教育走向大众教育,从单科性院校向多科性大学发展,各高等院校不断拓展新专业,招生人数在不断扩大,出现一个规模发展的局面。医药院校也不例外,在努力加强人文素质课教育的同时,各中西医院校纷纷拓展边缘学科,增设国际经济与贸易、市场营销、公共事业管理、电子商务、信息管理与信息系统、医疗保险、卫生法学、药事管理等新专业和新专业方向。有的院校从每年招生几十人已经发展到现在的每年招生几百人。

但是各个学校的教育资源有差异,专业设置各不相同,同样专业的课程设置也不一样,相同的课程的教学计划也不相同,更没有适宜的规范的统一教材。形成医药院校的边缘学科发展的"春秋战国"格局,各个院校是"八仙过海,各显神通"。在医药院校边缘学科发展的初期这是正常现象,但长期发展下去,对于学科内涵建设和专业规范化建设不利,对于全国高等医药院校统一培养职业化的高级应用性专业人才不利。为加强专业建设,提高课程教学水平,从 2003 年开始全国各医药院校通力合作,协作编写了《医药国际贸易》、《医药人力资源管理》、《医药市场营销学》、《医药企业管理》、《卫生事业管理学》、《现代卫生经济学》、《医药卫生法》、《新编医院管理教程》、《医药商品学》、《医药卫生信息管理学》、《公共关系学》、《管理心理学》、《医疗保险学》、《医疗市场调查与预测》、《医药广告学》、还计划编写《医药电子商务》、《卫生事业财务管理》、《药物经济学》、《医药企业市场策划》、《医药物流管理》、《药品临床推广技巧》。合作单位有中医药院校、医科大学、医学院、药学院等三十多所医药类院校。

随着我国教育事业的发展,各医药院校的经济与管理类专业在教育实践中不断总结提高,根据各自学科发展和专业建设的需要,各院校从外延的扩张转向内涵的拓展,这对教材建设提出了新的要求。从 2006 年开始,系列丛书的主编在科学出版社的帮助之下,向国家教育部申报"普通高等教育'十一五'"国家级规划教材,到目前为止,已有四本教材成功进入国家级规划教材行列,它们是:江苏大学周绿林教授主编的《医疗保险学》,南京中医药大学汤少梁副教授主编的《医药市场营销学》,申俊龙教授主编的《新编医院管理教程》和《医药国际贸易》。这标志着我们的教材建设有了质的飞跃,将更有力地提高课程建设和专业建设。

2008 年,党的十七届三中全会提出:到 2020 年,要基本建立城乡经济社会发展一体化体制机制的目标。美国的次货危机引起了全球的金融风暴,国务院为应对世界金融危机,正采取一系列拉动内需的宏观调控政策。《关于深化医药卫生体制改革的意见(征求意见稿)》公布,都标志着国际国内形势正风云变幻激烈动荡。在这种背景下,对教育领域如何培养学生提出了新的挑战,对医疗卫生事业、医疗保障制度体系、医药制造业和流通业的发展都将产生广泛而深刻的影响,这也对我们编写教材的观念、思路、内容、方法产生重大影响,我们必须根据新的形势和要求来编写教材。

虽然我们主观上力求创新,力争上一个新台阶,但由于我们队伍还较年轻,合作时间也不是太长,学术水平还有待于继续提高,书中仍会有一些不足之处,敬请同行专家不吝指正,以利于以后更好的改进和完善。

医药管理与经济贸易类系列教材的编写必须与时代接轨。与社会主义市场经济和公共事业的发展相适应,其作为新兴的边缘学科正方兴未艾,需要我们不懈的共同努力。在此,向为本系列教材的出版付出辛勤汗水的全体编者、编辑及给予指导和帮助的专家学者表示衷心的感谢!

编委会
2008 年 11 月 14 日

第1版总序

经过同道们几年的艰辛努力,在科学出版社的大力支持下,我们《21世纪高等医药院校教材(供医药经济与管理类专业用)》终于问世了。

一

历史跨入21世纪,我国高等教育也从精英教育走向大众教育,各高等院校专业在拓展,规模在不断扩大,出现一片喜人的局面。医药院校也不例外,在努力加强人文素质课的教育的同时,各中西医院校纷纷在拓展边缘学科,增设国际经济与贸易、市场营销、公共事业管理、医疗保险、卫生法学、药事管理等新专业和新专业方向。有的院校从每年招生几十人已经发展到现在的每年招生近千人。

但是各个学校的学科资源有差异,专业设置各不相同,同样专业的课程设置也不一样,相同的课程的教学计划也不相同。目前正是医药院校的边缘学科发展的"春秋战国"时期,各个院校是"八仙过海,各显神通"。在医药院校边缘学科发展的初期这是正常现象,但长期发展下去,对于学科规范化建设和专业品牌建设不利,对于全国高等医药院校统一培养职业化的高级应用型专业人才不利。

2003年,有关中西医院校经过协商,决定组织全国部分中西医院校一起首先联合进行教材的编写工作。由南京中医药大学、南京医科大学等中西医院校和江苏康缘药业股份有限公司、江苏先声药业有限公司共同发起,于2003年8月在江苏省东海县召开了"第一届全国高等医药院校医药经济与管理的系列教材协编会议",共有16所中西医院校参会。各院校经过开会协商讨论,决定对于会议选定的书目进行主编竞争制,最后确定:由南京中医药大学主编《国际医药贸易》《卫生事业管理学》;广州中医药大学主编《卫生经济学》;南京医科大学主编《卫生法学》;浙江中医学院主编《医药人力资源管理》;湖北中医学院主编《医药市场营销学》;湖南中医学院主编《医药企业管理》;安徽中医学院主编《医药商品学》;黑龙江中医药大学主编《卫生信息管理》;东南大学主编《医疗保险学》。

接着,2004年7月在南京中医药大学召开"第二届全国高等医药院校医药经济与管理的系列教材协编会议",对于部分教材进行了统一校对审稿,并且议定了第二轮教材编写的主编单位以及参编单位。会议商定了今后准备继续编写的十几本医药经济与管理的系列教材,并决定以后每年召开一次关于教材的协编会议,同时进行同类学科的建设和专业建设的讨论交流。这对中西医药院校加强学术交流,统一专业规划,进行学科建设,具有重大意义。一方面,全国众多的医药院校进行资源整合,统筹分工,协作编写教材,以后统一使用新教材,这有利于各院校的专业培养的课程的优化设置;另一方面,许多的新教材针对性强,弥补了许多医药院校边缘专业课程的教材空白,这对于新学科建设与新专业建设都具有积极意义。

二

一套系列教材要想在同类教材中占有一席之地,必须具备自己鲜明的编著特色与特性,这套教材也不例外。这一套系列教材,与以往的医药院校同类教材相比较,具有鲜明的专业特色,主要体现在以下方面:

第一,针对性强。中西医院校作为培养医药实用人才的基地,与其他综合类大学相比较,具有自己的特点,即培养专门的医药卫生类和医药经济与管理类的人才,知识背景和行业的针对性很强,市场需求差异特别显著。而医药卫生行业的特殊性决定了医药院校的新专业教材设置的差异性,必须既注重经贸、管理类学生的相应的中西医药基础理论知识,也要注重社会工作岗位的职业性和操作能力,在教材的编写上,要求教材必须根据中西医药行业的特殊性,注重理论联系行业实际,注重与社会需求接轨。这套教材则具备了较强的针对性,针对当前医药卫生管理与医药经济贸易,编写了该系列教材。所以这套系列教材的特点是理论联系实际,内容与时代同步,针对中西医药的行业特点,更注重在本行业培养交叉学科的新专业学生的实际能力与综合素质。

第二,新体例。这套系列教材在编写的体例上、风格上也增加了许多新内容。在引用最新的参考资料、网络资源信息、在教材章节的编写等方面都有所创新。突出体现了案例教学的特点,且许多章节关键问题的思考题型、重点显示、章末小结等与同类教材相比较,均有所突破。

第三,新内容。本套系列教材的编著过程中,掌握了最新的相关资料、信息,突破了以往教材体系古板、内容陈旧的局限。教材编写过程中吸收借鉴了同行专家的最新研究成果,参考了许多专著、论文。教材编写时,注重普及性与研究性的平衡。既有一定的理论研究深度,又照顾了教材的普及性。在编写方法上,也有所突破,许多教材中增加了新的典型案例,有利于学生的自习讨论,分析研究,有利于教师的组织教学。

第四,新协作。这套系列教材与以往的同类医药经济与管理类教材相比较,打破了以往单纯的中医药院校或者单纯的西医药院校组织编写的惯例。全国二十余所中西医院校通力协作,经过多次讨论分工,各院校发挥自己的优势特色,各院校的专家发挥自己的特长,在全国范围内组织精干力量集中编写。既保证了教材的质量,又填补了许多教材的空白。在编写过程中,还聘请了有关的大型中西医院的有关管理专家,一起参与讨论、编写、审稿,因此教材更具备实用性。

第五,新空白。这套系列教材共计 20 余本,涉及了医药管理与经济贸易专业的众多领域。其中增加编写了许多新教材,填补了许多相关领域的教材空白。如《卫生信息管理》、《医药物流》、《国际医药贸易》、《医疗服务营销》等许多教材都是紧缺教材和创新教材,对于高等中西医药院校新兴的边缘学科的建设与专业教学的完善具有积极的推进作用。

三

当然,推出这一套规模庞大的系列教材,毕竟是我们的一次新尝试。由于在编写过程中,涉及许多院校的众多教师,人员庞大,并且编写人员水平参差,加上一些学科是新兴学科,并无前例可鉴,因此教材的一些章节可能差强人意,有些结论尚待商榷,这也是本丛书的不足之处。敬请全国的同行专家不吝指正,以利于以后更好的改进和完善。

四

本套丛书在编写过程中,既参照了国内外众多的专家学者的学术成果,同时也得到了江苏康缘药业股份有限公司和江苏先声药业有限公司的大力支持和资助,在此一并致谢!对此套系列教材的付梓付出辛勤汗水的全体同仁表示衷心的感谢!!医药管理与经济贸易类系列教材的编写必须与时代接轨,与社会主义市场经济相适应,其作为新兴的边缘学科正方兴未艾,需要我们不懈的共同努力。

编委会
2004 年 7 月 23 日

第 2 版前言

　　医院管理学是管理学的一个分支学科,是研究医院管理现象及其发展规律的科学,其目的是要提高医院工作效率和效果。作为一门应用科学,医院管理学为医院的管理实践提供了理论指导,是卫生事业管理相关专业学生一门十分重要的专业课程。

　　卫生部部长陈竺 2007 年 8 月带队在贵州进行全国医院管理年活动和卫生系统护士技能竞赛考核督导调研时指出:医疗服务质量责任重于泰山,加强医院管理,保证医疗服务质量与安全,是卫生改革发展的重要内容。可见,医院管理工作的重要性日益凸显,但随着社会的发展,也在不断面临许多新情况和新问题,迫切需要有医院管理学相关的理论指导。中国的医疗改革 30 年大大促进了医学科学技术的进步,医院的规模与实力得到高速发展,但也凸显出非营利性医院过度市场化、医患矛盾突出、看病贵、看病难等现象。在当今运用科学发展观构建和谐社会理念指导下,医疗改革应该促进公共服务责任的落实。本书就是在上一版的基础上,为了适应医院管理工作及教学改革的迫切需要,以现代管理科学理论和方法及国外医院管理研究的最新进展与成果为基础,以突出公立医院社会责任的视角,总结多年来医院管理学教学的经验,密切结合我国医院改革和发展的实际进行了再版,可供全国高等医药院校的卫生事业管理或相关专业本专科学生使用,同时也为医药行业的管理者提供了可借鉴的参考书。

　　本书理论联系实际,科学性、实用性强,与上一版相比力求八个"更":①特色更明显,突出公立医院的公益性和社会责任;②方法更重要,尽量运用计量方法,采用客观的评价指标;③理论更新颖;④案例更精确,每章前后分别附有引导案例和典型案例,前者简洁,后者具代表性和一定的研究价值;⑤效用更实际,避免过度学院派风格,贴近现实,讲究实用;⑥形式更活泼,设立信息框进行知识拓展,资料链接;⑦逻辑更统一,结构体系由浅入深,一以贯之;⑧文字更精炼。

　　本书的第一章由申俊龙、张瑞利、常金良编写,第二章由王悦、卫陈、蔡建鹰编写,第三章由李伟、华东、季德安编写,第四章由郭丽君、罗凤琦、赵一梅编写,第五章由王彬夫、徐俪、许星莹编写,第六章由张瑞利、王素珍编写,第七章由张瑞华、王丽编写,第八章由汤少梁、徐州、张荣贵编写,第九章由王高玲、徐州、于龙君编写,第十章由张丽青、张丽、钱东福编写,第十一章由景浩、陈丹丹、杨金凤编写,第十二章由郭丽君、卫陈、卓朗编写,第十三章由汤少梁、王莉、罗凤琦编写,第十四章由申俊龙、洪坦、王森编写,第十五章由魏鲁霞、杨玮、易兰、李湘娟编写。

　　本书在编写过程中,得到江苏省原中医药局丁冠明局长、江苏省人民医院赵俊副院长、无锡市中医院王彬夫院长、江苏省中医院韩旭处长的悉心指导与大力支持,同时我们参考了许多学者的著作,借鉴了他们的成果,在此向他们一并表示感谢。

　　医院管理学在我国还属年轻学科,许多研究还处于探索阶段,仍须在实践中不断完善,我们真挚地希望读者对本书的错误和不妥之处提出批评与建议,我们在此表示衷心的感谢。

申俊龙　汤少梁

2008 年 10 月 6 日

第1版前言

管理活动古已有之,是人类社会最重要的活动之一。现代意义上的管理学从诞生之日至今不过90多年,管理学以其丰富的理论不断地向其他学科渗透。医院管理作为管理学的重要分支,有着完整的理论体系和独特的思想内涵。我国在引入市场经济机制和加入WTO以后,医疗机构开始面对日益激烈的市场竞争和提高医院服务质量等多重压力,其管理者对系统学习医院管理、医院经营等相关知识的需求越来越大。

为了适应医院管理工作的开展以及医药院校教学的迫切需要,以现代管理科学理论和方法为基础,吸收借鉴了国内外医院管理研究的最新进展与成果,密切结合我国医院改革与发展实际,经过一年多的资料收集、整理和编写,由我主编的《新编医院管理教程》即将出版问世。它不仅是医药院校经济管理类学生的教材,也为广大医院管理工作者提供了一本相对系统的医院管理参考书。

本书在编写的过程中,努力做到既要符合教学一线的需要,也要满足医院管理的实践需求,其内容主要有以下几个特点:

一是完整性。本书从医院各专业业务部门的角度出发来编排各章节,涵盖了医院管理应用的主要内容。

二是基础性。医院管理来源于管理学,是管理学等相关学科在医院管理中的具体应用。因此,本书是以管理学基本理论和方法为基础,结合医院管理实践来展开论述。

三是时效性。本书结合我国目前医院管理工作的实际情况,有选择地吸取了一些医院管理的新理论、新方法,以开拓读者的视野和思路。

四是创新性。在考察了其他著作和医院管理实际需求的前提下,本书增加了大型医疗设备的管理、医院的经营管理、医院的服务管理等新内容,力求做到有所突破。

参加本书编写的人员具有丰富的理论和实践经验,既有研究医院管理、现代企业管理的教授学者,也有长期从事医院管理工作的专家。各章节具体执笔人员如下:第一章:张瑞利、金鑫,第二章:黄明安、杨革生、朱玉红、唐传俭,第三章:孙宏、唐传俭,第四章:黄明安、杨革生、朱玉红,第五章:申俊龙、方祝元,第六章:刘慧、彭宇竹,第七章:马义杰、华东,第八章:汤少梁、何欣、王高玲,第九章:汤少梁、赵昆元、华东,第十章:申俊龙、李湘君、王玉芬,第十一章:袁朝、王玉芬,第十二章:汤少梁、王莉、王玉芬,第十三章:申俊龙、祝晓鹏、倪婧妍,第十四章:申俊龙、刘金鸽、王玉芬,第十五章:汤少梁、王高玲、黄晓光,第十六章:申俊龙、李自民、洪骏。

本书可作为我国医药高等院校的本科生、研究生教材,也可作为学术研究资料,希望能对医疗从业人员以及研究医院管理的学者提供一些帮助。由于理论水平和实践经验的限制,书中肯定有疏漏之处,恳请广大读者不吝指正。

申俊龙

2005年3月6日晚于南京中医药大学

目　　录

第一章 医院管理概论

学习目标

1. 了解医院及医院管理的发展概况,重点了解现代医院发展趋势的主要特征、医院管理的一般发展阶段。

2. 掌握医院的性质和功能、特点和工作方针,了解医院管理的研究对象和内容。

3. 明确研究医院管理的方法和基本指导思想,熟悉医院管理的任务与职能。

4. 明确学习医院管理的意义。

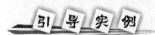

引导实例

创立"一体两翼"经营模式
全面提升医院核心竞争力

在计划经济时代,医院作为事业性质的单位,完全是卫生行政部门的附属,几乎不存在经营管理问题。而在医疗改革不断推进的背景下,医院的经营管理者就不得不考虑医院的发展问题,必须培养自己的核心竞争力,使其成为医院可持续发展的源泉。北京大学深圳医院的管理者正是认识到其重要性,创造性地提出"一体两翼"的经营管理模式。其中的"一体"是指以医疗、教学、科研为主体,讲求质优价廉的医疗服务,培养高层次的医学人才和科研能力。"两翼"是指大力发展健康产业,扩大医院服务范围和产业化经营;推行全方位的后勤服务社会化,节省开支以求达到低消耗。管理上的创新使得地处特区的综合医院在激烈的竞争中脱颖而出,实现超常规、跨越式发展。北京大学深圳医院的"一体两翼"的创新模式并不是凭空构建的,而是依靠以下核心竞争力而成功持续的模式,也是医院管理者研习的核心内容。

1. 战略发展的眼光——关键

2002 年被中华医院管理学会评为"全国医院优秀院长"、享受国务院政府特殊津贴的专家蔡志明教授带领其优秀团队对医疗市场进行全面了解,并能根据医疗行业的特点,运用管理理念处理医院管理事务,审时度势地开创了如"一体两翼"的多项医院管理创新模式,走在了医院管理的前沿。

2. 高素质的管理队伍——基础

北京大学深圳医院首届领导集体是深圳市人民政府向社会公开招聘组成的,管理成员素质较高,均具有硕士以上学历和管理教育经历,整个团队在医院的广大员工中具有很高的威信。主要体现在:一是他们能够以身作则、公私分明,均有强烈的事业心;二是管理职业化;三是决策讲求科学程序,重大管理方案的出台都通过民主讨论和广泛征求意见。

3. 高效运行的内部机制——保证

建立了一套适合医院发展的内部运行机制,如医院在人力资源管理方面的"准入"、"退出"机制、源头管理机制、风险责任机制都极大地提高了员工的积极性和活力。对于业绩突出者给予奖励,业绩平平或无业绩者给予一定的处罚,促进了员工的竞争意识。对于其他如质量管理、科研教学、行政管理及精神文明建设等方面也都有相应的制度安排。

只有建立一套科学、全面、完善的现代医院管理制度,医院才能在快速发展中保持稳健和协调状态。

(资料来源:高万良.2005.医院核心竞争力:理论探索与案例分析.广州:世界图书出版公司.306-309)

第一节 医院概述

一、医院的定义

医院是以诊治疾病、护理患者为主要目的的医疗机构。具体来说,医院是对公众或特定的人群进行治病、防病的场所,备有一定数量的病床设施、相应的医务人员和必要的设备,通过依法获得有执业资格的医务人员的集体协作,达到对住院或门诊患者实施科学的和正确的诊疗、护理的目的。

二、医院的类型

1. 按医疗技术水平及服务层次分类

按医疗技术水平及服务层次划分,医院可分为一级、二级和三级医院。

1) 一级医院。直接为社区提供医疗、预防、保健、康复等综合服务的基层医院,位于三级医疗网的底部。主要包括:农村乡、镇卫生院,地市级的区医院和相当规模的工矿、企事业单位的职工医院。

2) 二级医院。跨多个社区提供医疗卫生服务的地区性医院和地区性医疗预防技术的中心,是三级网的主要层次。主要包括:各地一般市及县医院以及省、自治区、直辖市的区级医院。

3) 三级医院。医疗、科研、教学的技术中心,位于三级网的顶部。主要包括:中央、省、市直属的城市大医院及医学院校的附属医院。

三级医院又分特等、甲等、乙等、丙等,二级和一级各分为甲、乙、丙三等,共计三级十等。

2. 按收治范围分类

按收治范围,医院可分为综合医院和专科医院。

1) 综合医院是各类型医院的主体。综合医院设有一定数量的病床,设有内科、外科、妇产科、眼耳鼻喉科等各种专科及药剂、检验、放射等医疗技术部门,并且拥有相应的人员、设备。为了满足综合医院的功能要求,一般至少应设有 100 张左右的病床。综合医院采取对所有疾病进行诊疗的体制,但其侧重点是收治急性病。

2) 各种专科医院如收治急性法定传染病的传染病医院,收治结核病的结核病医院,收治精神病的精神病医院,以及妇产科医院、肿瘤医院、口腔医院等在我国已较普遍地建立。对于一些专科如骨科、胸科等,是普遍设立专科医院,还是在一些综合医院中作为一个重点专科发展,两者各有利弊。前者有利于集中人力、物力,发挥专科技术精度,而后者则兼有多科协作的优点。应当视各地实际情况和人才条件而定。

3. 按运行目标分类

按运行目标,医院可分为营利性和非营利性医院。

2000 年,国家八部委联合下发《关于城镇医药卫生体制改革的指导意见》,将医疗机构分为非营利性与营利性两类进行管理。

1) 营利性医院的运行目标是以追求利润最大化为目的,其税后利润可以给予投资者一定的回报。一般包括私立医院、股份制医院、中外合资医院等。

2) 非营利性医院则不以获取利润为目的,而是追求特定的社会目标,其盈利只能用于自身的扩大再生产,不能以分红的形式给出资者回报。一般包括政府医院、企业医院和社区医院等。

4. 按功能和任务分类

按功能和任务分为综合医院、专科医院、康复医

院、妇幼保健院、儿童医院、中医医院、中西医结合医院、民族医院、疗养院、军队医院、企业医院、机关医院、校医院等。

5. 按行政管辖分类

按行政管辖分有省级医院、市级医院、县级医院、乡镇卫生院等。

6. 按投资人身份分类

按投资人身份分为政府出资举办的公立医院、民间出资举办的民营医院及中外合资举办的医院等。

三、医院的性质、地位与功能

(一) 医院的性质和在国民经济及卫生事业中的地位

1) 医院的性质。国务院颁发的《全国医院工作条例》中已清楚地对其加以规定。该条例规定:"医院是治病防病、保障人民健康的社会主义卫生事业单位,必须贯彻党和国家的卫生工作方针政策,遵守政府法令,为社会主义现代化建设服务。"

2) 医院在国民经济及卫生事业中的地位。医疗工作在为生产服务中与生产是互相促进的。医疗工作关系到人们的生老病死,关系到千家万户,关系到民族的繁衍昌盛。医疗工作发展程度也反映社会文明的进步程度。医疗卫生工作在整个国民经济发展中有其不可替代的作用。我国的卫生事业是政府实行一定福利政策的社会公益事业,基本目的是最大限度地满足人民群众的医疗要求,保障人民健康。而医院是整个卫生工作中的一个重要组成部分,是国民经济中向社会提供医疗保健服务的一个非物质资料生产部门,同时也是相对独立的医疗经营实体。医院工作在医疗工作中以至整个卫生工作中处于主要地位。

(二) 医院的功能

医院的功能也就是医院的任务。国外有的将医院功能分为照料病员、培养医师及其他人员、增进大众健康和推进医学的研究等四个方面。我国对医院功能的规定在《医疗机构管理条例》中加以阐述。该条例指出:医疗机构(含医院)是以尊重生命,救死扶伤,维护和保证公民健康为宗旨,要以患者为中心,在提高医疗质量的基础上,保证教学和科研任务的完成,并不断提高教学质量和科研水平。同时做好预防、指导基层工作。因此,我国医院的基本功能主要有以下几个方面:

1) 医疗服务。这是医院的主要功能。医院医疗工作以诊疗与护理两大业务为主体,医疗与辅助业务

密切配合,形成一个医疗整体,为患者服务。医院医疗一般分为门诊医疗、住院医疗、康复医疗和急救医疗。门诊、急诊诊疗是第一线,住院患者诊疗是重点。

2) 教育培训医务人员及其他人员。医学教育是终身教育,而且学校只是医学教育的一部分,必须经过毕业后医学的继续教育才能培养成为一个合格的医生。临床医学是实践医学,对青年医务人员要严格训练,使其练好基本功。对中年医务人员应加强实践、专业培训,使其能尽快挑起重担。高级医务人员要充分发挥其培养、指导下级医务人员的作用。对护理人员也必须进行医院临床教育,对其他医疗技术人员也不能例外。医院必须具有对一切医院工作人员进行培养教育的功能,而且也只有这样,才能不断提高业务技术水平,提高医疗质量。教学医院还要承担临床教学的任务。

3) 开展科学研究。医院是集中进行医疗实践的场所,医院开展科学研究是提高业务水平的需要。而且对临床研究,往往能提高医疗质量,直接推动医学发展。从实践来看,在医院的医疗工作中蕴藏着无数的研究课题,需要医务人员积极研究,不断开拓。

4) 开展预防和社会医疗服务。医院不仅仅是为了治疗患者而设,而且还肩负着预防保健工作,应当开展社会医疗服务,从而成为人民群众健康服务活动的中心。要扩大预防,指导基层,开展计划生育的技术工作,同时还要开展健康咨询、门诊和住院体格检查、疾病普查、妇幼保健指导、卫生宣教等业务。

5) 开展康复医疗。过去往往忽视医院在康复方面的功能。事实上,康复涵盖范围相当广泛,其主要目的与功能分别是:①让每一位患者能在生理上完全康复;②使每位患者在心理上完全摆脱创伤;③使患者能早日回归社会;④使患者不留下任何疾病阴影,发挥其原来的角色功能;⑤为预防患者再患同一伤病而住院。

以上所述的五项功能不是各自孤立的,而是相互联系、相辅相成的。其中以医疗为中心,其他四项功能围绕医疗工作统筹安排,并与医疗相结合。

四、医院工作的特点和方针

(一) 医院工作的特点

把握住医院工作的特点,是办好医院的前提。医院工作的特点实际上是医院工作规律性的反映,医院系统区别于其他系统的本质特点是以患者为主要工作对象,组织医务人员以医学技术为患者诊治与预防疾病,使其康复。因此,在管理上必须注意以下几点:

1) 注重"两个效益",以社会效益为最高准则,努力建设诚信医院,积极承担社会责任。目前,对于医院工作的考核不应仅局限在经营效益方面,还应该拓展到社会效益,即所承担的社会责任方面。

2) 应以患者为中心,一切为了患者,增强服务意识,构建和谐医患关系。针对目前"看病贵、看病难"问题,医院应该从源头把关,严格控制医疗价格,杜绝商业贿赂,注重服务质量。

3) 应以质量为核心。医院的各项工作关系到患者的安危,必须十分重视医疗质量。要有严格的质量要求(包括预防工作的质量,如防止院内感染,减少后遗症,尽量保持患者的生理、精神功能等),以优质创品牌。

4) 医疗技术是关键。患者是十分复杂的机体,所以医务人员只有具备全面的医学理论知识、熟练的医疗技术操作能力和丰富的临床经验,才能胜任医疗工作。现代医疗工作的科学技术性很强,而且新技术、新专业不断发展,所以要坚持科技兴院战略重视人才培训和技术建设。另外,医院也必须重视技术设备的装备、更新和管理。

5) 人文服务是基础。患者是生物属性的人,更是社会属性的人。总之,他们首先是人,而且是机体或精神患病的人,更需要关爱与呵护。只有做好人文服务才能赢得患者的信赖,提升信誉。因此,转变服务理念,加强职业道德建设,树立高尚的医德医风十分重要。

6) 注意整体性。医疗是由多专业技术人员参加的一项工作。完成一个医疗过程,需要医护、医技分工协作,医疗与后勤工作密切配合,因此要注意加强培养职工的团队精神。

7) 注意时间性。对诊断、治疗、抢救必须及时,有时还要分秒必争,与时间赛跑;同时又要求连续地进行观察治疗,长年日夜不间断。

(二) 医院工作的方针

工作方针是指在一定历史时期内为达到一定目标而确定的指导原则。按照国家相关卫生工作方针政策,医院工作方针大致可以归纳如下:

1) 坚持卫生工作的方针政策,坚持改革开放、坚持依法办院、坚持以德治院,加强社会主义政治文明、精神文明、物质文明建设,树立良好的职业道德,全心全意为人民服务,最大限度地满足社会医疗要求,保障人民健康。

2) 本着"患者第一、服务第一、质量第一、信誉第一"的原则,不断提高医疗技术水平和医疗质量。坚持科技创新,开拓进取,尊重知识,尊重人才,充分发挥卫生技术人员的主导作用。

3）预防为主，指导社区，保障广大人民群众的基本医疗。

4）弘扬祖国民族医药学，做好中医药和中西医结合工作。

5）加强经营管理，提高医院经营管理水平。

五、医院发展概况

医院的产生和发展，不仅与医学的发展密切相关，也受社会经济和科学文化水平的制约。从时间的沿革看，医院的产生和发展经历了一个漫长的历史过程。从医院的发展变化来看，从古到今医院的发展大体上经历了古代萌芽时期医院、近代医院和现代医院三个时期。

（一）医院萌芽——古代医院时期

这个时期是从公元前 7 世纪奴隶社会晚期到 18 世纪末叶。医院首先起源于社会抚恤组织的建立。我国周代已开始起步。公元前 7 世纪时，管仲辅助齐桓公执政建立了残废院，收容残废人，供给食宿，给予治疗。这是我国古代医院的雏形。秦代已开始有收容麻风患者的医院；隋唐时代的收容麻风患者的"疠人坊"；唐宋时期有为病残而设的"病坊"、"养病坊"、"安济坊"等；元代军医院"安乐堂"等。除了在民间或军队中设立一些医院外，历代封建王朝都为自身设立医事组织。在国外，印度于公元前 600 年就有医院的雏形，收容贫穷的患者；公元 4 世纪在罗马有教会医院（属于修道院）。6 世纪以后，西欧开始建立医院。此时的医院因其目的不同，名称各异，如照料患者的称为医院，接收患者的称为收容院，收容穷人者称为济贫院，收容妇女及女孩者称为妇婴院。12 世纪后，收容患者的机构进一步独立，正式医院开始兴起。第一个正式医院是公元 1204 年建于罗马的圣灵医院（Hospital of the Holy Ghost）。14 世纪后，欧洲麻风患者减少，许多麻风病院便逐渐改为普通医院；医生也渐由非神职人员从事；医院规模由中世纪初期一般只容十几名患者的小医院，发展到一些城市有最多达 220 张病床的医院。

总的说来，古代萌芽时期的医院有以下的特征：

第一，在当时它还不是主要的医疗形式，只是简单的集中收容患者的场所，医药条件差，因此数量很少，只能说处于医院的萌芽时期，不是科学意义上的医院。

第二，当时传染病流行，举办传染病收容所可谓医院的重要起源。

第三，它是对病残者社会救济性质的慈善事业，有的是宗教寺院医疗组织。

第四，应宫廷医疗或军事医疗的需要而产生。

（二）近代医院时期

近代医院时期，是从 19 世纪中叶至 20 世纪中叶，大约经历了上百年时间。它的产生和发展是社会经济发展的必然结果，也是医学科学技术迅速发展的产物。由于欧洲文艺复兴，促使近代科学的形成与发展。医学的发展促进了医院的发展和医院管理的进步。新的医院大量地建立，最著名的有 Bristal 医院；同时，医院将患者按疾病分类住院治疗，并提供质量较高的医疗服务。医学科学在实验医学发展的基础上步入近代医学发展阶段：形成了基础医学和体系；医学技术有了很大的进步，为临床的诊断提供先进的技术。如 1889 年临床实验室在医院首先设立；1896 年第一次在医院使用 X 线诊断疾病；1903 年，心电图第一次在医院用于诊断心血管疾病；1929 年脑电图用于脑学神经疾病的诊断，以及对外科麻剂的不断改进等。在基本完善了消毒法之后，磺胺药的发现与应用，以及随后青霉素等抗生素的发现与其临床应用，为临床治疗提供有效的手段。19 世纪中叶，英国的南丁格尔创建了护理学，使医院的医疗服务与生活服务结合起来而发展成为一个护理体系。与此同时，医学教育也有很大的发展，1919 年美国的 Flexner 向联邦政府提出改进医学教育，建立医学教学体系的意见，联邦政府据此进行大规模的医学教育改革，从而形成 20 世纪以来被各国广泛采用和延续的医学教育基本模式。而教育的发展，又促使医院不仅是医疗的场所，而且也是教育的场所，直接拓展了医院的功能。

近代医院在中国是随着帝国主义对我国的文化侵略，西方宗教的进入而建立的教会医院出现与发展的。由中国自办而较有规模的西医医院为在南京设立的中央医院，以及兰州与其他地区的大医院。1932 年，当时国民政府内政会议决定筹设县立医院，1934 年改称为县卫生院，1945 年，公布了《公立医院设置规则》。全国医院面貌的改观不仅表现在上述医院和病床数量的迅速增长上，还表现在医院的组织管理、医疗技术、医疗作风等方面显著的进步和发展上。

总之，近代医院是西方资本主义经济高度发展和科学文化高度发展，特别是近代医学发展的产物。从共性的角度分析，它有以下几个特征：

第一，近代医院已成为社会医疗的主要形式，尽管还有大量个体医疗存在，但从医疗技术水平、医疗能力和物质条件来说，医院都处于领先地位。

第二，近代医院适应近代实验医学的发展。实验医学的发展要求专业分科、集体协作医疗。因此，医院形成了专科分工（但分科尚不细）、医护分工（但分工还不充分）、医技分工、集体协作的格局，并相应建立了管理制度和技术性规章制度。

第三，以机体、器官、细胞为主的生物医学水平作为诊疗的理论基础，以物理诊断、实验诊断、化学治疗及一般手术治疗作为基本的诊断手段，围绕以疾病为中心展开治病防病工作。

第四，在医院管理上，主要是制度化、规范化、现代化。

（三）现代医院时期

第二次世界大战以后，尤其是20世纪70年代以来，社会生产力得到空前的发展，科学技术作为第一生产力日益发挥着巨大作用，带来了医学科学和医疗诊断技术的日新月异，与此相应，社会对医疗及预防的要求更高了，从而使欧美等工业、科技先进国家的医院进入现代医院发展阶段。现代医院的主要表现为：医院功能多样化，集医疗、预防、康复、教学、科研及指导基层保健为一体，并日益成为该地区医疗、保健、教育和研究中心。大型医院内高度专业分工与多科协作化，新兴学科及边缘学科纷纷成立；医院设备走向自动化，电子程度日益增强，医院建设不断改进；现代管理理论向医院管理的广泛渗透，使医院管理学应运而生并得到迅速发展。现代医院的出现并开始发展，首先是在经济发达国家。而在广大发展中国家，绝大多数仍处于近代医院或近代医院和现代医院部分特征并存的时期。现代医院是现代化经济科学技术文化发展的必然结果，特别是现代医学科学发展的必然结果。尽管现代医院的发展还不够全面和充分，但也显示了医院发展的趋势。

现代医院发展趋势主要有：

1）分工精细与多种综合的新型医疗技术结构日益形成。随着现代医学的发展，医院的专科分科越来越细，发展了一些新的专科，并形成了各科的特色。例如，急救医学、临床遗传学、老年医学、社会医学等，这对疾病进行细致观察和深入研究提供了有利条件。但由于医院诊断的对象是人，而人是由各种组织器官系统构成的有机整体，人的整体性在客观上要求医院要构建成新型的医疗技术结构，即在高度专业化的基础上趋向整体化，实行多种综合，加强横向联系，建立各种如癌症治疗中心、心血管疾病治疗中心、器官移植中心等诊治中心。

2）广泛应用现代科学技术的成就。现代科学技术的成就对临床医学的渗透，促使了临床医学与实验医学研究的结合，因此，医院在加强临床研究的同时，还要建立实验室及实验学科、配备实验人员，对医生则要求要有一定比例的时间从事临床实验工作。另外还要求医务人员越来越多地运用现代科学技术新成就，用于诊断和治疗。

3）培养一支掌握现代科学技术的专业队伍。医院的发展与高质量的医疗水平，关键在人才建设。因此，现代化医院的医疗水平取决于医院对科学技术人才的培养。当今时代科学技术日新月异，计算机的广泛运用，生物遗传工程、分子生物学蓬勃兴起，正有力地带动着整个医学向前发展。在知识结构上要求医务人员不仅要掌握现代医学技术，而且要具备现代科学技术。因此，医院要统筹安排、合理规划，实行医护人员的基本功训练与专业训练，一般培养与重点培养，当前需要与长远需要三结合的原则，培养一支开拓型、智力型的科技队伍。

4）医疗设备先进、医院建筑现代化。医疗设备是医院现代化的物质基础和重要标志。医学科学的发展和临床水平的提高是离不开仪器设备的。而目前医疗设备的特点是质量高、更新快，并正向精密化、细微化、高效化、无创伤方向发展。在医院建筑上，大多采取集中式高层建筑，其建筑标准高，普遍使用自动门、室内空调、无线传呼系统、无菌气流手术间等。

5）医院管理科学化、系统化、信息化。医院科学管理首先应强调标准化管理，强化医院质量评估和医院规章制度、技术质量标准。在工作中严格按标准程序办事，强调医院整体功能，达到医院的整体功能与系统层次的优化组合，以提高工作效率与效能，并要在医院建立信息系统，及时准确地收集分析处理各种信息，保持医院内外信息的畅通。

6）医院从医疗型逐步向医疗、预防、保健型转化。随着现代化医学发展的整体化趋势，现代医院中医疗、教学、科研、预防四项任务相辅助相成，已成为医院生存和自身发展不可分割的整体。特别是当前疾病谱变化，威胁人类的疾病在死因中占前三位的已经是心血管疾病、肿瘤及意外伤害，对这些疾病的发生、发展和治疗，仅依靠控制生物因素、物理和化学因素是远远不够的，还要控制遗传、行为、心理因素、生活方式和社会环境等的影响。因此，医院必须在治疗疾病的同时，重视预防医学、社会医学对这些疾病做出的"社会诊断"，开具"社会处方"，制订社会防治措施，以便使医院从治疗服务扩大到预防服务，从技术服务扩大到社会服务，从生理服务扩大到心理服务，从院内服务扩大到院外服务（包括家庭医疗服务、临终服务等）。

7）急救医学向专业化发展。由于广泛开展了急性疾病和创伤急救的研究，急诊医疗已成为现代医院的临床专科，并向急症医学方向发展。随着知识领域的开拓，新技术和新方法的应用，以及急症医疗组织结构的改变，急症医疗正迅速地向专业化发展，使那些生命垂危、险象丛生的患者，能得到准确又不失时机的抢救治疗。

8) 医院的环境由庭园化向家庭化、艺术化发展。现代医院对内外环境的要求是医院园林化，病房家庭化。在医院建筑设施上应注意在心理、社会和环境等方面，对患者疾病的转归和治疗有利。要为患者创造一个治疗养病的良好环境。

9) 医院的社会化程度越来越高。现代医院除了治疗患者这一中心任务外，还要与社会上的医疗点形成多渠道的医疗预防网络，使医院由社会的医疗中心向社会保障中心方向发展。又由于社会分工越来越细、医院的生活服务和物资设备供应等后勤工作也将实现社会化。

10) 医院管理结构要适应医学模式的转变。现代医院管理更加注重创新管理、人性化管理、文化管理以及战略管理，逐步形成营销系统、服务系统和品牌系统。在管理结构上，院长将由技术型硬专家逐渐被管理型软专家所替代。智囊机构（如专家组、顾问团、学术委员会、科学技术委员会、决策研究室）将日益成为决策体制中不可缺少的组成部分，依靠智囊机构的群体智力，完成系统规划的决策和未来发展的预测。决策方法也由传统的定性分析提高到定量分析与定性分析相结合的高度。

第二节　医院管理概述

医院管理是随着医院的出现而产生的，医院所处的政治、经济和技术环境的演变影响着医院的目标，也决定着医院的管理。医院的服务对象是患者，患者对医院的满意度不仅影响了政府形象，也对社会稳定产生一定影响。另外，医院所涉及的是高技术、高风险医疗活动，管理的技术含量较高，因此医院管理既是一种社会现象，又是一种技术现象。

一、医院管理的定义

医院管理是按照医院工作的客观规律，运用现代管理理论和方法，对人、财、物、信息、时间等资源，进行计划、组织、协调、控制的管理活动。充分发挥整体运行功能，以取得最佳综合效益的管理活动过程。

二、医院管理发展概况

（一）国外医院管理的一般发展阶段

医院管理的发展历程大致经历了经验管理、科学管理、现代科学管理和文化管理四个阶段。

1) 经验管理阶段。经验管理阶段是以宗教的或原始的行政性管理为主的阶段。在19世纪末工业革命以后，管理学首先从工厂企业管理产生并发展起来。它对医院的早期管理产生了极大的影响。当时，在欧美国家，由宗教团体建立的医院仍占主导地位，部分医院由慈善家发起，也有政府兴办的公立医院和医生兴建的医院。医院的医生都是凭自己的经验操作，医生的培养以师傅带徒弟的个人传授方法为主。医院的投资者和医生直接担任管理者，凭其个人意志和经验进行管理，管理的方式没有摆脱小生产和纯粹经验医学的传统。在西方国家，医院管理者多数是（宗教）董事会、慈善团体理事会的干事，医院的具体管理工作是在医院总护士长协助下完成的。公立医院任命在职医师为医务长，在管理干事的协助下对医院进行管理。其管理职能主要局限于为医院筹措资金，协调患者、医生、护士之间的关系等一般行政性管理。

2) 科学管理阶段。科学管理阶段是以技术性的标准管理为主的阶段。20世纪开始以来，在科学管理思想的影响下，医院要求管理者不但要有一定的医学知识，而且还要有相应的管理知识和技能，使得以医生为主体的医疗技术活动初步形成了科学的医疗技术管理。它一方面表现为一系列医疗技术常规和技术操作规程的统一制订和实施的管理；另一方面表现为逐步严密起来的科学组织和分工。1910年，美国学者Howland等提出医院管理是一门独立的科学，提倡对医院管理人员进行管理教育。1917年召开了医院标准化大会，此后，在全美国开展了医院标准化运动，并开始医院评审。第二次世界大战后，欧洲等许多国家都效仿美国的做法，促进了医院管理的发展。

3) 现代科学管理阶段。现代科学管理阶段是协作的系统管理阶段。第二次世界大战以后特别是进入20世纪60年代，医疗技术飞速发展，促进了医院现代化建设的进程。由于基础医学各学科进一步广泛地应用于临床医疗，打破了各科独立进行医疗技术的科学管理界限，形成多学科乃至医院非医疗部门的协作，以医生为主体的医生、护士、患者之间的简单运行关系转向一个组织过程。现代管理科学的许多理论、观点和方法，大量被医院管理所引用，计算机等技术也广泛应用于医院管理，加速了医院现代化进程。医院作为一个不断发展的复杂的技术服务系统，着眼于医院发展的社会利益目标，组织院内外多层次多系统的协作，优化自身的结构，提高在社会卫生保健系统中的竞争能力，从整体上寻求医院新的发展。

4）文化管理阶段。文化管理阶段是近年医院管理领域的又一个新的阶段。在企业界，20世纪60年代就有人开始进行文化管理的研究，到了80年代，对这一课题进行探讨的文章数量大大增加。很多管理者期望通过有效管理并弘扬组织文化，以创出良好业绩。在企业界文化管理思潮的影响下，医院文化管理也日益受到医院管理者的重视。一些医院建立了自己的形象识别系统（hospital identity system，HIS），提炼了医院精神和核心价值观，建立了医院员工的行为规范，并且提出创建学习型医院的主张。

（二）中国医院管理体系发展历程

我国医院科学管理的起始可以追溯到20世纪初期。从清末到新中国成立前，欧美等国在我国沿海地区、大中城市创办了数百所教会医院。具有代表性的是北京协和医院，不仅引进了当时欧美先进医学技术，而且也完全按美国医院管理模式管理医院，它的科学管理思想和方法、技术，对推进我国医院科学管理产生了较为积极的影响。

全面开始建立具有中国特色的医院管理学科体系则起步于新中国，形成于20世纪60年代，发展于80年代。

1）起步阶段。真正的全面起步则是在新中国成立后。1950年，卫生部就颁发了《关于整顿全国医院的指示》。

2）形成阶段。1957年，卫生部召开了第一次全国医院工作会议，总结了新中国成立以来医院管理的经验，颁布了《综合医院工作制度》和《医院工作人员职责》。1964年，卫生部召开了第二次全国医院工作会议，制定了《城市综合医院工作条例试行草案》，举办全国医院院长进修班，我国医院管理出现了科学治理、学术繁荣的可喜局面。但1966年及以后十年，"文化大革命"的动乱使医院的科学管理以及医院的建设遭受严重破坏。

3）发展阶段。党的十一届三中全会以后，党的工作重点转移到以经济建设为中心的社会主义现代化建设上，管理科学受到应有的重视。1981年卫生部召开了全国医院工作座谈会，1982年卫生部在全国总结新中国成立以来医院管理工作经验的基础上，

制订了《全国医院工作条例》，修订颁发了《医院工作制度及各级人员职责》等文件。对医院的治理整顿工作发挥了指导作用，促进了医院的科学管理。1989年，卫生部颁布了《综合医院分级管理标准》（试行草案）和《医院分级管理》（试行草案），我国医院分级管理与医院评审工作正式启动。1994年国务院发布并实施《医疗机构管理条例》，医院分级管理、医院评审制度的实行和《医疗机构管理条例》的出台使我国医院管理走上了标准化和法制化的轨道，对加强我国医院建设和强化医院管理起到巨大的促进作用。1996年中共中央、国务院制定《关于卫生改革与发展的决定》为医院改革和发展指明了方向。2000年国务院经济体制改革办公室等八部门共同制定的《关于城镇医药卫生体制改革的指导意见》对我国城镇医院的改革和管理产生了巨大的推动作用。医院管理水平随着改革的深入逐步提高。创建文明医院和分级管理，加强经济管理和医疗价格改革，改革管理体制和转换经营机制，多形式、多层次、多渠道筹资办医，实行医疗机构分类管理，引入竞争机制，建立医疗协作联合体，组建医院集团，拓展医院的社会功能，优化医疗资源，减员增效，实施后勤服务社会化，使医院取得优质、高效、低耗的经营成效。

三、医院管理的任务与职能

（一）医院管理的任务

医院管理作为一项任务就是设计和维持一种体系，是在这一体系中共同工作的人们能够用尽可能少的支出（包括人力、物力、财力等），去实现他们既定的目标，最大限度地满足人民群众医疗卫生需求。

作为医院管理工作者都必须为医院和临床科室及其所有医护人员创造和保持一种环境，使人们在其中可以发挥自己的最大才能，通过努力去实现医院的总体目标。

（二）医院管理的职能

医院管理的职能就是管理工作的要素，也是管理的过程。主要由计划、组织、控制与协调、指导与教育、发展与提高五个方面组成。

1）计划。计划是管理的首要职能。计划就是确定目标（短期或长期目标），提出实现目标的方法步骤，选定实现目标的手段。而目标有整个医院的目标和个别部门的目标。在制订计划和目标时，就要进行调查研究和预测，并在分析比较的基础上，做出最优选择。

2）组织。实现计划目标,要建立有效的、连续性的工作系统。这个系统包括体制、机构的建立和设置,工作人员的选择和配备,规定职务、权限和责任,建立工作制度和规范。同时建立有效的指挥系统,使单位的工作有机地组织起来,协调地发展。

3）控制与协调。计划执行过程（工作过程）必须在控制的条件下进行。通过建立管理信息系统,进行反馈调节,了解工作实际情况,同原定目标、计划、制度、指令等作比较,找出偏差和问题,加以调节,使工作达到预期效果。控制包括检查、协调、评价等。而协调是调节各部门的工作,使之步调一致,密切配合。

4）指导与教育。指导者必须使其下属明确干什么,怎么干,充分发挥人的作用,并激励职工的积极性、创造性。进行培训教育,就是为了不断提高业务水平,更好地实现目标。特别是在科学技术飞速发展的今天,有计划地进行培训教育,职工不断学习提高,实际已经成为生活工作中的一件大事。

5）发展与提高。管理工作是一种创造性劳动,医院管理就是如何提高所从事管理的系统的放大倍率,就是如何促进医院业务的发展与提高,如何不断提高医疗质量。

四、我国医院管理发展趋势

随着我国经济社会的发展,群众医疗保健需求持续增长,社会对医院的期望上升,必然推动医院服务形式和内容的不断扩大。由此,必然带来医院管理内容、管理方法以及管理手段等一系列的变化。研究医院管理发展趋势,将有助于管理者自觉遵守事物发展方向,开展管理。

（一）管理社会化

医院作为社会大系统中一个具有特定功能的子系统,其管理不仅要依靠自己的力量,还需要社会大系统中的其他子系统的参与,才能取到最佳的社会效果。社区是社会的缩影,是人们生活、生产的基本场所。医院发展方向、发展规模、发展重点等一系列重大管理问题,不仅受到社区经济和社会发展的制约,而且受到社区行政管理组织的制约。因此,要充分听取社区组织对规划中重大问题的意见。这样才能使医院发展规划切实可行。

（二）管理专业化

医疗业务与非医疗业务的混杂,增加了管理工作难度,既不利于管理者集中精力抓好医疗卫生的质量管理,也不利于办好非医疗服务事业。因此,必须将非医疗服务事业从中分离,交由社会承办及管理。医疗事业的特殊性决定了医院管理的特殊性和专业性,医院管理的未来趋势也必将是专业化替代非专业化,更加科学合理。

（三）管理信息化

信息管理是医院管理现代化的重要环节。随着医院信息的不断增加,对信息的处理光靠手操作、大脑记忆的传统方法已不适应医院发展的需要。信息管理走向系统化和科学化,促进医院管理变"静态管理"为"动态管理",提高管理水平。当前,计算机已应用于医院管理之中,随着计算机技术的进步,其应用于医院信息管理的范围将进一步扩展,不仅应用于一般的统计,而医院信息网络化则是信息管理自动化的更高目标,达到有效资源的社会共享。

（四）管理法制化

加强医院法制建设,对提高医院管理水平,促进医院事业发展有着重要作用。医院制度法制化可以使医院复杂的社会关系成为稳定的法制关系,使医院正常的运行有法律保障。医疗工作直接关系着人的生命安危和健康,医务人员和患者之间这种特殊的医患关系已经受到现代社会诸多方面的挑战。特别是随着医学技术的高不断发展给伦理道德、价值观念、传统观念提出了新的问题,而如何从法律角度作以解答则成为问题的破解的核心。

（五）管理人员职业化

医院管理应当是一门专门的职业。近来,我国医院管理充实了一批医院业务技术骨干,对促进医院管理水平和建设起到重要作用。但是,并未解决职业管理的问题。目前,医院管理者长期沿袭"医生—出色的医疗专家—院长"的成长模式,随着医院管理要求的不断提高,必须要改变队伍的现状,管理人员将逐步走向职业化。医院管理逐步成为一门独立的专业。管理者必须改变管理队伍的现状,管理人员逐步走向专业化。医院管理逐步成为一门独立的专业。管理者必须经过医院管理专业的专门学习与培训,形成一大批医院管理的专门人才,专门从事医院管理工作。

第三节 医院管理学概述

一、医院管理学的研究对象

（一）医院管理学概念及学科特点

医院管理学是研究医院管理现象及其规律的科

学。医院管理学是一门应用科学,也是一门边缘学科。它与医学科学、社会科学都有联系,但管理学基本上属于社会科学。医院管理学是管理学的一个分支学科,是研究医院管理现象及其发展规律的科学,其目的是要提高医院工作效率和效果。作为一门应用科学,医院管理学为医院的管理实践提供了理论指导,是卫生管理专业学生的专业课程。

(二)医院管理学的研究对象

医院管理学研究的对象主要是医院系统及其各个层次的管理现象和规律,同时也要研究医院系统在社会大系统中的地位、作用和制约条件。

关于医院管理的学科体系,目前国内外还没有形成比较一致的意见。但多数主张医院管理可以分为综合理论和应用管理两大部分。综合理论部分主要研究医院管理原理和医院概论等基本理论问题。它的主要内容有医院管理的概论、研究对象、任务、学科发展历史、医院管理职能、医院管理方法论和基本原理。应用管理部分则主要研究医院管理相互有联系又有区别的各要素(即专业管理)。这些要素包括人的管理,事(医疗、技术)的管理,信息的管理,物资设备的管理,财务管理等。而每项专业管理又分为若干子系统,使医院管理具有整体性、层次性、理论性及实用性。

二、医院管理学发展概况

(一)国外医院管理学的发展历程

在 20 世纪初,在美国等一些工业发达国家,由于医院的迅速发展,医院里医疗经营活动日趋复杂,便有了培训医院管理者、加强医院科学管理的要求。受美国管理学家泰勒的"科学管理"思想影响,美国外科协会早在 1918 年就开展了医院标准化运动。美国医院管理学家麦克依陈于 1935 年撰写了《医院的组织和管理》一书,开始形成医院管理学体系。同时,也开展了医院管理的教育和培训,开始由美国医学会举办在职医院管理人员讲习会,并在大学开设医院管理学专业课程。第二次世界大战以后,欧美各国及日本纷纷开展医院管理专业教育,并设立专业研究机构,建立专业学术团体,出版专业杂志和专著,使管理实践与教育和研究工作结合起来,推动了医院管理工作的进步与发展。

(二)我国医院管理学的发展历程

我国医院管理工作经历了一个曲折的发展道路。1964 年总后勤卫生部编辑了《军队医院管理》,对我国医院管理影响较大。在"文化大革命"中,科学管理被全盘否定,医院管理研究工作遭到严重破坏。党的十一届三中全会以来,全国各地医院加强医院管理。卫生部颁发了《全国医院工作条例》等文件,修订颁发了《医院工作制度及各级人员职责》等,促进了全国医院的科学管理。在教育培训方面,各地相继举办了在职医院管理干部进修班,并在一些高等医学院校开始举办卫生事业管理专修科,培养管理人员。在教学的基础上有的省(市)编写了医院管理的专著、讲义和论文选编等,对发展我国医院管理学起到促进作用。许多省(市)相继成立了医院管理学会。1980 年 11 月,中华医学会召开了全国第一届医院管理学术会议,同时成立了全国医院管理学会。1981 年,我国第一个《医院管理》杂志创刊,北京医学院创办了以介绍国外医院管理为主要内容的《医院管理资料》,推动了我国医院管理学术工作的开展;同时与国外的学术交流也有所发展。《中国医院》、《中国医院管理》、《中华医院管理杂志》等学术期刊,都从不同侧面反映了我国医院管理科学的研究成果与实践的进展。目前,大多数开办社会医学与卫生事业管理专业的院校都开设了医院管理学科,通过课题研究、管理咨询、培训干部等,推动了医院管理学科的进步和医院管理水平的提高。

三、医院管理学的研究内容

医院管理学作为管理学的一个分支,有着自身学科的特点,所涵盖的内容也是随着医院管理的理论研究和实践探索的进展与时俱进。本书具体内容如下:

1. 概述

医院管理主要从社会角度来研究这个特定系统的一般规律。它的内容主要有医院的定义、类型、性质、地位、任务和功能、工作特点、工作方针、医院发展的历史和发展预测等。同时,还要研究医院管理的概念、研究对象、基本内容、任务与职能、方法和指导思想、医院管理发展等。

2. 文化管理

在医院文化的内涵、特征和功能等内容阐述的基础上,掌握现代医院文化管理的形象塑造、策划与实施,掌握医院文化的管理和建设的一般程序和原则。

3. 战略管理

在医院管理中引入战略管理理念,主要阐述了医院战略的概念及层次,医院战略管理的含义和意义,介绍了医院总体战略规划的制定、医院战略管理的过程,并对现今卫生政策与医院战略管理的关系进行了探讨。

4. 组织管理

组织管理主要通过分析医院组织结构管理的功能、特点和基本类型,介绍医院组织模式和组织结构设置的基本要素,阐述医院构成部门、医院规模设置和人员编制及影响因素,医院职能科室作用和各职能科室职责,以此来了解医院的运行模式。

5. 人力资源管理

人力资源管理重点阐述医院人力资源管理的历史和现状,医院员工的招聘与培训方法,以及医院员工的绩效评估等内容,初步建立起现代医院人力资源管理理念,掌握医院人力资源管理的一般方法,为医院人才创造一个宽松、健康的施展才华的工作平台。

6. 医疗管理

医疗管理主要介绍现代医院门诊管理、急诊管理、住院管理、医技科室管理、病案管理共五个方面的基本内容和基本要求。现代医院的医疗管理的内容较传统医疗管理内容更为广泛,指所有利用医院资源,保障人群健康的医疗行为。

7. 护理管理

护理管理的主要内容是围绕医院护理管理的概念以及特点、医院护理质量管理的理论基础和重要性、各级护理岗位的职责展开,明确医院护理管理在整个医院管理职能中的地位和作用。

8. 质量管理

质量管理主要内容包括医院质量管理的基本概念、标准及方法等。为了保证和不断提高医院各项工作质量和医疗质量,医院质量管理必须贯穿于所有影响质量的因素和工作环节之中,体现于实施计划、决策、协调、指导及质量信息反馈和处理等以质量为目标的全部管理过程之中。

9. 医疗安全管理

医疗安全管理,旨在通过对医疗安全管理、纠纷管理以及事故管理等方面的基本知识,初步了解医疗安全管理的重要性,医疗风险预警机制的内涵、基本过程及途径。

10. 感染管理

按照医院在医疗、诊断过程中的运行规律,运用有关理论和方法,对医院感染现象进行计划组织和控制活动,以提高工作效率,减少感染发生。医院感染管理是医疗安全最重要的一环,它能够保证患者和医护人员不发生或少发生医院感染。这必须从组织落实、开展必要的监测、严格管理措施三个关键环节入手。而 PDCA 循环的计划、实施、检查、总结的管理模式是提高医院感染管理水平的有力措施。

11. 药事管理

药事管理主要包括医院药事管理的概述、现代医院药事管理委员会、医院药学与药剂科等内容。目的和宗旨是要建立以患者为中心的药学管理工作模式,开展以合理用药为核心的临床药学工作,临床疾病诊断、治疗,提供药学技术服务,提高医疗质量,确保患者安全、合理地用药。

12. 医疗设备管理

医疗设备管理主要包括医疗设备管理的基本知识和管理方法,包括医疗设备管理的原则及特点,医疗设备的评价与选择、医疗设备的使用管理及维护保养等内容。努力提高设备使用率、完好率,充分发挥设备资源的效益,并为临床应用提供保障。

13. 财务管理

财务管理着重对资金的筹资、流动资产的管理、固定资产的管理、对外投资的管理、流动负债的管理、成本核算、财务报告和财务分析的内容进行了较为详细的阐述,凸现财务管理工作对于促进生产经营、提高经济效益的重要意义和作用。

14. 服务管理

医院的服务管理主要阐述了医院服务管理的基本概念、医院服务营销管理的相关知识包括顾客满意度及非营利性医院服务营销策略等,并介绍了医院服务质量的管理及评价、医疗服务创新等理念。

15. 信息管理

信息管理主要介绍了医院信息系统的一些基本概念、知识,医院信息系统对于现代医院管理的重要性,开发医院信息系统组织的构成、实施步骤、应用范围等有关问题。抓好医院信息管理必须集中优势兵力,集中财力、人力、物力,开发出一套适合我国市场、有中国特色的医院信息系统,以满足医院的迫切需求,并推动整个中国医药卫生信息产业的形成。

四、医院管理学的基本指导思想与研究方法

(一) 医院管理学的基本指导思想

研究医院管理首先应以辩证唯物主义世界观和方法论为指导思想,以三论(即系统论、信息论、控制论)及管理学原理为基本理论。在研究中应坚持以下的观点:

1) 规律性的观点。所谓规律是指事物、现象或

过程之间内在的、必然的关系。医院管理作为一门科学,本身有它的客观规律性,即存在不以人们意志为转移的客观规律。医院管理者的责任就是正确认识医院的客观规律,把握客观规律运用科学管理方法,使医院管理进入良性运行状态和发展前景,切忌主观随意性。

2) 发展的观点。辩证唯物主义的一个基本观点,就是一切客观事物都是处在不断运动、发展、变化之中的。因此,医院管理必须与不断发展变化着的客观事物相适应,并且促进事物向有利于管理的方向发展。不可满足现状、墨守成规、停滞不前。

3) 系统的观点。任何管理都是对一个具体系统的管理。所谓系统,一般就是由相互作用和相互依赖的若干组成部分相结合而成为具有特定功能的有机整体。医院管理也需要注意其系统性和整体性,发挥系统协同效应。

4) 责任制的观点。责任的观点就是分工负责的观点。每个一定管理层次上的管理者所应该具有的职、权、责、利要统一,要分明。他有一定的职和权,这同时就决定了他负有一定的管理责任。而"利"是对管理者运用职权结果的一种奖惩,实质是对管理责任的评定和考核。职、权、责、利缺一不可,体现了责任制的全部内容。

5) 封闭的观点。封闭观点是就管理的自主、自律性而言的,是指任一系统内的管理手段和管理职能必须构成一个连续封闭的回路,才能形成有效的管理运动。因此,管理应该像一个框图,有明确的输入和输出。它的相对封闭性表现在一方面是指作为管理手段的管理法规、管理机构、管理人员和管理职能的计划、组织、控制等,都有不受外界干扰的相对独立权限;另一方面是指管理运动要形成封闭的回路,不允许有干扰其正常运动和阻碍流通的内部因素存在。

6) 动力的观点。管理必须有强大的动力,并通过正确运用动力,使管理运动持续有效地进行下去。动力有物质动力和精神动力。物质动力包括物质利益(物质待遇、赏罚)和经济效果。精神动力包括思想政治工作,树立革命理想、抱负、事业心,精神鼓励(荣誉称号等),晋升考核、职务、学位等。精神动力往往具有巨大的威力,在特定的情况下可以成为决定性动力。此外,信息也是动力,它可以推进学先进,是竞争的基础。

7) 以人为本的观点。在系统诸要素中人是最主要、最活跃的要素。重视人的因素、调动人的积极性,已成为现代管理的一个重要观点。传统管理以事物为主体,现代管理则确认以人为主体,即以人为本。认为只有充分调动人的积极性、主动性、创造性,才能

充分发挥现代技术和设备的作用,取得较大的技术经济效果,达到管理的目标。在医院管理实践中则应注意:第一,重视激励人的积极性;第二,重视人才;第三,重视在职教育;第四,实行民主管理。

8) 经营的观点。随着我国社会主义市场经济的发展,医院的经营管理也在由服务型向经营型转变。医院的发展除了靠国家的投资与补贴外,还要靠自身的有偿服务。因此,医院是一个具有相对独立的经营实体,要树立经营观念和与此同时存在的医疗市场观念和竞争观念。

(二) 医院管理学的研究方法

研究我国医院管理,必须从我国的实际出发,掌握有关社会科学知识、医学基本知识(包括基础医学、临床医学、预防医学和社会医学)和现代管理科学基本知识(如管理原理、组织原理、系统科学、数理统计等),并以这些为理论基础,此外还要采取如运用调查的方法、综合的方法、统计的方法和实验的方法等科学研究的基本方法,切忌形式主义、烦琐哲学等形而上学的方法。研究医院管理,必须重视和认真总结我国医院管理的实践经验,通过理论联系实际,来推动我国医院管理的发展。同时要研究现代管理科学在医院管理中的应用,研究国外一切先进和科学管理理论和经验,但要注意两个问题:一是要符合国情;二是要符合实际。

五、学习医院管理学的意义

进入21世纪,我国的卫生事业也进入了新的时代。我国医药卫生体制正经历着深刻的变革,城镇职工基本医疗保险体制、医疗卫生体制和药品生产流通体制三项改革同步推进,日益深化;加入WTO后,我国医疗机构将吸引国内外更多的资金、技术和先进的管理方法,多种所有制形式与经营方式并存、公平竞争的医疗服务体系新格局的逐步形成;经济社会的发展,医疗服务需求增长加快,群众对医疗服务的要求日益提高。医院作为医疗卫生服务的主要提供者,实施社会保障制度的重要阵地,医疗卫生体制改革的重点所在,也必然成为社会关注的焦点之一。可以说,我国的医疗机构面临着良好的发展机遇,但是也面临严峻的挑战。而如何抓住这难得的机遇,迎接挑战,在竞争中发展,向公众提供优质高效的服务,创造良好的社会效益和经济效益,正是现实对各级各类医院的管理提出的新的要求,也是从事医院管理学习研究所关注的重点课题。

管理既是一门科学又是一门艺术,合格的医院管

理工作者必须掌握医院管理科学规律,了解当今国际先进的管理理论和方法,同时注重探索和创新,增强自己的管理能力和水平,在管理实践中完善管理技巧,讲究管理艺术。因此,在体制转型、医院改革不断深化的同时,认真学习医院管理科学知识,努力探索切合我国医院工作实际和医院发展规律的管理理论和方法,是一件十分有益的事情。针对在现任的医院管理人员中,经过医院管理学科系统培训尚不太多的现状,开展医院管理的学习研究就更具现实意义。

本章小结

医院是以诊治患者、照护患者为主要目的的医疗机构,是通过医务人员的集体协作,备有一定数量的病床与设施,对特定人群或群众进行治病防病的场所。医院的形成和发展,经历了一个漫长的历史过程。它的发展变化是与社会经济、政治、文化发展变化紧密联系的,特别是医学科学技术的发展对它具有决定性的意义。现代医院发展趋势有着显著特征。新中国成立后,特别是改革开放以来,我国医院建设正以较快的速度发展。医院管理是随着医院的出现和发展而产生和发展的。医院管理作为管理学的一个分支,有着自身学科的特点,所涵盖的内容也随医院管理的理论研究和实践探索的进展与时俱进。医院管理的任务和职能是按照医院工作的客观规律,运用现代管理理论和方法,对人、财、物、信息、时间等资源,进行计划、组织、协调、控制。随着我国经济社会的发展,群众医疗保健需求将持续增长,对医疗保健需求的多样性和多层次性将日益增多,这必然推进医院医疗保健任务的逐步扩大,推动医院服务的多样性,由此带来医院管理内容、管理方法以及管理手段等一系列的变化。

本章思考题

1. 医院的性质与功能、医院工作的特点和方针是什么?
2. 医院管理的任务与职能是什么?
3. 现代医院的发展趋势有哪些主要特征?
4. 简述我国医院管理的发展趋势。

案例分析

兰州大学第一医院医院管理概况

2007年,在卫生部深入开展"以患者为中心,以医疗服务质量为主题"的医院管理年活动中,涌现出一批以管理促进医院发展的典型医院,兰州大学第一医院就是其中之一。该院近年来本着诚信经营求发展、科学管理建名院的发展思路,深化医院运行机制的改革,夯实管理基础,取得了良好的社会效益,在业界赢得良好的口碑和行业认同度。始建于1948年的兰州大学第一医院,前身为"兰州大学医学院附设医院",2004年12月并入兰州大学,成为兰州大学直属的一所集医疗、教研、预防、保健、康复、急救为一体的大型综合性全国"三级甲等医院"。近年来,该院先后获得卫生部"百佳医院"、全国"卫生系统先进集体"等荣誉称号,始终坚持"以患者为中心"的服务理念和科学管理、诚信经营的发展思路。

1) 深化内部改革,夯实管理基础。2003年10月,医院启动了人事制度改革和后勤社会化改革。通过整合行政职能机构。全院推行双向选择、竞争上岗、逐级聘用,中层管理干部实行目标责任制,专业技术人员实行技术职务聘任制,党政管理人员实行职员聘任制,工勤人员实行劳动合同制,按需设岗,按岗择人。打破干部职务和专业技术职务终身制,在各临床专业实行了主诊医师责任制,即每个临床专业根据业务需要,设立与床位相匹配的主诊医师,由主诊医师负责聘用下级医师组成医疗小组,全程负责患者整个医疗过程的医疗服务。举办医院经营管理论坛,邀请省内外管理专家对全院管理干部进行管理知识的培训。核心竞争力、医疗服务营销、医院发展战略等现代医院管理研究的一些热点话题逐步成为该院管理人员不断思考的重大问题。

2) 坚持贯彻"以患者为中心"的服务宗旨,有利于不断提高为患者服务的能力和水平;将医疗质量和服务质量作为管理工作重点。近年来,该院还结合创建全国"百姓放心示范医院"活动的三个主题,即"明明白白"、"医疗优质高效"、"绿色医疗环境",不断提升服务水平和服务质量。积极推行医务公开,在门诊设电子屏及服务项目公示栏,公布全院医师简介等信息,公开药品、服务项目及收费标准,供患者选择;在住院处设立住院费用查询处,实行住院费用一日清单制,严格履行告知签字制度,尊重患者的知情权和选择权。

3) 设立医疗质量监控办公室,强化医疗质量管理。该办法对医疗服务活动中所有环节实行全程质量控制与评价监督管理,要求全院医护人员在执业活动中必须严格遵守法律法规、职业道德和技术规范,坚持合理用药、合理检查、合理治疗,提高诊疗行为的合理性。为了落实此项工作,医院相应的制定了单病种质量控制暂行办法、医疗质量管理监控指标体系、医疗质量控制与管理评价表、临床医疗质量检查评价表、病历质量综合评价表、医疗质量统计表等具体实施措施。这套办法涵盖了临床、医技、药剂科室的全部工作环节,详细规范了诊疗技术、合理用药、岗位职责、急诊急救、三级查房、护理质量、院内感染、医院安全管理、输血质量等16个大项40个小项的质量指标体系。

4) 将优势学科建设作为医院管理的重点,勇于创新。该院心内科开展的药物涂层支架植入术,生殖中心开展的冻融胚胎移植术、供精体外受精——胚胎移植术,普外科成功实施的肝移植手术,心外科开展的冠脉搭桥术+室壁瘤切除术+乳头肌成形术+主动脉瓣换瓣术+室间隔穿孔修补术,呼吸科与肿瘤内科一起开展氩氦刀靶向治疗肺癌等多项新技术。通过融资、租赁等形式,引进社会资本成立了体检中心。体检中心成立以来,共接待体检者 15 万余人次。取得了良好的经济效益和社会效益。在技术创新方面,作为甘肃的知名医院,始终以一个先行者的角色紧紧把握着每一个难得的发展机遇,勇作医院管理年的践行者,成为当地医疗行业的先进典型。

(资料来源:科学管理建名院——记兰州大学第一医院.发展,2008,2:150-151.)

案例思考题

请列举以上案例中所包含的管理理念、并结合现实,分析医院管理的内涵及其重要性。

第二章 医院文化管理

学习目标

1. 理解医院文化管理的概念、本质和功能。
2. 掌握医院文化管理的结构要素。
3. 理解医院文化建设的基本原则,掌握医院文化建设的基本步骤。
4. 理解医院形象的概念,掌握医院形象的设计、管理与评价。

引导实例

多年来,南京市口腔医院始终把医院文化建设当成各项工作的重中之重,形成了具有口腔专科特色的医院文化,大大提升了医院的核心竞争力。

口腔医疗具有自己的专科特点,所诊治的疾病以牙齿为主,从拔牙、补牙、装假牙发展到今天的口腔颌面外科和牙齿排列的矫正,从师带徒的"牙匠"到今天硕士、博士,从小作坊到今天的三级口腔专科医院,其发展壮大的过程中,逐渐形成了口腔医疗特色文化,"手把手,严师出高徒;重品行,行医德为先;治牙病,重在巧灵细;讲服务,见人笑口开"。口腔界前辈们所积累的经验总结充满着朴实厚重的文化底蕴,经过几十年的沉淀与发展,逐渐形成了医院精神,"团结、奉献、求真、务实",已深入每个职工的心灵,达成共识,并在工作中充分体现。

医院文化建设的加强,促进了医院各项建设不断上新台阶。一是职工素质得到全面提升,文明礼貌、勤奋工作已蔚然成风。二是医、教、研、防取得了新成就,颌面外科、内科、修复科已成为省临床重点专科,多项科研成果获得国家和省市奖励。三是医院的综合实力明显提高,医院的知名度在全省乃至全国均在先进行列,这些更增强了全院职工团结奋进的信心和力量。

[资料来源:邱永泉,李国元.2008.口腔医院文化建设.江苏卫生事业管理,(01)]

第一节 现代医院文化管理概述

一、医院文化管理的概念

(一)医院文化

要理解医院文化管理的概念首先应从医院文化的含义着手。医院文化一般有广义和狭义之分。广义的医院文化泛指医院主体和客体在长期的医学实践中创造的物质财富和精神财富的总和,包括医院硬文化和医院软文化两大方面。医院硬文化主要是指医院内的物质状态,如医疗设备、医院建筑、医院环境、医疗技术水平和医院效益等有形的东西,其主体是物,又称之为硬件;医院软文化是指医院在历史发展过程中形成的具有本院特色的医德、医风、服务理念等精神文化品格和行为模式以及与之相适应的制度和组织结构,其主体是人。医院硬文化是医院软文化形成和发展的基础,而医院软文化一旦形成则对医院硬文化具有反作用,两者是有机整体,彼此相互制约,又互相转化。狭义的医院文化则是指医院在长期的医疗活动中逐渐形成的以人为核心的文化理念、精神价值、服务方式和行为准则等,即医院软文化。本章所阐述的医院文化采用医院文化的广义概念。

(二)"文化管理"的提出

20世纪80年代初,美国麦肯锡咨询公司的专家阿伦·肯尼迪和哈佛大学教育研究院教授特伦斯·迪尔,在长期对企业管理的理论研究和实践中认识到文化对企业管理的重要性,他们在合著的《西方公司文化》中提出了"文化管理"的思想。

美国著名学者埃德加·沙因在《公司文化与领导》中也指出,"领导者最重要的才能就是影响文化的能力。如果有必要把领导理论与文化区别开来,我们必须认识在领导理论中文化管理职能居中心地位。"他认为,文化管理就是创造和影响文化的管理,它在领导工作中处于中心地位。这种观点逐渐被接受和发展,形成了西方企业管理中文化管理的理论。

(三) 医院文化管理的概念

随着企业文化管理理论的发展,在医院管理中也引进了医院文化管理概念。所谓"医院文化管理"就是落实以人为本的科学发展观,以医院文化为对象创新和优化以往的医院文化,把提升其价值和品牌作为医院管理的中心环节的一种现代医院管理方式。它从文化运作的角度,从人的心理和行为特点入手,运用现代管理方法提高医院的共同文化价值和医院员工的服务理念,形成组织自身的文化品牌。也就是从医院组织整体存在和发展的角度,去塑造和提高医院文化的品质,形成和谐统一的内部氛围和外部社区环境;通过建立学习型组织等医院文化管理形式培育共同文化情感、文化规范和文化理性,激发员工的自觉行为和内在积极性,提高员工的精神境界。文化管理充分发挥了文化的功能,把以人为中心的管理思想全面显示出来。当然,文化管理并不排斥物质、资本等基础性生产力要素的作用,并不排斥信息、知识、科技等复合性生产力要素的作用,它是在物质文化的基础上,充分激发精神的力量,用文化约束和文化激发的功能,激扬民意、塑造民魂、凝聚民力。

二、医院文化管理的渊源和本质

要真正把握医院文化管理的内涵,还必须从医院文化管理的渊源来进行理解。

(一) 医院文化管理是现代医院管理理论的新发展

任何理论、任何文化都有其产生、发展、变化的历程。西方"文化"一词,主要来源于拉丁文"culture",它的主要意思是指耕作、培养、教育、发展出来的事物,是与自然存在的事物相对应而言的。英国文化人类学家爱德华·泰勒在《原始文化》(1871年出版)一书中,第一次把文化作为一个中心概念提出来。他认为"文化是一种复杂体,它包括知识、信仰、艺术、道德、法律、风俗以及包括作为社会成员的个人而获得的其他任何能力、习惯在内的一种综合体"。

我国古代一般指"文治教化"。《周易》"贲"卦《象传》中的"观乎天文,以察时变;观乎人文,以化成天下",是见诸文献中最早的提法。晋人束晳说"文化内辑,武功外悠。"近代梁启超在《什么是文化》中认为"文化者,人类心能所开释出来之有价值的共业也。"胡适在《我们对于西洋近代文明的态度》中说"文化是一种文明所形成的生活方式。"

文化与医学结合形成医学文化,在医院组织中成为医院文化。中国传统文化是中医文化的根,古代中医药学就是在古代华夏文化的基础上产生和发展起来的,在数千年的历史长河中形成独具特色的传统中医药文化,中医学在某种程度上就是一种文化学,中医的经典著作《黄帝内经》、《难经》既是医学著作,又是哲学著作。

传统中医药文化是我国现代医院文化的源泉,传统医学中的"天人合一说"、"阴阳五行说"、"脏象学说"、"气血津液学说"、"经络学说"、"三焦学说"、"温病学说"中的整体生命观、实践医学观、辨证论治法;传统药学中的"升降沉浮"、"寒热温凉"、"君臣佐使"等理论,至今仍具有强大的生命力。尤其是提倡"医乃仁术"和"大医精诚"的医德精神都可成为现代中医院文化的精神资源。

> **信息框**
>
> 凡大医治病,必当安神定志,无欲无求,先发大慈恻隐之心,誓愿普救含灵之苦。若有疾厄来求救者,不得问其贵贱贫富,长幼妍媸,怨亲善友,华夷愚智,普同一等,皆如至亲之想。亦不得瞻前顾后,自虑吉凶,护惜生命。见彼苦恼,若己有之,深心凄怆。勿避险巇、昼夜、寒暑、饥渴、疲劳,一心赴救,无作功夫形迹之心。如此可为苍生大医,反此则是含灵巨贼。
>
> ——孙思邈之《大医精诚》

近代,西方科学文化和西医学传入我国后,整体上完全改变了我国医学诊治疾病的思维和方法,大大提高了诊治水平,使西医逐渐被我国人民所接受,并最终占据了主导地位。西医理论作为文化观念彻底改变了中国医院文化的构建,这种新型文化深刻影响了中国医院文化中的价值观和精神理念。西医重实证、重分析、重对症的诊治思想开拓了医学在生命科学的微观领域深入发展。在医德方面,救死扶伤、尽职尽责、平等待人、尊重患者等精神具有时代气息。西方医学的科学文化与中国传统医学的哲学文化相结合,构成了当代中国医院文化的主要要素。

现代医院文化管理提出"文化人"假设就需要把医院当成一个人格化的活的机体,把管理当成"一种文化和一种价值观及信念的系统",从而完全顺应了新技术革命以来管理人文化的趋势,成为医院管理中最先进的管理理论。

(二) 医院文化管理在本质上是一种管理哲学

医院文化管理是一种新型的管理理论,不同于一般的管理科学理论,它是管理理论的最高层次——管理哲学。它研究的不是医院管理中的具体问题和具体方法,而是医院管理中的世界观和方法论;它回答的不是医院管理中某个具体问题如何解决的问题,而是回答医院的本质是什么,医院该有什么样的基本信念、价值观、道德规范等战略性的重大问题。

医院文化管理是20世纪80年代以后逐渐形成和发展起来的一种现代管理方式。医院文化每个医院都有其存在要素,而医院文化管理则不是每个医院都有的。只有那些自觉地把医院文化建设放到医院管理的中心位置的医院,自觉地把医院文化加以科学管理的医院,才能形成医院文化管理。

三、医院文化管理的功能

(一)医院文化的功能

美国杰克·费茨-恩兹博士在《绩优公司的最佳做法》中说:"文化是团结和力量的源泉,它使得公司在身处逆境时不屈不挠,并且能够充分利用顺境时的机遇。"同样,医院文化的作用主要表现在:增强医院精神凝聚力;增强员工的敬业精神和责任感;提高医院竞争能力;提高医院两个效益等。

(二)医院文化管理的功能

美国当代管理学家托马斯·J.彼得斯和小罗伯特·H.沃特曼指出:"成绩卓越的公司能创造一种内容丰富、道德高尚而且被大家所接受的文化准则,一种紧密关联的环境结构,使员工们情绪饱满,互相适应和协调一致"。这些成绩卓越的公司"有能力激发大批普通员工做出不同凡响的贡献,从而也就产生有高度价值的目标感,这种目标感来自对产品的热爱、提高质量服务的愿望和鼓励革新以及对每个人的贡献给予承认和荣誉。"这一看法表明了文化管理能够形成管理创新的重要文化氛围,这些高绩效的公司之所以能做出非凡的业绩,主管们大都将这种成功归于公司文化管理,文化管理对公司的重要作用由此可见一斑。同样,医院文化的影响力是客观存在的,医院文化管理是推动医院现代化建设并使之不断向前发展的重要方法。现代医院需要学习和借鉴国际知名企业的经验,运用文化管理方法提高医院文化的功能。医院文化管理是医院管理者系统化地整合现存的医院文化并有效地挖掘文化功能、凝练文化精华、提高文化力的效应,形成以人为中心的文化管理体系,极大地调动了全院职工的积极性和创造潜能,提高医疗服务质量、科研水平和服务社会的能力。其功能概括为:导向功能、凝聚功能、激励功能、控制功能等。

1. 医院文化管理能加强医院文化的导向力和客观影响力

医院文化的影响力是客观存在的,文化的"软"性只是表明文化对人的行为调节要受到个人的知觉、判断和价值认同等因素的"缓冲",并不表明它是可有可无或是主观随意的,它的内在影响力是"硬"的。医院文化管理使医院文化更具有导向作用,这种导向作用主要表现为:

首先,强化目标导向作用。医院工作目标的实现必须依靠医护员工的积极参与和主观努力。医院文化管理一方面有助于将医院的总体发展目标转变为员工自身的理想、信念和追求;另一方面,通过医院文化管理可以引导员工更加自觉地把个人奋斗目标纳入整个医院的发展规划中,可以促使医院目标的实现。

其次,更有利于思想和行为的导向作用。通过文化管理能使员工深切体会到个人存在的价值、意义以及与医院价值的关系,促使员工主动关心医院的发展,努力提高医疗服务水平,并积极参与医院管理。

2. 医院文化管理能有效地激发员工的自我约束力和组织内在凝聚力

医院的规章制度具有强制性,这种外在约束管理是必要的。但这种管理要达到预期的效果,就离不开人们自觉的行动,而不只满足于形式上的遵守。文化管理本质上是一种内在精神管理,通过用"心"管理使医院文化产生更加深刻、持久的影响力,通过文化认同把组织的目标变成人们自觉的行动,所以文化功能必须落实在员工的自觉行为上,使员工的心中产生一种自我约束力和内在驱动力。

医院管理以人为本,但人在组织中可以有两种作用,既可以形成合力,使组织功能产生系统效应,也可以使社会组织内耗不断,分离倾向严重,使组织涣散。医院文化管理的作用恰恰就在于能将员工可能出现的消极作用不断往正面转化,从而使上下团结一致,营造健康、和谐的医院文化环境,减缓医院因简单地发布行政命令和规章制度带来的苛刻、冷漠,医院文化管理能更有效地产生凝聚力和向心力,使医院更容易克服困难、团结一致,不断向前发展。

3. 医院文化管理能保持医院更持久的生命力

经研究发现,医院在发展过程中的第10年和第40年左右是两个衰亡率高的时间周期,10年衰亡称为"死婴率",40年衰亡称为"壮年夭折率"。据统计,每10年左右将有1/3的淘汰率,而从长期来看以壮年夭折者居多。西方社会将医院分为经济型医院和生命型医院。经济型医院始终以追求经济目标为根本宗旨;生命型医院是超越经济利益的生命组织,它使医院成为生命有机体,本质上是以生命意义为发展目标,而不是为赚取利润而存在,由此形成生生不息的生存能力和发展潜能。医院文化管理发挥作用的动力在于培养员工的良好素质,形成在科学认知基础上的人文价值观,建立组织的共同愿景,把大家凝聚在一起,形成组织的共同价值观和心理文化氛围。用文化管理突破传统管理模式中以解决现实问题为着眼点的短视行为,注意医院的长远利益,保证医院不断壮大和发展。所以,要用文化管理方法使组织与员工目标趋同、步调一致,使医院获得一种生命力,实现可持续的健康发展。

4. 医院文化管理能发挥有效的激励作用

医院文化管理能更好地发挥文化的激励作用。文化管理要注重满足员工的高层次需要,特别是自我价值实现的需要、发展的需要和追求卓越的需要等。只有做好文化管理,才能真正激发员工的工作动机,增加员工在工作过程中的内在激励力量。文化管理使员工在各自的岗位上增强光荣感、责任感和成就感,使员工做出超常的工作成就。因此,文化管理能启发、诱导、刺激医护员工潜在的热情、干劲、智慧和能力,为医院持续发展提供内在动力。

第二节　医院文化管理的结构

从管理的角度看,医院文化具有层次性。一般认为,医院文化由外显文化(又称硬文化)和内隐文化(又称软文化)两个部分组成。外显文化即物质和医院的制度行为形态;内隐文化包含了精神层面的价值观念、精神理念、职业道德等。具体来说,医院文化分为物质、行为、制度和精神四个层次。

一、医院物质文化管理

医院的物质文化,是体现医院全体医护人员在医疗服务过程中积累形成的对疾病进行诊治的能力,是各种卫生设施、诊疗仪器、就医环境以及院容、院貌、职工文化设施等以物质和功能形态存在的器物文化。

物质文化管理不仅反映了医院的医疗服务能力和物质发展的基础水平,也制约了医院管理能力和管理水平。医院管理首先必须加强医院物质文化的建设和管理,若物质文化匮乏、管理懈怠,医院设施管理、医疗设备管理效率低下,就不能适应社会对医疗服务的需求,医院外在形象和社会效应就会与社会环境不适应。医院发展若缺乏物质基础,医院管理水平就难以提高,就会落后于社会发展的要求。医院的物质文化是精神文化的载体和基础,物质文化不同于物质,物质是指具体器物,物质文化是把器物功能化、人文化,对器物进行系统整合,发挥出整体功能和文化的功用,即在文化管理中要从设备等物质形态中折射出医院的文化理念、文化精神、审美意识等文化的意境。例如,在物质文化管理上首先要有服务意识,力争做到处处方便患者,在医院环境和建筑的设计上要考虑患者的生理和心理特点,其次在装修、装潢和室内摆设上能创造美感,努力做到让患者在舒适的环境中接受治疗并尽快康复。总之,让医院物质环境折射出文化气息,充分凸现出医学的神圣和全心全意为患者服务的价值观,体现医院物质文化层与精神层的完美结合。

二、医院行为文化管理

行为文化是医院员工的行为活动所体现的文化,是医院精神和制度文化的具体体现。医护人员直接和患者接触,其行为活动会透视出医院的文化精神。医院行为文化体现了医院文化中的情、理、法的结合,是医护人员实践活动的规范化效果。它是以创建医院的组织行为规范、人际关系规范和公共关系规范为基础形成的一系列服务活动。

在医院行为文化管理上,首先要进行全员的、全过程的、全面的行为准则设计,以保证医护人员举止文明礼貌、态度热情大方、处处尊重患者、事事为患者着想,在具体的医护活动中为患者提供热情周到、体贴入微和高效优质的医疗护理服务。其次要使医院文化管理的每一个环节,从组织、指挥到协调、反馈和调整,都能促使医院行为文化凸现出人文精神理念。管理者的文化管理就是要发挥行为文化的操作规范作用,确保医院的服务质量得到保证。

三、医院精神文化管理

医院精神是医院文化的灵魂,是医院文化的内核。它是指医院在长期的实践活动中形成的精神成果和文化理念,是全体员工的价值取向、服务观念、行为动因等组织文化精神聚焦,也是医院品质个性的浓缩和集中体现。它主导和规定着医院医疗服务思想的形成和发展,是医院文化管理的思想本源。它以医院价值观为核心,体现医院全体或大多数员工一致认同的关于医院意义的终极判断。

价值观是关于对象对主体有用性的一种观念,我国医院大多是公益性组织,应体现为大多数人服务的精神,而且现代医院价值观已从最大利润价值观、效率效益价值观和社会互利价值观转向以人为中心,以关心人、爱护人的人本主义价值观转变。因此,医院的文化管理首先要确定"以患者为中心"的理念,为患者服务是医院生存发展的永恒主题。其次,要确立"以人为本"的观念,要把医院员工作为第一宝贵资源,把人的发展视为目的(不是把人视为工具),给员工提供一个适合发展的良好环境,促使员工更好地为患者服务。医院精神文化的管理要体现行业性和个性化相结合,既能反映医疗卫生行业的共性,又能体现医院本身的个性、特色。再次,用精炼的语言表述医院精神,要体现全体员工的精神风貌,凝练出共同精神理念,能引起员工的共鸣,形成内在凝聚力。

四、医院制度文化管理

医院制度文化是医院为实现医院目标给予员工的行为以一定方向、方式的具有规范性的文本性的文化。制度文化既是适应物质文化的固定形式,又是精神文化主要机制的基础和载体,是员工行为准则的重要保证。

一个好的制度可以促进医院的良性发展,制度文化作为医院文化的一个重要方面对医院的可持续发展起到重要的保证作用,同时也可把无形的价值观和行为方式变成有形的可操作的制度形态。但是制度建立后,制度的内涵怎样真正被员工心理认同并自觉接受、自觉遵守形成员工的内在自律,使制度真正、有效的落实,这是摆在医院管理者面前的重要课题。

在医院制度文化管理中,首先要注重医院组织架构的设置。医院架构设置是医院制度文化建设的关键所在,架构设置的科学性、合理性将直接影响行政管理的工作效率。医院文化就是领导的文化,领导的办事风格、育人、选人的标准以及组织架构的设置等直接影响到医院文化的形成。其次,加强目标管理。医院架构设置是为完成医院的总目标和阶段性目标服务的,医院在总目标的框架下,每年还要制定阶段性的质量目标。医院制度文化管理中必须注重设置明确的质量目标并逐级分解,人人知晓。每个部门以实现医院目标而设置,根据医院的总目标及部门的功能分解各自分目标与岗位职责,使每个部门与个人都有特定的任务,以确保医院质量目标的完成。再次,强化过程管理。过程管理即对制度的设置和执行环节进行管理。因此,首先应制定合理、完善的医院各项规章制度。通过制度载体,员工在任何一个医疗服务环节均有章可循;采用科学的过程管理,形成严格的办事风格即医院

制度文化。制度一旦形成,对人的行为产生规范和约束,由此减少了人的因素中的不确定性和各种风险。随着医院管理模式的逐渐转变,医疗质量管理已从"结果管理"向"过程管理"转变,注重基础管理和前期控制。最后,注重深入科室培训。制度文化管理关键是改变人的意识和观念,形成共同的价值观和做事的风格,使员工从心理认同到心理接受,这是一个艰苦的过程,需要不断的沟通和培训。制度建立容易,制度持续有效落实并达到长效管理,这是所有管理者面临的难题。在这方面,通过采用深入科室质量培训的方法应该算是一种选择途径,可以根据科室的投诉接待、满意度调查、具体质量检查和运行情况汇总分析,提出整改要求,采用互动式、体验式的质量培训方法强化人的质量意识,改变人的不良习惯,通过这种内训的方式将制度升华为意识,最终形成制度文化。

第三节　医院文化建设

医院文化是现代医院管理的新趋势和新发展,也是现代医院管理理论体系中的一个重要组成部分。现代医院管理将管理的核心、管理的出发点与落脚点归结到对人的管理上,并创造出一种崭新的管理模式和精神。医院文化的实质就是把"人"作为现代医院管理活动的主体,并积极主张大力利用和开发医院的人文资源,从而实现医院建设发展的目标。因此,开展医院文化建设,对于现代医院管理将会产生重要影响和具有深远意义。

一、医院文化建设的原则

(一) 以人为本的共识原则

所谓"共识",是指共同的价值判断,即共同价值观,这是医院文化建设的核心。医院文化的核心层是医院的精神文化,特别是医院的价值观。由于每个人都有其价值观,如果达不成共识,就不能形成整体合力,医院也就没有凝聚力。坚持以人为本的共识原则是指坚持以人为本的共同价值观,即将人作为医院管理的根本出发点和归宿,尊重人、信任人、理解人、激励人,将调动人的积极性作为医院文化建设的重要任务。"以人为本"是医院文化的精髓,其内容包括:①充分重视人,在医院管理中,由只重视建制度、定指标、搞奖惩等行政和经济手段转移到注重发挥人的主观能动性,调动员工的积极性、主动性和创造性上来;②正确看待人,将员工看成是医院的主人,是医院文化和医院管理的主体;③有效激励人,确保员工在医

院管理中的主体地位,为员工创造良好的工作环境和成才条件,满足员工物质和精神方面的各种需求。

(二) 全面发展的目标原则

医院文化建设的目标是提高医院员工的素质,全面地发展人,努力把员工培养成自由发展的人。知识经济时代,医院员工队伍的素质是医院竞争力的主要标志,决定了医院的生存和发展。高素质知识型员工的素质应该是事业心、责任感、忠诚、守纪律以及技术性、创造性等的统一。因此,建设医院文化应以提高员工全面素质,促进员工全面发展为目标。

(三) 兼收并蓄的兼容原则

医院文化具有民族性、继承性的特征,因此,建设医院文化要吸收一切优秀文化的合理性,包括吸收中国传统文化、社会其他行业文化和国外先进文化的合理性。医院文化作为社会文化的一部分,不可能离开传统文化的根基而存在,早期先哲们就已提出"人本"的思想,传统文化中的进取精神、道德修养、人际协调、"天人合一"等合理性内容是中国特色医院文化建设的基础。此外,日本民族文化的注重团队精神,欧美文化中注重个人发展的精神等合理性等都是建设医院文化的有益借鉴。

(四) 创新发展的整合原则

医院文化必须与一定的社会经济环境相适应,医院文化形成之后具有惯性,随着社会的发展以及医院自身的发展,医院所处的内外部环境也发生变化,原有的促进医院发展的医院文化就可能产生阻碍作用,因此,医院文化需要不断地随着社会、医院和人的发展而不断创新发展。医院所处的文化环境中,存在着社会文化、其他行业文化、群体文化、个体文化以及传统文化和外来文化等。医院内部还存在着主流的、非主流的,正统的和"异端"的文化,如正式组织文化和非正式组织文化。这些文化之间不可避免地存在着冲突,需要对各种文化进行有效的整合,以形成适应医院发展的医院文化。

二、医院文化建设的目标

各医院在设计自己的医院文化构建蓝图时,要根据国内外竞争环境,本医院的现状及发展战略等,确定医院文化构建的目标,使医院文化构建的目标与医院的战略目标一致,并通过实现医院文化构建的目标来促进医院的发展。各医院在建设医院文化里,要逐步实现以下目标:

1) 构建富有医院竞争活动的医院文化体系。
2) 实现员工对医院价值、理念、精神的认同。
3) 明确医院的共同行为准则,规范医院员工行为。
4) 完善医院基本制度和规范。
5) 塑造医院形象,形成医院无形资产。
6) 建立学习型组织,实现医院文化管理。
7) 推动员工价值和医院价值的共同实现。

现代医院文化构建的重点在于医院精神的提炼。精神,是人类最绚丽的花朵。人的精神是人的生命支柱之一,它可以使人产生力量,升华人的美德,战胜病魔和邪恶。医院和人一样也有精神,那就是医院精神。医院的生存与发展,也要靠医院精神来支撑。医院精神是医院在交往实践中产生又在实践中表现出来的一种精神状态。它是医院员工价值观念、理想信念、道德规范、行为准则、工作作风等多种因素相结合的产物,是医院员工在长期的交往中产生的群体意识,这种意识的形成必须在一定的条件下,经长期的打造、磨合并得到大家一致认同、自愿身体力行的。医院精神体现着符合卫生行业特点的职业道德和价值取向,是反映医院工作宗旨、发展方向和服务理念等综合意向的,如治病救人、救死扶伤的天职;精益求精的敬业精神;全心全意的服务理念等。

三、医院文化建设的基本步骤

医院文化不是一只空箱子,医院文化构建不是想当然地把医院制度、医院环境、医院精神、医院形象等扔进去,更不是仅停留在表层的学习模仿或组织职工搞些文化活动比赛上。医院文化犹如一幢大厦,在建设它之前必须确定好目标,设计一张建设图纸,然后搭建框架,接着再填砖添瓦。确保现代医院文化构建有计划、有步骤、有重点地逐步展开。医院文化的构建流程大体分为以下四个阶段。

(一) 准备调研阶段

在医院领导班子中统一认识,在职工中做好思想酝酿。把分散在职工中的、隐藏在医院日常经营管理活动里的优良传统发掘出来,作为提炼设计的基础和依据。主要分析客观形势的发展趋势,对医院文化有关的方面进行调查,包括医院发展过程、经营思想、领导决策、员工素质、规章制度以及现代医院文化构建现状,做到心中有数,初步确定现代医院文化构建的目标。成立一个医院文化构建研究组,包括院党政领导,职能科室的干部、业务科室主任,普通的医生、护士,有目的、有步骤地进行调查。

第一步，对医院文化现状进行全面深入的考察，重点要认识医院现有的文化是什么样的。可以使用调查问卷、座谈访谈，进行普遍性的信息收集，也可以设计和安排一些试验，观察员工在对待工作和问题时的表现，通过个案进行了解。

第二步，对医院现实文化进行认真区分，其中哪些现象是个别现象、哪些现象可以形成医院文化，哪些现象已经形成了医院文化，其中哪些文化是医院要提倡的优良文化，并分析这些现象出现、文化形成的原因。对于其中的不良风气，医院应针锋相对地提倡良好文化来加以克制，这是设计医院文化的关键。

第三步，考察社会发展趋势和其他企业、医院的文化，挖掘出本医院应该具有却尚未形成的良好风尚和文化，并结合前面两步，制定出本医院的文化建设目标。

（二）提炼设计阶段

文化首先要从历史中提炼，在医院十几年，甚至几十年的发展中，一定会沉淀一些支撑员工思想的理念和精神。这些理念和精神，包含在医院创业和发展的过程之中，隐藏在一些关键事件之中。把隐藏在这些事件中的精神和理念提炼出来，并进行加工整理，就会发现真正支撑医院发展的深层次精神和理念究竟是什么。

当然，现代医院文化构建还要从未来出发进行设计。对环境进行分析，对竞争对手进行分析，对自己的发展目标进行定位，找到现状与目标的差距。进一步回答：要想缩短差距，实现目标，医院必须具备什么精神，应该用什么理念指导自己？按照这种要求，设计出面向未来的文化理念。

把从历史中提炼出来的文化理念和从未来出发设计的理念，综合加工整理，就形成了医院的核心理念和理念体系。

（三）强化、推广实施阶段

强化、推广实施阶段主要是在医院内部把广泛的宣传和深入细致的工作结合起来。首先，对全体员工进行医院文化培训，让故事流传起来，树立和培养典型人物，做到医院全体人员了解和掌握本医院文化构建的具体内容和精神实质；其次，进一步修订完善医院规章制度，使之真正体现医院价值观和经营理念；最后，在实践中，一方面检验医院文化是否符合客观形势和医院实际，及时加以完善，另一方面要加强管理，开展思想教育，使医院文化落实在行动中，发挥应有的作用。

（四）分析诊断阶段

医院文化的核心是医院精神，成功的医院精神或口号，能使员工产生积极的、具体的联想，而正是这种联想，具有强大的激励作用。医院文化是否被员工接受和认同，医院文化是否对员工发挥作用，首先需要很好的诊断。诊断的方法和原理是：把医院文化构建研究组成员集中起来，把医院的理念逐句念出来，请大家把听到理念后所想到的能代表这种理念的人物、事件说出来或写出来。如果大分部人都能联想到代表人物，且事件相对集中，就说明医院的文化得到大家的认同。但是，如果大部分人不能说出或写出代表性的人物或事件，就说明医院文化和医院理念没有得到员工的认同，也就更谈不上它对员工行为的指导作用，这时需要对医院文化进行重新构建直到得到认同。

各医院要根据本医院的实际情况，对本医院文化构建进行准确定位，使医院文化的构建能够科学、有序地进行。一般应采用先行试点，以点带面，滚动发展，整体推进方略。也就是要紧密联系实际，实事求是地根据自己单位的历史、现状和最优发展趋势来培育、提炼出符合自身的医院精神、职工道德、行为规范和规章制度等，形成具有特色和个性的现代医院文化。这样建起的大厦才有根基，才更坚实，这样的文化才有血有肉，更有底蕴，更加经久不衰。

信息框

国家中医药管理局出台《关于加强中医院中医药文化建设的指导意见》

中医药文化作为中华文化的重要内容，是中医学的思想理论基础和核心价值的重要内容，为了把中医医院打造成传播和弘扬中医药文化的主阵地，使其体现中医医院的基本特征，巩固中医为主的发展方向，更好地保持发挥中医药特色优势，满足广大人民群众对中医药服务的需求，国家中医药管理局于2007年底出台了《关于加强中医医院中医药文化建设的指导意见》。

中医医院中医药文化建设主要是指通过建设使中医医院在价值观念、行为规范、环境形象等方面充分体现中医药文化特色，使人民群众从价值理念、就诊方式、服务态度、诊疗环境等方面切实感受到独特的中医药服务。要在培育医院价值观念、完善医院行为规范、优化医院环境形象三大体系中充分体现中医药文化。其中包括：深入挖掘中医药文化中"医乃仁术"、"大医精诚"等价值观念并发扬光大；语言、举止、礼仪以及服务方式、服务流程等方面富含中医药文化特色；建筑风格、内部装潢、诊疗环境、形象识别等方面打造中医药文化及中华传统文化氛围等内容。

中医医院中医药文化建设应坚持突出特色、统筹规划、因地制宜、促进发展的基本原则，可以通过主题活动、图文实物等多种载体和宣传栏、墙报、展架、展室、视频系统、指示标牌等多种形式，展示中医药的起源、基本知识、特色疗法、养生保健方法、名医名家、就诊指南等方面的内容，广泛传播中医药文化和科普知识。

国家中医药管理局将从组织管理、制定建设规划、落实建设责任、加强人员培训和保障建设经费五个方面切实做好组织实施，把中医药文化建设作为中医医院建设、管理和考核的重要内容，并开展评优等工作，以推动全国中医医院中医药文化建设的广泛开展。

第四节　医院形象与 CIS 管理

医院形象是医院文化建设的综合体现，它处于医院文化的表层。医院文化是医院形象的来源，医院形象是医院文化的外显。

一、医院形象概述

形象本是指形状、相貌，从心理学角度看就是人们通过各种感觉器官在大脑中形成的关于某事物的整体印象。医院形象则是医院通过自身存在形式和行为特征的表现给公众留下的关于医院整体性的印象和评价。可以说"形象"的内涵是十分丰富的，具体而言，医院形象可以从以下角度加以理解。

1. 客观医院形象

客观医院形象是一个医院实际存在的文明总体状态，可以分为物质形象和精神形象。医院物质形象是可以直观感觉到的医院外在形态，如院容院貌、仪器设备、文化设施、技术水平、员工面貌等，物质形象是初级形象，它对医院的影响是短期的；医院精神形象是不能直观但能感觉的医院内在精神，如医院的价值取向、经营理念、道德风气等，精神形象是高级形象，是医院形象的核心部分，它对医院的影响是长期的。一个医院的精神形象不可能像物质形象那样在短期内靠突击就能达到先进水平。

客观医院形象是医院文化系统中所有各要素的综合表现。医院文化的物质层可以被喻为客观医院形象的骨架和轮廓，其直观性最强，衡量尺度也最硬，没有物质层就不会有什么医院形象；医院文化的行为层可以被喻为客观医院形象的血肉，每一员工的行为、品质都会对它产生有利或有害的影响；医院文化的制度层可以被喻为客观医院形象的内脏，一个医院的制度越合理且被严格地加以遵守，其客观医院形象必然越好；医院文化的精神层可以被喻为客观医院形象的头脑，或者说是医院形象的灵魂，正是这些无形的东西贯穿于有形之中，才使得客观医院形象有了生机和活力。

2. 主体医院形象

主体医院形象是指本医院的管理者、员工和所有者（股东）对本医院综合认识以后形成的总体印象，是客观医院形象在医院主体头脑中的反映和评价。

任何一个医院的管理者、员工和所有者（股东）都具有双重身份。一方面，他们是客观医院形象的一个有机组成部分，其自身的言论与行动会对客观医院形象作出贡献或产生损害；另一方面，他们又像局外人那样，对客观医院形象加以反映、认识和评价，并得出本医院的形象究竟如何的结论。这个结论就是他们头脑中医院形象的图景，这种图景首先是由客观医院形象所决定的，但不是由它唯一决定的，人的认识水平、价值观念及所处角色也参与决定主体医院形象。

3. 社会医院形象

社会医院形象是一个医院在本医院主体以外的社会公众，主要包括过去和现在的顾客、潜在顾客、政府部门及其人员心目中所留下的印象，或者说是客观医院形象在社会公众头脑中的反映。

社会公众是怎样和医院发生关系，从而形成该医院的形象呢？第一类，过去和现在的顾客即指接受过或正在接受医院医疗服务的人或团体，他们借助医院的人和物与医院发生直接关系，并通过亲身感受评价医院，医院服务质量越高、服务态度越好，他们头脑中留下的医院形象就越好；第二类，潜在顾客即指医院能与之发生间接影响作用的个人或团体，他们与医院虽然没有直接接触，但通过各种传播渠道使他们了解医院信息并将信息传播出去，他们有可能成为医院的未来顾客，医院在他们头脑中留下的形象好坏往往取决于该医院的"社会生态"和"自然生态"的效益是正还是负，正效益越大形象就越好；第三类，政府部门及其人员作为社会管理者，他们对医院的评价主要是看医院能否正确处理国家利益和医院利益，是否遵纪守法地经营，是否有较好的社会效益和经济效益，医院在这些方面做得越好，其形象就越好。

二、医院形象设计与管理

进入 21 世纪,现代医院的竞争将会越来越由传统的硬性竞争向软性竞争转变。现代管理学认为,企业除人、财、物三种资源外,组织形象是第四资源,医院形象作为医院经营的重要资源,也成为医院越来越重要的无形资产。因此,大力开发医院形象资源,认真抓好医院形象管理,精心培育良好的医院形象,将成为现代医院在竞争中生存、发展的利器。

(一)医院形象设计

医院形象设计是一个系统工程。医院形象是由多要素组合的系统,这些要素包括医院的方方面面,它们之间相互联系、相互作用,形成一个完整的形象体系。这里需要引入一个概念——CIS, CIS 是 corporate identity system 的简称,其中 corporate 是指"公司、法人团体"等,identity 有"同一性、独特性、身份证明"等多重含义。日本将 CIS 译为"企业形象统一战略"。我国港台学者将其译为"企业识别系统",应用于医院领域。我们可以将其译为"医院形象识别系统"。CIS 是医院形象设计的重要方式,主要包括以下几个方面的内容:

(1)医院理念识别(hospital mind identity,MI)。医院理念识别是指一个医院的观念、精神、指导思想,是一个医院在其发展中要遵循的基本思想原则。它包括医院使命、医院信念、医院精神、医院风格、经营思想、价值观、行为准则等。

(2)医院行为识别(hospital behavior identity,BI)。医院行为识别是指在医院理念指导下形成的一系列医院行为活动。它包括内部行为识别和外部行为识别,其中对内有组织管理、学习培训、礼仪风尚、工作环境等;对外有医疗市场调查、医疗服务推广、服务态度和技巧、公共关系活动等。

(3)医院视觉识别(hospital visual identity,VI)。医院视觉识别是医院形象战略最外露、最直观的表现,是以医院理念识别为核心,运用视觉传达设计的方法,设计出系统的识别符号,刻画医院个性,突出医院精神。它包括医院名称标志、标准字、标准色、精神标语、手册、招牌与旗帜、衣着制服、建筑风格等。

(4)医院情感识别(hospital emotion identity,EI)。医院情感识别是指医院对患者的一种特殊情感,包括医患情感、护患情感,是医务人员对患者融入的一种职业情感,是医院形象设计的重要组成部分。

在构成医院形象设计战略的四个子系统(MI、BI、VI、EI)中,医院理念识别是医院形象设计战略的最高决策层,是医院形象设计的核心;医院行为识别是医院形象设计的动态系统,是医院形象设计战略的执行层面,是医院在精神理念的指导下逐步形成的医院全体成员自觉的工作方式和行为方法;医院视觉识别是医院形象设计战略的展开层面;医院情感识别是医院区别于其他行业的最能体现医院个性形象的表现形式。这四个部分是一个有机的整体,相互交融、相互整合、相互影响,形成有机的统一体。

CIS 理论产生于 20 世纪 30 年代,自 20 世纪 50 年代以后,以 IBM 企业形象设计为标志,世界进入 CIS 时代,欧美各大公司纷纷导入 CIS 战略。我国企业则是从 90 年代开始大量引入并实施 CIS,1995 年后我国医院系统也将其导入医院文化管理中,并取得了极好的社会效益和经济效益。但是,各家医院在实施 CIS 战略的过程中,必须要对它有一个全面、正确的认识。一方面,CIS 不是包治医院百病的灵丹妙药,CIS 作为医院管理的一种理论和方法,不可能取代医院的全部管理活动,为此,医院在导入 CIS 的同时,还要大力加强内部管理,避免说得好做不好,使 CIS 流于形式;另一方面,CIS 战略的实施不是一劳永逸、立竿见影的,形象建设是一个长期的、综合的积累过程,一套适应市场、适应社会公众的医院 CIS 系统,要随着医院内、外部环境因素变化而不断完善、不断更新。

(二)医院形象管理

医院如何塑造自身的形象,始于设计,但好的形象设计也要依赖于全面、严格的形象管理,否则也无法保证医院能够拥有目标形象。医院形象管理是医院形象设计的落实,加强医院形象管理是维护医院形象的根本手段,是提升医院形象的有力保障。

1. 科学定位,塑造医院的个性特征

定位科学、个性鲜明是医院形象的本质要求。医院定位是指设定医院在市场中的位置、在公众中的位置、在同行业中的位置和在社会中的位置。只有准确的定位,才能突出医院形象鲜明的特色,如果是"千院一面"也就无所谓医院形象了。各家医院由于形成历史、发展规模、医院等级的不同,导致人才实力、技术实力、资金实力、品牌价值、市场占有率和医院的专科特色等诸多方面的不同,这些都决定了它们不同的定位。如中小型医院和大型医院在市场形象定位中,是选择领先者形象、挑战者形象还是补充者形象?在患者定位中,是针对患者的性别定位、年龄定位、文化定位,还是收入定位?在同行业中,是树立综合医院形象还是"专治某病"的专科医院形象?医院应根据自

身实际状况,科学分析,准确定位。

精心选择和确立适合自己的个性特征和风格,是医院形象塑造的根本保证。医院的个性特征与风格有内在的和外在的两个方面。医院内在的个性特征与风格,如倡导和奉行的医院精神,是"团结拼搏,敢于争先"、"精心、诚心、热心、爱心"还是"合作、创新,做什么都要最好",医院的管理意识和管理特色,医院的服务对象和服务风格,员工对医院的归属感和依附感,医院的凝聚力,等等,它们是医院形象的内在本质。医院外在的个性特征与风格,如医院的建筑与装饰风格,卫生及环境的保护、美化状况,员工的服饰、仪表,行为举止的文明程度,办公服务设施的色彩、标志、院旗、院徽、院歌,等等,它们以媒介物的方式与外界公众沟通,传播着医院形象的信息。

医院内在的个性特征与风格是医院的心脏和灵魂,对医院形象起着根本性的决定作用,也决定着医院外在个性特征与风格取向,但比较含蓄,难以被公众所直接感知。医院外在的个性特征与风格是医院内在个性特征与风格的外显化和具体化,能直接被公众所察觉,在人们头脑中形成先入为主的第一印象。因此,在塑造医院形象时,必须有系统整体的思想,不能顾此失彼,只有内外统一、协调,才能形成完美的医院形象。

2. 提高领导者素质和员工职业道德水平

医院领导者的素质是医院形象的一面镜子。完美的医院形象是医院领导者德、才、创新精神、事业心、责任感的综合反映。为此,医院领导者必须不断学习,使自己具备适应社会主义市场经济发展要求的思想文化素质,与时俱进,以新思想、新观念、新思维武装自己的头脑。医院领导不仅是医院的主要管理者,还是员工行为的榜样,他们在医院形象建设中扮演着创造者、培育者、倡导者、组织者、指导者、示范者和激励者的角色,工作中他们不能只凭自己拥有的法定权和强制权,更要依靠自己的影响力,即靠自身所具备的人格魅力、知识专长、经营能力、领导艺术,以及面对困难的身体力行、率先垂范。高素质意味着高质量,提高医院领导者的素质,树立良好的形象,才能在医院内部形成强大的凝聚力,才能带领全体员工实现医院目标。

医务人员高尚的职业道德是塑造完美医院形象的内在推动力。医院可以利用各种机会采用多种方式,如岗前培训、医德讲座、法律知识学习、正面典型引导、党课学习等进行职业道德教育,大力提倡奉献精神,培养员工爱岗敬业的思想,激励员工的职业神圣感,教育员工从小事做起、从点滴做起。医务人员职业道德教育也应融于人文关怀之中,医院要关心、了解每一名员工的生活情况,分享他们的喜悦、帮助解决他们的困难,使他们感受到医院大家庭的温暖,从而能够全身心地投入到工作之中,并在工作中建立起与医院目标形象相统一的共同的价值观和行为规范。当然,员工职业道德的形成和发展,也要辅之以健全的规章制度、严格的纪律约束、严明的考核奖惩。可以说,只有坚持"以德治院",不断提高医务人员的职业道德素质,才能使医院在日益激烈的市场竞争中立于不败之地。

3. 建设一支高水准的人才队伍,精心打造医疗优势学科

随着以智力和知识为特征的信息化社会的到来,影响社会和经济发展的战略资源优势已由金融资本转变为掌握新知识、新技术和具有创新能力的人力资源。人力资源已成为当今社会最有价值的资源。因此,21世纪的医院形象建设,要把强化人力资源开发、全面实施人才培养计划提升到一个战略高度,常抓不懈。具体而言,一是要打破传统用人观念,以博大的胸怀广纳贤才,尤其是学科带头人和学术骨干,让他们影响并带动医院学科的建设和员工素质的提高,为医院发展增添动力和源泉;二是要重视医务人员的职业后续教育,医务人员总是要不断面对新的疾患病症,做好知识更新是为患者服务好的基础,医院应根据自身的发展战略和目前员工的素质状况,确定教育培训规划,将提高医务人员理论工作水平和提高实际工作能力结合起来,将阶段性教育目标和整体性教育目标结合起来,确保员工素质的提高;三是要建立人才竞争激励机制,不搞论资排辈,打破条条框框,"公开、公平、公正"地实施考核评价,形成一种"能者上、平者让、庸者下"的人才竞争机制,造就一支能力强、作风硬、素质高的开创性的人才队伍,使医院充满发展活力。

优势学科建设是医院内涵建设的重要内容,是医院发展的支柱。医院应按照"院有重点、科有特色、人有专长"的发展战略,以"人无我有、人有我优"为发展目标,制定优势学科发展规划。首先,应在政策上给予倾斜,加大对优势学科的投入,完善学科发展的运行机制,特别是在用人制度上,要集中人才优势、技术优势,组织科研攻关,积极进行新技术、新产品的研发;其次,医院也要十分关注国内外不断涌现的新成果,从中寻找新的技术增长点,使本医院学科建设持久发展;最后,为保证优势学科的建设,医院要建立和完善各种相关的规章制度,如责任制度、奖罚制度,做到各有其职、各负其责、奖罚分明。

4. 大力提高医疗服务质量

医疗行业是一个以患者的健康为工作对象和目标的特殊行业,医疗技术是满足患者需求的基本前提,而医疗服务则是连接患者的纽带。优质的医疗服务不但可以弥补医疗技术的不足,还可以"锦上添花",在患者与医务人员之间架起一座情感之桥,提升医院的文明形象。为此,医院应坚持以患者为中心的服务宗旨,正确处理医院利益和患者利益、社会效益和经济效益、长远利益和眼前利益的关系。如简化就医程序、增加服务窗口、改善服务态度、美化就医环境;在治疗中,严守操作规程,把握住医疗质量的关键环节和控制点,增强医务人员的责任心,避免医疗差错,杜绝医疗事故;建立医疗跟踪档案和定期回访制度,实施全程服务、终身服务,等等。医疗服务质量的提高,除了依靠教育和自觉意识外,还必须建立起完善的医疗服务质量管理办法,结合本医院特点,设计出一套全面的医疗服务质量指标评价体系和奖罚办法,"以法促服"。

5. 树立良好的外部形象

在信息社会中,大众媒体对社会公众的行为和意识的影响越来越大,医院也要改变"好酒不怕巷子深"、"皇帝女儿不愁嫁"的传统经营观念,采取措施,积极树立自己的外部形象。一方面,通过各种传媒如广播、电视、报刊等,积极宣传本医院的特色和服务,推介专科、专家,让社会公众了解医院,扩大医院的影响;另一方面,收集社会各方对医院的反馈信息,进行科学分析,及时掌握社会需求的变化,不断改进现有工作,积极开发潜在市场,增强医院竞争优势,提升医院的形象。此外,医院还要处理好与社会各方面的关系,做到政府部门大力支持、兄弟单位友好合作、人民群众充分信任,营造宽松愉快的外部环境。良好的外部形象,为医院生存和发展提供了环境保障。

三、医院形象的评价

迄今为止,我国医院还没有一套成熟的医院形象评价理论和方法体系,长期以来,我们一直用"好、较好、一般、差"这样精确性较差的词语进行描述性评价,缺乏准确的定量评价。借鉴企业管理理论和国外医院形象评价理论,下面主要介绍四象限图评价法和三度评价法。

(一) 四象限图评价法

四象限图评价法是根据公众对医院的知名度和美誉度两个指标的反映,通过坐标图来对医院形象做出评价的一种方法。

知名度和美誉度是两个既相互联系又有相互区别的概念。知名度可以说是评价医院形象的量的指标,它是一个医院被公众知晓和了解的程度,从中可以发现医院的社会影响广度和深度,是医院名声大小的客观尺度。美誉度可以说是评价医院形象的质的指标,它是一个医院被公众信任、赞许和肯定的程度,是评价医院社会影响好坏程度的客观指标。医院知名度高,不一定美誉度就高;医院知名度低,不一定美誉度也低。医院形象是两者共同作用的结果。医院文化评价四象限图如图 2-1 所示。

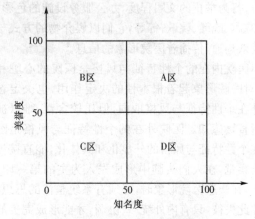

图 2-1　医院文化评价四象限图

A 区表示高知名度、高美誉度。医院处于这种形象地位,表明医院的形象处于最佳状态。A 区也是每一个医院所要追求的理想状态,因此,医院应把它作为提高地位、树立形象的目标。

B 区表示高美誉度、低知名度。医院处于这种形象地位,表明医院知名度和美誉度处于不和谐、不统一状态。医院尽管有很多优势,有很好的业绩,但由于忽略宣传,使自己处于不被了解的状态。此时,医院的工作重点应放在维持美誉度、提高知名度上。要借助各种传媒,抓住一切契机,将有关医院形象的信息传播出去,让广大公众了解、熟悉医院,扩大医院的知名度,使医院的知名度和美誉度逐步达到协调统一。

C 区表示低知名度、低美誉度。医院处于这种形象地位,表明医院的形象很差,其工作甚至需要从零开始,应扎扎实实地从提高知名度和美誉度入手,加强医院形象建设,彻底改善自己的形象。

D 区表示低美誉度、高知名度。这是医院形象最差的定位,表明医院已处于声名狼藉、臭名远扬的恶劣境地。其工作要点是矫正旧形象、重塑新形象,医院要通过深层次的反思,重新确定医院的精神理念和价值导向,完善制度建设,落实整改行动,以加倍的努力来争取公众对医院的好感,逐步消除坏的影响,扭转医院形象。

(二)三度评价法

三度是指医院的认知度、广告接触度和评价度。

认知度是公众对医院的整体认识和了解程度。它的计算公式为

认知度 $= Q_1 \times A_1 + Q_2 \times A_2 + Q_3 \times A_3 + Q_4 \times A_4 + Q_5 \times A_5$

首先将公众对医院的认知情况分为:"完全了解"、"基本了解"、"了解一点"、"只听说"、"完全不了解"五个等级;其次计算出每一等级人数占全部被调查人数的百分比,分别为 A_1、A_2、A_3、A_4、A_5;然后设定每一等级的加权系数 Q_1、Q_2、Q_3、Q_4、Q_5,加权系数的设定要科学,通常是从高到低,最后一级为零,如可设为 4、3、2、1、0。这样计算的结果,数值越大,表明医院的认知度越高。

广告接触度是公众看到医院广告的经常性程度。之所以将广告接触度作为衡量医院形象的指标,是因为广告是树立医院形象的最常用、最直接的手段之一。其计算公式与认知度相似,即

广告接触度 $= Q_1 \times B_1 + Q_2 \times B_2 + Q_3 \times B_3 + Q_4 \times B_4$

式中:B_1、B_2、B_3、B_4 分别表示公众对本医院广告"经常看到"、"有时看到"、"偶尔看到"、"从没看到"的人数所占百分比;前面的 Q_1、Q_2、Q_3、Q_4 仍是各自的加权系数。

评价度是通过对医院若干项目因素的问卷调查,直接了解医院在公众中的形象,主要有综合评价、交易评价、感性评价三个方面的指标。每一指标影响因素较多,但计算方法同上。

医院形象评价应是医院开展的一项长期性的、规范性的工作。对医院而言,它既能较充分地反映出广大公众的就医愿望,也加大了医院外部的社会监督力度,这无疑对医院形象建设起到积极的促进作用。

本章小结

本章首先介绍了医院文化管理的概念、渊源、本质等相关的知识点,并阐述了医院文化管理的导向功能、凝聚功能、激励功能和控制功能;接着从医院文化的层次性出发分析了医院文化管理的结构;医院文化的实质就是把"人"作为现代医院管理活动的主体,并积极主张大力利用和开发医院的人文资源,因此开展医院文化建设,对于现代医院管理具有深远意义,详细阐述了医院文化建设的原则、目标和基本步骤;在此基础上提出医院形象的概念,并介绍了医院形象的设计、管理与评价。

本章思考题

1. 谈谈你是如何理解医院文化管理的。
2. 医院应该从哪些方面着手塑造医院文化管理的特质?
3. 简述医院文化建设的基本步骤。
4. 请总结并评价你所在城市某医院的形象设计与管理,并指出有哪些是需要改进的地方。
5. 如何建设中医院文化管理的特色?

案例分析

安徽省太和县中医院和谐发展纪实

金碧辉煌的传统建筑,医德双馨的专业队伍,特色突出的诊疗技术,以人为本的服务理念,熙熙攘攘的就诊患者——被誉为全国示范的安徽省太和县中医院以崭新的面貌呈现在广大群众面前。多年来,该院始终坚持患者为中心,质量为核心,以精湛的技术、优质的服务、低廉的价格服务患者为宗旨,艰苦创业,锐意改革,务实创新,科学管理,推动了医院又好又快发展。具体体现在以下三个方面。

1. 内强素质,增强医院竞争力

以医院文化凝聚人心。坚持每周一次集中学习,加强医务人员的职业道德建设和思想道德建设。创办院史展教室,将医院发展历程、取得的成就,以文字、图片形式进行系统总结回顾,加强对职工的院史教育和革命传统教育,增强全体员工的爱院意识。注重医院精神的提炼和挖掘,逐步凝练出"四严、四气、四实"的中医院精神和"四种人"标准。这种医院精神深深熔铸在职工的心中,从而凝聚了人心,形成团结向上、努力工作、无私奉献的良好氛围,成为促进医院快速发展的精神动力。"四严":严出责任心,严出战斗力,严出好作风,严出高标准。"四气":班子有锐气,干部有骨气,职工有朝气,技术有名气。"四实":重实际,讲实话,做实事,求实效。"四种人":有德有才是贤人,无德无才是废人,爱岗敬业是好人,损公肥私是坏人。

以严明制度规范行为。为规范全院职工的行为,该院先后制定了医院管理、科室管理、各类人员职责、行为规范等一系列制度,并汇编成册,下发到每一个科室,经常组织学习,并从严落实。近年来,该院先后有 17 人受到下岗处理,有 45 人受到试岗或各种纪律处分。

以强化"三基"打造质量。医疗质量是医院生存发展的生命线。该院始终把医疗安全和医疗质量作为医院的头等大事来抓,把工作重点放在加强医疗安全和医疗质量的内涵建设上,制定了一系列质量、教育、检查、监督、评价及奖惩办法,加强基础医疗和护理质量,强化三基三严训练,加强医疗核心制度的落实,规范医护人员医疗行为。

以创建载体提升内涵。每一次创建评先进活动,对医

院的内涵都是一次全方位的提升。多年来,该院四次被评为全国卫生系统先进单位,连续五届被评为安徽省文明单位,连续八次被评为安徽省文明医院,多次获得各级组织奖励。

2. 外树形象,增强医院吸引力

以良好的医德塑形象。该院始终坚持将纠风工作与业务管理一起部署,一同落实,一块检查,一并考核,出台了《关于治理、纠正医药购销和医疗服务中收受"红包"、回扣、开单提成等不正之风的规定》《行风建设奖励办法实施细则》,建立了医德医风档案,定期开展不同形式的活动,学习先进人物和违反医德规范的警示材料(片),使每一位医务人员真正理解"患者的事就是天大的事",真正做到一切诊断场所要为患者开绿色通道,一切诊疗要从减轻患者负担出发,一切行为要规范,把尊重患者、关爱患者、服务患者、维护患者的权益当成维护自己的切身利益来对待,积极履行服务承诺,努力构建和谐医患关系,让患者满意。

以低廉的收费塑形象。该院位于皖西北的一个小县城,来院治病的95%以上都是农村患者,经济困难。为此,医院始终坚持以低廉的价格服务患者,通过严格药械招标采购、严格药品使用管理、控制门诊人次收费和住院床日收费、关注弱势群体积极实施"扶贫工程"、坚持开展帮扶工作等措施,带给患者真正的实惠。

以优美的环境塑形象。医院的环境形象是医院内在气质的外部表现。为给患者创造一个良好的就医环境,该院近年来投资8000多万元建造了面积3万平方米、17层的现代化新病房大楼,投资600多万元改建了门诊大楼,投资200多万元建设了院内广场及停车场,投资40多万元建设了职工车棚和文化长廊。新病房大楼内设18个病区,500张床位。病房设置有单人间、双人间、多人间,同时还设置了贵宾病房,能满足不同层次患者的需要。消防系统安有自动报警设备,专用供给系统、患者呼叫系统、中心供氧等实行智能化管理,中央空调、液晶电视、电话等一应俱全;院内亭台楼阁、小桥流水、猴园鸟园、花坛草坪,一年四季都让患者感受到春天般的气息,实现了医院环境"公园化",成为太和县城一道靓丽的风景。

以优质的服务塑形象。优质服务是一项出信誉、出质量、出效益的硬工程,该院始终坚持以患者为中心,患者的利益高于一切、患者的生命大于一切的理念,把满足患者的需求作为出发点,以患者满意为宗旨,不断创新服务方式。1991年创办了急救中心,在全国率先实行急救"四免";1993年创办了太和县中医院公共汽车公司,方便了县城就医的农村患者;1996年成立了文工团开展送戏下乡活动,2000年又成立电影放映队开展送电影下乡活动,在宣传卫生健康知识的同时,丰富了农村广大群众的文化生活。不仅如此,该院还坚持开展"人性化"服务,每年都有明确的主题,如把2001年确定为"优质服务年",2002年确定为"温馨管理年",2004年,又创立了健康服务中心,为患者院前、院中、院后提供服务,近年来又开展了"医患亲和月"活动,推行"人性化"、"本土化"服务,深得广大群众的认可和好评。"口碑效应"使该院的服务半径不断扩大,患者辐射到周边十多个县市。

3. 中医立院,推动医院大发展

中医院姓"中",必须办成有特色的医院,才能生存发展;只有突出中医特色和优势,形成品牌,才能赢得患者的信赖。因此,多年来,该院始终坚持以中医为主的办院方针,实施与综合医院"差异性发展"策略,把创名院、建名科、树名医作为医院的发展目标,突出中医特色和优势,努力办成"院有专科、科有专病、病有专药、人有专长"的中医特色医院。

(资料来源:中国中医药报,2008年8月29日)

案例思考题

1. 太和县中医院的发展离不开成功的医院文化建设,其打造的医院文化的核心内容是什么? 是如何实现的?

2. 作为中医院,在医院文化建设过程中应该注意哪些问题?

第三章 医院战略管理

学 习 目 标

1. 掌握医院战略及医院战略管理的含义、特点和类型。

2. 掌握医院总体战略规划的具体步骤。

3. 了解医院战略管理过程，并能运用 BCG 法、SWOT 法等分析实际问题。

4. 了解中国卫生政策的变革及医院战略的选择。

引 导 实 例

广东清远市人民医院身处粤北经济欠发达的山区，近些年发展迅速，社会效益和经济效益显著，成为全国医院管理的一个典范。与同地区其他医院相比，该医院医疗服务优良，单病种的医疗费用很低，在群众中口碑很好。该医院为何会取得如此大的成就呢？这是由于医院的管理者根据医院自身的特点和所处的周围环境，对自身和环境有一个准确的定位，确定了"高效、低耗、优质"的医院发展战略，其实质是波特的低成本竞争战略。确定了这个战略后，其在医疗质量管理、人事管理、设备后勤管理等方面扎扎实实贯彻此战略，使其对患者同等服务的累计总成本明显低于同行业平均水平，竞争力明显增强。多年来，其在实践中，不断深化低成本竞争战略，保持了这种优势的可持续性，使医院不断得以长足发展。清远市人民医院与广州某一大医院（简称 A 医院）相比，二者病床数相近，全年住院患者总数相近，然而门诊量是 A 医院的 1.5 倍，床位周转次数是 A 医院的 1.7 倍，医护人员总数是 A 医院的 3/5，行政后勤人员是 A 医院的 1/3，职工总人数是 A 医院的 1/2。在工作量大于 A 医院的情况下，其职工人数则是 A 医院的 1/2，充分体现"高效、低耗、优质"的低成本竞争战略。

（资料来源：海峡医界网 www.hxyjw.com）

现代医院管理者可以通过实行医院战略管理来更新办医理念，变革医院组织结构，合理使用和配置医院各种资源，完善医院管理制度，营造现代医院文化，努力提高医院的竞争力。

第一节 医院战略管理概述

一、医院战略的概念

战略一词来源于希腊语"strategos"，其含义是"将军指挥军队的艺术"。而战略一词与企业经营联系在一起并得到广泛应用的时间并不长，最初出现在巴纳德（C. I. Bernad）的名著《经理的职能》中，但该词并未得到广泛的运用。企业战略一词自 1965 年美国经济学家安索夫（H. I. Ansoff）著的《企业战略论》一书问世后才被广泛运用，也是从那时起，"战略"一词广泛应用于社会、经济、教育和科技等领域。

目前，对什么是企业战略有各种不同的见解，综合国内外的各种解释，可归纳为以下三个学派的观点。

1. 目标战略学派

目标战略学派的主要代表人物有安德鲁斯（K. R. Andreus）、钱德勒（A. D. Chandler）和魁因（J. B. Quinn）等。目标战略学派将企业战略理解为：企业战略所要解决的问题是企业的长期目的和目标。

2. 竞争战略学派

竞争战略学派的主要代表人物是迈克尔·波特（Michael Potter）。波特将企业战略理解为：企业战略的关键是确立企业的竞争优势。他在《竞争优势》一书中，用一章的篇幅讨论"市场信号"的问题，而发出市场信号实际上是一种竞争战略，竞争战略就是"公司为之奋斗的一些终点与公司为达到目标而寻求途径的结合物"。

3. 资源配置学派

资源配置学派的主要代表人物有安索夫（H. I. Ansoff）、申德尔（D. E. Shendle）和霍夫（C. W. Hofer）等。资源配置学派将企业战略理解为：企业战略的核心是资源配置。通过合理的资源配置，使企业的资源配置与环境要求相适应，并指导和解决企业发展中的一切重要问题。

从上述三大战略学派的解释来看，对企业战略下一个标准定义确实很难。综合上述理论，从广义角度讲,企业战略可以理解为:在内外环境变化和激烈竞争的市场经济条件下,对企业发展的宗旨和使命,企业的经营领域和发展目标,以及实现发展目标的保障措施等做出的具有全局性、根本性和长远性的总体谋划。

借鉴企业战略理论,所谓医院战略是指医院根据其外部环境及内部资源和能力的状况,为求得医院生存和长期稳定的发展,不断地获得竞争优势,对医院发展目标、达到目标的途径和手段的总体规划。

二、医院战略的层次

一般来说,医院战略不是单一的,而是有层次的,一般存在三个层次:总体战略、竞争战略和职能战略。

1. 总体战略

医院总体战略是一个医院的整体战略总纲,是医院最高管理层指导和控制医院的一切行为的最高行动纲领,是为实现医院总体目标而对医院未来发展的总方向所作的长期的、总体性的谋划。总体战略的研究对象是一个由一些相对独立的业务或事业单位组合成的整体。总体战略的主要内容包括医院存在的基本逻辑关系或者基本原因,是医院战略决策的一系列最基本的因素。概括地说,总体战略主要强调两个方面的问题:一是确定医院的使命、任务、产品和服务领域;二是在医院不同的战略事业单位之间如何分配资源以及采取何种成长方向等。

2. 竞争战略

竞争战略也称事业部战略,或者是分公司战略,是在总体战略指导下,各个经营单位制定的部门战略,是总体战略下的子战略。竞争战略主要强调经营范围和资源配置两个因素,主要研究的是产品和服务在市场上的竞争问题。其目的从医院外部来看主要是建立一定的竞争优势,即在某一特定的服务领域取得能力;从医院内部来看主要是获得一定的协同效应,即统筹安排和协调医院内部的各种诊疗、财务、技术开发等业务活动。

3. 职能战略

职能战略是为贯彻、实施和支持总体战略与经营单位战略而在医院特定的职能管理领域制定的战略。相对于以上两层战略而言,职能战略的内容要详细、具体得多,其作用在于使前两层战略的内容得以通过各职能的活动而具体落实,并实现于某特定业务有关的职能之间的协调。比较重要的职能战略有人力资源战略、财务战略、技术开发战略、公关战略等。

三、医院战略的特点

1. 全局性

全局性是从空间角度进行的分析。现代医院是一个多组织、多层次的复杂体系。医院战略必须以医院全局为对象,根据医院总体发展的需要运筹医院的总体行动,从全局出发去实现对局部的指导,通过局部高品质的工作业绩,来保证全局目标的实现。

2. 长期性

长期性是从时间角度进行分析。医院战略化管理应着眼于未来,对较长时间内(5年以上)医院如何生存和发展进行通盘筹划,以保持其可持续发展能力。随着医疗体制和医疗保障制度改革的深入进行,社会医疗保险、医药分家、商业保险进入以及加入WTO后外资的涌入,使得医院之间争夺医疗市场的竞争更加激烈。现代医院若没有超前的战略部署,生存和发展就必然要受到影响。这就要求医院必须对人才培养、资源配置等内部建设以及外部环境进行细致合理的分析预测,通过预测未来的变化趋势来制定医院发展的策略和措施,把目前的工作同将来的发展紧密结合起来。

3. 方向性

方向性是从所起作用角度进行分析。医院战略规定了医院将来一段时间内的发展方向,医院的任何短期的行为都是在战略指导下完成的,并最终为战略实施服务。此时,医院战略就像轮船的"舵",它决定着医院这艘大船的行驶方向。战略关心的是"船只航行的方向",而不是"眼下遇到的波涛"。

4. 相对稳定性

为了实现医院的可持续发展,战略应具有相对稳定性。虽然战略需要根据环境的变化做适当调整,但这种调整不应过于频繁,尤其是不能朝令夕改。因为战略体现的是组织的长远利益,而这种目标的实现本身需要较长的时期,甚至要以牺牲短期利益为代价。因此,若医院的战略不能保持相对稳定性,不仅难以实现长期目标,还可能使为此付出的努力付之东流,带来组织成员的失望以及组织凝聚力和效率的下降,造成无法弥补的损失。

5. 适应性

适应性是从运动的角度进行分析的。医院战略制定后保持一定的稳定性是必要的,但并不是说它一成不变。这是因为环境是变化的,医院资源和能力是变化的。一个好的战略总是力求实现稳定性和适应性的统一。前者意味着战略在较长时期内保持相对稳定性，能够稳定组织成员的情绪，增强他们的信心；后者意味着所确定的战略目标既要简单明确，又不过分僵化和具体，保持适当的张力。换句话说，医院在制定战略时，应考虑建立资源缓冲地带，保证资源分配的灵活性，使战略与环境变化及资源之间应该保持必要的协调性，这是战略目标最终能够实现的必要条件。所以说，医院战略应该根据环境、资源等因素的变化而做出适当的调整，即"战略适应"。

从上述战略的概念和特征可知，这种能使医院适应和改造未来环境、决定医院前进方向的决策是医院的最高决策，也是医院最高领导者的基本任务。

四、医院战略管理的含义

战略管理自1980年传入我国以来，受到我国企事业组织管理者越来越多的重视。医疗卫生体制改革把我国的医院进一步推向市场，感受到市场竞争压力的各级医院逐步认识到战略管理的重要性。

医院战略管理是医院为了长期的生存和发展，在充分分析医院外部环境和内部条件的基础上，确定和选择医院战略目标，并针对目标的落实和实现进行谋划，进而依靠医院内部能力将这种谋划和决策付诸实施，以及在实施过程中进行控制的一个动态过程。医院战略管理不仅涉及医院战略的制定和规划，而且包含将制定出的战略付诸实施的管理，因此是全过程的管理。

战略管理不同于经营管理。与医院的日常经营管理相比，战略管理主要涉及医院的方向性问题，如服务领域的选择、医院规模的扩大、开展多元化服务等，是有关医院未来发展的全局性谋划和决策；经营管理则相对简单，即医院在方向既定的情况下组织好产品和服务，有一套比较稳定的规章制度和程序。战略管理追求医院的长期生存、发展和战略竞争力的提高，重视医院的长远利益和发展潜力；经营管理则主要追求目前的经营成果和利益。战略管理以复杂多变的经营环境为前提，注重监测医院外部环境的变化，制定有效的战略计划，利用有限的资源，保证医院在动荡的环境中生存和发展；经营管理则以稳定的经营环境为前提，重点放在日常的经营活动上。

日常的经营管理，都属于职能性管理，是从医院局部的角度来进行管理，这种职能性管理是医院必不可少的。但医院是由具有执行不同职能的部分所组成的统一整体，如何将医院的各个职能部门协调一致，有机地结合起来运作，就需要战略管理来发挥作用。战略管理从医院整体、全局的角度出发，综合运用职能管理功能，处理设计医院整体和全面的管理问题，使医院的管理工作达到整体最优。

五、医院实施战略管理的意义

实施战略管理对我国医院的改革和发展具有重要的现实意义。首先医院战略管理有利于提高医院管理效能，有利于解决看病难、看病贵的问题。近年来医疗制度改革，医院在获得大发展的同时，忽视了患者及社会的承受能力，形成了患者与医院之间的对立。战略管理能促使医院管理者更长远、全面地思考医院发展与社会承受能力的关系，降低成本、优化服务、提高管理职能。其次，战略管理能保持医院的可持续发展。在现行政策下，医院满足于现状的懒惰思维和负债经营的激进思维并存，使我国医院经营风险日益凸现，战略管理能指导管理者在环境的机遇与自身条件的可能上做出正确评判，树立符合社会需要和医院自身条件的发展目标，保持医院的稳定经营。最后，战略管理可以促进医疗机构的资源重组。在医疗体制改革不断深入的今天，医院的重组无法避免，从战略的高度审视医院间的优势、劣势，选择合适的重组方案，合理配置医疗资源，形成结构合理、优势互补、功能齐全、效率优先的医疗机构。

信息框

我国大型综合医院近年发展迅速，而管理水平相对滞后，这成为许多医院管理者重点思考解决的问题。2006年12月2～3日，四川大学华西医院和北京大学人民医院共同举办"2006·现代医院管理论坛"。

四川大学华西医院院长石应康认为，由于新一轮卫生体制改革的到来，必然要给医院内外环境带来改变。这既是挑战又是机遇，医院管理者要抓住机遇，保证医院可持续发展。他说，大型综合医院是人力密集的企业，是高级知识分子聚集的工作场所，医院的战略管理、医院的组织架构以及人事、分配制度改革，是现代医院管理的重心和核心，也是医院管理中困难最多的工作。石应康院长说：过去在医院管理中，常讨论怎样加强医院运营管理，而对于正确制定医院长远发展战略，考虑得相对较少。对于一个综合医院，要想在越来越激烈的医疗市场竞争中占有一定的位置，必须对医院进行正确的战略定位，持续不断地实施管理变革。

北京大学人民医院院长王杉对此颇为认同。他说，综合医院要稳步发展，除了管理模式要不断创新外，管理者必须对医院管理的战略和战术保持清醒的认识。必须引入现代医院管理的理念和方法，明确要干什么，该干什么。由于地域不同，华西医院战略管理的方案无法照搬，但管理的理念和方法具有共性，需要医院全体员工更新观念，努力学习科学的管理方法和手段，研发出适合自己实际的发展战略。

第二节　医院总体战略规划

医院总体战略规划，是指医院为了保持医院的目标与变化环境之间的"战略适应"，而制定长期战略所采取的一系列重大步骤。主要包括：确定医院的任务、确定医院的目标、安排业务组合战略以及规划成长战略等。

一、医院任务的确定

医院随着业务规模的发展，为了提高自身抗击风险的能力，医院的任务可能会不断拓展，任何一个医院在界定自身的任务时，必须能够明确回答以下几个问题："本医院是干什么的？""本医院的主要市场在哪里？""我们的患者需要什么样的产品和服务？""本医院通过什么方式去为患者提供服务？"通过这些问题的回答，就能够准确地界定出医院的任务。

医院在确定其任务时，应考虑以下几个因素：

（1）医院的功能定位。医院应是以维护社会公众健康为宗旨，以追求社会效益为最高准则。医院的服务对象是全体民众，应承担国家医疗卫生福利的责任和义务，为民众提供基本医疗服务，承担政府委托的防疫、保健、健康教育等社会公益性的卫生服务。

（2）医院历史的特征。最高管理层规定企业任务时，应当尊重过去的历史，继承其原先所独有的风格，应注意和过去历史的突出特征保持一致。

（3）医院管理层的偏好。医院主要管理者有其特有的性格、业务专长、文化背景和管理风格，由此形成其对医院当前发展和管理的偏好。若一个医院的管理者追求稳健经营，则在面对那些具有一定风险性的机会时，很可能不会采取什么行动。

（4）医院周围环境的变化。医院生存于环境之中，并利用环境机会得到发展。医院能否达到目标必然受环境影响，战略任务应该能够充分利用环境机会，并有效避开环境威胁。

（5）医院的资源情况。医院的资源不仅包括人、财、物这些硬件资源，还包括医院的人员素质、管理水平、社会形象、知名度、创新能力等软件资源。这些资源状况决定了一个医院能够经营的业务范围。

（6）医院的特有能力。医院应根据其明显的竞争优势来选择目标。

医院的任务是以任务书的形式表达的。有效的任务书应该体现以下原则：①市场导向性，即医院的最高管理层在任务报告书中要按照患者的需要来规定和阐述医院任务；②可行性，即按照医院实际资源能力来规定自己的业务范围；③激励性，即应使全体员工从任务书中感受到自己对社会的贡献和发展前途；④具体性，即医院最高管理层在任务报告书中要规定明确的方向和指导路线，以缩小每个医护人员的自由处理权限和范围。使医院内部各方面的活动有章可循，责权明确，保证各环节的有机衔接。

医院的任务一旦被规定，在未来的较长一段时间内就成为医院努力的焦点。一般来说，医院的任务不能随着环境变化或无关的新机会出现而经常变更。然而，有时要在短短几年之内就需要改写其任务书，因为它不再有效或者不能为医院规定一个最好的行动方向。环境变化得越快，医院就越需要经常检查其任务的规定和表述是否适当。

二、医院目标的确定

医院目标是指医院未来一段时期内所要达到的一系列具体目标的总称。医院作为一个社会组织，它的目标是多元化的，既有经济目标，也有非经济目标；既有定性目标，也有定量目标。概括而言，主要包括：①社会责任目标，如医院在社会中的形象和贡献；②技术目标，如新产品和新技术引进开发；③人力资源目标，如人力资源的获得、对个人能力的挖掘和发展；④员工积极性目标，如对员工的激励、报酬；⑤效率目标，如业务增长率等。医院目标是通过行动来实现的，因此，好的目标应能指导行动、激励行动。目标应具有明确而具体、大胆而现实、相互协调、尽可能地数量化及有明确的时间性等特征。为此，医院制定的目标必须符合下列要求：

（1）层次化。医院的最高管理层规定了医院的任务之后，还要把医院的任务具体化为一系列的各级组织层次的目标。各级负责人应当对其目标胸中有数,并对其目标的实现完全负责。这种制度叫做目标管理。

（2）数量化。医院应尽可能使目标数量化，具体的数量目标有利于便于医院编制具体计划和计划的实施和控制。

（3）可行性。医院所选择的目标水平应该切实可行，必须同医院的资源条件和外部的环境机会相适应。也就是说，医院的最高管理层不能根据其主观愿望来规定目标水平，而应当根据对环境机会和资源条件的调查研究和分析来规定适当的目标水平，这样规定的医院目标才能实现。

（4）协调性。各项具体的目标之间应是协调一致的，而不是互相矛盾、相互抵触的。有些医院的最高管理层提出的各种目标往往是互相矛盾的，这必然会失去指导作用。

三、规划医院业务组合

医院业务发展到一定的规模之后，就会形成不同的业务结构，而每一个业务面临的增长机会是不同的。在医院资源有限的条件下，医院必须在各个业务之间权衡资源分配方案，才能保证医院整体的发展。医院对业务构成进行分析、评价，择优汰劣，最佳的业务组合是指能使医院的强项和弱项最好地适应环境所提供的机会的业务组合。

（一）医院战略业务单位划分

现代医院的业务呈现多元化特征，将这些业务按照一定的方式进行划分是医院管理者制定医院整体战略的基础性工作。医院中每一个独立的业务范围就是医院的一个"战略业务单位（strategic business unit,SBU）"。一个战略业务单位应该具有以下特征：①它是单独的业务或一组相关的业务；②可制定自身的业务发展计划，并能独立实施；③可以单独考核业务活动和绩效；④它有自己的竞争对手；⑤它有专职的人员负责制定战略计划，并掌握一定的资源，通过计划的实施来为医院创造价值。

（二）医院战略业务单位评价

医院在划分业务单位后，需要对各个业务单位当前的发展趋势进行分析，以决定所要采取的战略。具体的分析方法有波士顿矩阵法、通用电气公司法。下面主要介绍波士顿矩阵法。

波士顿矩阵（Boston matrix，又称波士顿矩阵咨询集团法、四象限分析法）是由美国波士顿咨询集团公司在20世纪60年代提出的，管理学上简称为"BCG"法。

矩阵图 3-1 中的纵坐标代表业务增长率，表示医院的各战略业务单位的年增长率。假设以10%为分界线，10%以上为高增长率，10%以下为低增长率。

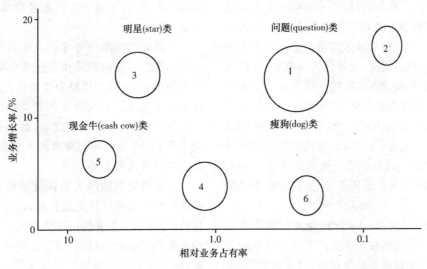

图 3-1　波士顿矩阵模型

矩阵图 3-1 中横坐标代表相对业务占有率，表示医院各战略业务单位的业务占有率与同行业内最大竞争者的业务占有率之比。如果医院的战略业务单位的相对业务占有率为 0.4，这就是说，其业务占有率为同行业最大竞争者的业务占有率的 40%；如果医院的战略业务单位的相对业务占有率为 3.0，则意味着医院的战略业务单位是行业领导者，且其业务占有率为占据第二位的医院业务占有率的 3 倍。假设以 1.0 为分界线，1.0 以上为高相对占有率，1.0 以下为低相对占有率。

矩阵图3-1中的6个圆圈代表医院的6个战略业务单位。这些圆圈的位置表示各战略业务单位的业务增长率和相对业务占有率的高低；各个圆圈的面积，表示各战略业务单位业绩的大小。矩阵图把医院所有的战略业务单位分为四种不同类型：

1) 第一象限。"问题（question）类"业务。该类业务具有高增长率和低的相对业务占有率的特征，如图3-1中，战略业务单位1和2都属于此类业务。医院中大多数业务都是从问题类开始的。该类业务存在的理由是：一是需求增长较快，但医院在该战略业务单位上的投资过少，导致其业绩较低，行业地位较低；二是医院在该业务上，相对竞争者而言，不具有竞争优势，虽然进行了相当的投资，但行业地位没有大的改变，无法成为行业的领导者。

2) 第二象限。"明星（star）类"业务。该类业务当前情况比较好、处于行业领先地位，战略业务单位3就属于此类业务。这类业务业绩增长得较快，同时，医院在该业务上的优势比较明显。快速成长的业务往往会吸引更多的竞争者加入，使业务主体进一步增多，竞争进一步加剧，谁会成为最终的行业领导者将变得很不确定。因此，此时相对业务占有率高，只能说明目前的暂时状况，若想维持这种领先地位，医院应该在该业务上追加投资，使优势能够得到保持，甚至进一步提高业务占有率。所以，明星类业务并不是一个利润创造者，而是一个资金消耗者。

3) 第三象限。"现金牛（cash cow）类"业务。该类业务具有高的相对业务占有率和低的业务销售增长率，战略业务单位4和5属于此类业务。该类业务处于行业领先的地位，同时，业务已较为成熟，新进入者较少，竞争趋于平淡，所以，医院在该业务上不会追加太多的投资。将该类业务称为"现金牛"，即是指该业务单位能给医院带来大量的利润。如果医院的该类业务过少或者是现金牛过"瘦"，则说明医院的业务投资组合不够健康。因为医院发展其他业务需要大量资金投入，而该类业务是医院资金来源的主要提供者。

4) 第四象限。"瘦狗（dog）类"业务。该类业务具有双低的特点，即低的相对业务占有率和低的业务增长率，业务单位6就属于此类业务。"瘦狗类"业务是进入衰退期的业务。因此，"瘦狗类"会占用医院大量的资金，但又不会产生任何的利润，需要决策者下决心放弃该类业务。一个医院如果"瘦狗类"业务太多，说明业务投资组合不健康。

利用"BCG"矩阵，医院通过计算分析将所有战略业务组合在矩阵图中一一标示出来，会清楚本医院战略业务组合是否合理，以及需要做出怎样的战略调整。

（三）医院业务调整战略

通过对所有的战略业务单位的评估分析，医院需要采取适当的措施对原有业务组合不合理的部分进行调整。在这方面可采用以下四种调整战略。

1) 发展（build）。目的是扩大战略业务单位的行业份额，甚至不惜放弃近期利益来达到这一目标。这种战略特别适用于问题类业务，如果它们要成为明星类业务，其业务占有率必须有较大的增长。

2) 维持（hold）。目的是保持战略业务单位的相对业务占有率。这种战略适用于强大的现金牛类业务，因为这类单位能提供大量现金。

3) 收割（harvest）。目的在于增加战略业务单位短期现金收入，而不考虑长期影响。收割战略比较适用于弱小的现金牛类业务单位，这类业务单位前途暗淡，医院又需要从这类单位榨取更多的现金。这种战略也可以用于问题类和瘦狗类业务单位。收割活动常常包括取消研究与开发费用，在设备到期时不更换，也不更换员工等。这样可使成本的减少快于业绩的下降，从而使医院的现金流量成为正的增加。成本的减少必须非常小心地进行，以便对医院的员工、患者以及合作伙伴不造成明显的伤害。

4) 放弃（divest）。目的在于清理、撤退某些业务单位，以便把资源转移到更有利的领域。它适用于瘦狗类和问题类业务，这类业务常常拖医院业绩的后腿。

上述四类战略业务单位在矩阵图中的位置不是固定不变的。任何产品和服务都有其生命周期，随着时间的推移，这四类战略业务单位在矩阵图中的位置就会发生变化。起初处于问题类的战略业务单位如果经营成功，就会转入明星类，而如果业务增长率降到10%以下，又会从明星类转入现金牛类，最后又从现金牛类转入瘦狗类。

医院可能犯的最大错误就是要求所有的战略业务单位都要达到同样的增长率，还有可能出现的错误包括：给现金牛业务的留存资金太少，在此情况下，这些业务的发展就会减弱；留存给现金牛业务的资金太多，使医院无法向新的成长业务投入足够的资金；给瘦狗类业务投入大量资金，希望扭转局面，但每次都失败等。

四、医院成长战略规划

医院在对现有业务组合进行分析和评估之后，下一步就是对未来发展方向做出具体的安排，即制定医院的成长战略。医院的成长战略主要有三种：密集型战略、一体化战略和多元化战略。

（一）密集型战略

密集型战略是指医院在原有业务范围内的发展，当医院具有尚未开发完全的业务的机会时，可考虑采取密集型发展战略。具体可分为以下两种情况。

1) 渗透策略。渗透策略是指通过采取更加积极有效的措施，努力扩大现有服务的业务占有率，从而扩大医院的业务发展。要特别注意在服务的品质、价格和医院声誉上下工夫，有效运用各种方式，扩大医院业务发展。医院可以采用以下具体形式：运用多种有效手段，吸引患者到本医院就医；争取竞争对手的患者，提高现有服务的业务占有率；努力挖掘潜在客户，使之购买本医院的服务。

2) 开发策略。开发策略是指努力开拓新的业务范围，同时不断提供改进后的服务，以满足现有的多层次需求，实现医院的业务发展。

（二）一体化战略

一体化战略是指医院充分利用各方面的优势，采取水平方向（横向）或垂直方向（纵向）发展的一种战略取向，这种战略也可称为整合战略。

一体化发展的类型包括水平（横向）一体化战略和垂直（纵向）一体化战略。水平一体化战略是指医院以兼并处于同一领域的其他医疗机构为其战略发展方向，以促进医院实现更高程度的规模经济和迅速发展的一种战略。垂直一体化战略是指医院在业务链上向前后两个方向延伸、扩展的一种战略，包括后向一体化战略和前向一体化战略。

（三）多元化战略

多元化战略又叫多角化战略，指医院增加服务种类，扩大医院业务范围，使医院的特长得到充分发挥，人力、物力、财力等资源得到充分利用，从而提高医院的业绩。例如，医院从过去单一的医疗服务，可以发展为提供康复服务、家庭医疗服务、社区服务、心理服务等多种形式的服务，并在保证基本医疗服务的前提下，提供特需服务等。

1. 医院实现多元化增长的必要性

1) 原有医疗产品和服务规模的有限性。任何一家医院的医疗产品和服务的需求容量总是有限的，这是医院无法抗拒和改变的。当任何一种医疗产品和服务的竞争发展到一定阶段时，医院也难以通过扩大医疗产品和服务的规模来扩大医院的规模。

2) 外界环境与需求的变化性。随着时代的变迁、科学技术的发展、社会思潮的变化，新的医疗市场需求不断出现，这就为医院向其他医疗产品和服务方向发展提供了现实可能性。既然原有医疗产品和服务的需求是有限的，那么，增加新的医疗产品和服务项目以满足尚未满足的需求，才是医院长远发展的方向。

3) 开展单一业务的风险性与开展多种业务的安全性。根据产品生命周期理论，任何医疗服务的开展既有高潮也有低潮。开展单一业务，当处于低潮时医院难以渡过难关，而开展多种业务则可以利用不同服务高低潮的时间差，以丰补歉，抗御风险。从产品生命周期理论看，若固守某种单一业务，当其生命周期接近终点时，医院的生命周期也就到终点了。而开展多种业务则可以利用不同服务的生命周期的时间差与空间差，使医院的生命得以延续，降低了医院生存的风险。

2. 多元化战略的主要方式

1) 同心多元化。同心多元化是以医院现有医疗产品和服务为中心向外拓展业务，即医院利用原有的技术、特长、经验等发展新医疗产品和服务，增加产品和服务种类，从同一圆心向外扩大业务范围。

2) 水平多元化。水平多元化是利用原有业务，采用不同技术增加新业务。这些技术与医院现有能力没有太大关系。水平多元化的特点是原医疗产品和服务与新医疗产品和服务的基本用途不同，但存在较强的市场关联性。由于医院在技术、资金方面进入全新的领域，风险较大。

3) 综合多元化。综合多元化是指医院以新业务进入新市场，新业务与医院现有的技术及业务毫无关系。也就是说，医院既不以原有技术也不以原有业务为依托，向完全不同的产品或服务项目发展。这种战略一般是实力雄厚的大医院采用的一种经营战略，大医院通过收购、兼并其他行业的企业或者在其他行业投资，把业务扩展到其他行业中。综合多元化这种做法风险较大，医院在规划新的发展方向时，必须十分慎重，结合已有的特长和优势加以考虑。

多元化战略应该首先集中力量发展自身的核心医疗产品和服务，然后发展相关多元化业务，最后发展不相关多元化业务的道路。向多元化的过渡是有条件的，否则会犯过早多元化的错误。医院要根据自身的特性选择适合自己发展特点的多元化战略。医院实行多元化需要具备相应的条件：①医院应具备实行多元化的核心能力，包括资金实力、管理实力以及行业扩张时需要的人力和物力；②医院在行业内发展达到一定规模后,进一步纵深发展已无太大可能;③医院在所在的行业中占据了相当稳固和非常有利的地位;④进入的目标行业有巨大的潜在发展空间;⑤靠资本运作达到扩张的目的,医院必须要有经营、管理等经验积累,具备行业跨越能力后才能去实施等。

第三节　医院战略管理过程

战略管理过程包括战略分析、战略制定、战略实施三个环节。各环节之间是相互联系、循环反复、不断完善的过程。

一、战略分析

战略分析是战略管理的重要环节,是指对影响医院现在和未来生存和发展的一些关键因素进行分析,即通过资料的收集和整理分析医院的内外环境,包括医院诊断和环境分析两个部分。

1. 识别和鉴定医院现行的战略

在医院运营的过程中,随着外部环境的变化和医院自身的发展,医院的战略也应该进行相应的调整和转换。然而,要制定新的战略,首先必须识别医院的现行战略是否已经适应于形势。因此,识别和鉴定医院现行的战略是制定新战略的前提。只有确认现行战略已经不适用时,才有必要制定新的战略。同时,也只有在认清现行战略缺陷的基础上,才能制订出较为适宜的新战略方案。

2. 分析医院内外部环境

调查、分析和预测医院的外部环境是医院战略制订的基础。通过环境分析,战略制订人员应该认清医院所面临的主要机会和威胁,觉察现有和潜在竞争对手的图谋和未来的行动方向,了解未来一段时期社会、政治、经济、军事、文化等的动向,以及医院由此而面临的机遇和挑战。

医院可以通过内部分析来测定和评估医院的各项素质,摸清医院自身的状况,明确自身的优势与劣势。

外部环境不是医院所能决定的,只能适应。要利用好外部环境带来的机会,医院必须具备一定的能力。进行内部环境分析,就是对医院自身优势与劣势进行分析,以预测医院经营能力对外部环境的适应能力。我们通常采用"SWOT"分析法来完成环境分析。

"S"(strength),即医院优势,它是指医院进行医疗市场细分之后,根据医院自身情况和对竞争者的分析,确定医院在同类医疗市场的竞争优势。

"W"(weak),指医院的劣势,医院要想进入某一个细分医疗市场,不但要分析自己的优势,更应理性地分析自己在同类竞争医院中的劣势。只有全面地分析了自己的实力,才能做到心中有数,才能制定正确的发展战略。

"O"(opportunity),具体指医院在某一医疗市场中的机会,所谓"机会",是指医院在某一医疗市场中尚未发现的潜在需求或者说是有利于医院经营的客观环境的出现,在这种情况下,医院如果能很好地利用这些机会,会为医院的发展带来无限的机遇。

"T"(threat),指威胁,具体来讲,是指在医院现有的医疗市场中,有新的竞争对手的进入,或原有的医疗市场份额被竞争对手所抢占,或是出现对本医院活动非常不利的情况等,都有可能威胁到医院的生存和发展。对于医院来说,现有的经营环境,即新的医院的不断设立,新的治疗技术的不断出现,都有可能构成对医院经营的威胁。

表 3-1 是以某医院为例提出一个关于运用"SWOT"方法的参考。

表 3-1　SWOT 分析例表

医院内部环境	
医院优势(S)	医院劣势(W)
成本的优势	战略方向不明确
技术能力强	服务手段落后
资金来源充足	竞争能力弱
管理效率高	其他
医院凝聚力高	
规模效益显著	
其他	

医院外部环境	
环境机会(O)	环境威胁(T)
人口老龄化	治疗技术更新换代快
竞争环境改善	外资、民营资本的介入
医疗体制改革	其他
保健意识增强	
其他	

运用"SWOT"分析表,不仅可以分析本医院,为医院制定发展战略,还可以用于分析竞争对手,找到竞争者的薄弱环节,以利于制定准确的竞争战略。

二、战略制定

战略分析为战略制定提供了坚实的基础。战略制定主要包括三个部分内容,即准备战略方案、评价和比较战略方案、确定战略方案。

1) 准备战略方案。根据医院的发展要求和经营的目标,依据医院所面临的机遇和机会,医院列出所有可能达到经营目标的战略方案。

2) 评价和比较战略方案。医院根据全体员工的价值观和期望目标,确定战略方案的评价标准,并依照标准对各项备选方案加以评价和比较。

3) 确定战略方案。在评价和比较方案的基础上,医院选择一个最满意的战略方案作为正式的战略方案。有时,为了增强医院战略的适应性,医院往往还选择一个或多个方案作为后备的战略方案。

三、战略实施

医院战略方案一经选定,管理者的工作重心就要转到战略实施上。战略实施是贯彻执行既定战略规划所必需的各项活动的总称,也是战略管理过程的一个重要部分。显而易见,如果精心选择的战略而不付诸实施,或不认真地组织实施,则以前的努力付诸东流;反之,不但可以保证好的战略取得成功,而且还可以克服原定战略的某些不足,使之趋于完善,同样获得成功。战略实施主要包括战略实施以及战略控制两部分内容。

战略实施是为实现医院战略目标而对战略规划的执行。医院在明晰了自己的战略目标后,就必须专注于如何将其落实转化为实际的行为并确保实现。成功的战略制度并不能保证成功的战略实施,实际做一件事情(战略实施)总比决定做这件事情(战略制定)要困难得多。

战略实施是一个自上而下的动态管理过程。所谓"自上而下"主要是指战略目标在医院高层达成一致后,再向中下层传达,并在各项工作中得以分解、落实。所谓"动态"主要是指在战略实施的过程中,常常需要在"分析—决策—执行—反馈—再分析—再决策—再执行"的不断循环中达成战略目标。

医院战略的实施是战略管理过程的行动阶段,因此它比战略的制订更加重要。将医院战略转化为战略的行动过程中,有四个相互联系的阶段。

1. 战略发动阶段

在战略发动阶段,医院的领导人要研究如何将医院战略的理想变为医院大多数员工的实际行动,调动起大多数员工实现新战略的积极性和主动性,这就要求对医院管理人员和员工进行培训,向他们灌输新的思想、新的观念,提出新的口号和新的概念,消除一些不利于战略实施的旧观念和旧思想,以使大多数人逐步接受一种新的战略。对于一个新的战略,在开始实施时相当多的人会产生各种疑虑,而一个新战略往往要将人们引入一个全新的境界,如果员工们对新战略没有充分的认识和理解,它就不会得到大多数员工的充分拥护和支持。因此,战略的实施是一个发动广大员工的过程,要向广大员工讲清楚医院内外环境的变化给医院带来的机遇和挑战、旧战略存在的各种弊病、新战略的优点以及存在的风险等,使大多数员工能够认清形势,认识到实施战略的必要性和迫切性,树立信心,打消疑虑,为实现新战略的美好前途而努力奋斗。在发动员工的过程中,最重要的是努力争取战略的关键执行人员的理解和支持,医院的领导人要考虑机构和人员的认识调整问题,以扫清战略实施的障碍。

2. 战略计划阶段

在战略计划阶段,可将战略分解为几个具体的战略实施阶段,每个战略实施阶段都有分阶段的目标,相应的有每个阶段的政策措施、部门策略以及相应的方针等。要定出分阶段目标的时间表,要对各分阶段目标进行统筹规划、全面安排,并注意各个阶段之间的衔接,对于远期阶段的目标方针可以概括一些,但是对于近期阶段的目标方针则应该尽量详细一些。尤其是战略实施的第一阶段更应该是新战略与旧战略的衔接阶段,以减少阻力和摩擦,第一阶段的分目标及计划应该更加具体化和可操作化。

3. 战略运作阶段

医院战略的实施运作主要与下面六个因素有关,即各级领导人员的素质和价值观念、医院的组织机构、医院文化、资源结构与分配、信息沟通和控制及激励制度。通过这六项因素使战略真正进入医院的日常业务活动中,成为制度化的工作内容。

4. 战略的控制与评估阶段

战略是在变化的环境中实践的,医院只有加强对战略执行过程的控制与评价,才能适应环境的变化,完成战略任务。这一阶段主要是建立控制系统、监控绩效和评估偏差、控制及纠正偏差三个方面。

第四节　医院战略管理与卫生政策

进入 21 世纪,随着国家新卫生政策的不断出台以及医疗体制改革的不断深入,国内医疗市场越来越开放,各种类型的民营医院和外资医院如雨后春笋般迅速出现,公立医院所面临的压力和竞争也越来越激烈。作为医疗市场的主体部分,公立医院承担着重要的无可替代的社会责任。因此,研究在新政策形势下公立医院战略管理问题有着重要的现实意义。

一、中国卫生政策的发展和变革

从1949年新中国成立至今,卫生政策的发展和变迁大致可以分为三个阶段六个时期。

第一个阶段是1949~1977年。这一阶段又明显形成三个不同的历史时期,分别为1949~1956年、1957~1965年和1966~1977年。其中每个时期都有一些触及全社会、深刻影响卫生政策的制定和人们卫生服务获得的标志性制度或政治事件:1949~1956年的第一时期,标志性事件主要是民主改革和社会主义改造运动,这个时期是中国卫生构建、健全时期;1957~1965年的第二时期,标志性事件是"大跃进"运动、"人民公社"运动以及其后的大规模经济调整,这个时期是中国卫生发展时期;1966~1977年的第三时期,标志性事件是"文化大革命",这个时期是中国卫生事业遭到重创但却使合作医疗长足发展的时期。

第二个阶段是1978~2003年。这一阶段由两个时期组成:1978~1991年为第四时期,标志性事件是十一届三中全会后,计划经济体制仍然居于主导地位,但市场机制已开始在不同的领域发挥作用,这个时期是中国卫生恢复发展时期;1992~2003年的第五时期,标志性事件是十四届一中全会,计划经济体制仍然在一些重要的领域发挥作用,但市场经济体制已经上升为基本的经济体制,这个时期是中国卫生走向市场化时期。

第三个阶段第六个时期从2004年开始,标志性事件是十六届三中全会,这一时期的医疗卫生政策是建立于SARS的暴发、政府执政理念转变基础之上的,是中国卫生事业走进全面发展的一个新阶段。

二、中国当前卫生政策的取向分析

近些年,医疗卫生领域出现的备受社会关注的诸如"看病难、看病贵"、"社会医疗保障程度低"等一系列热点问题,引起了政府的高度重视。随着国家"十一五"规划的颁布实施,也随着全社会讨论的深入展开,医疗卫生改革的思路日渐清晰,解决办法日趋明朗,有些方案已逐渐形成社会共识。

(一) 以人为本

长期以来,虽然我们对医疗卫生事业的"福利性"或"公益性"有明确的认知,但是对它的理解只停留在"疾病和健康"、"疾病和生命"关系层次上,停留在"治病救命,实行革命的人道主义"传统伦理观念的约束上。现在提出"以人为本"的理念,具有全新的时代意义,其对医疗卫生行业针对性更强。以人为本的"人",不仅仅是服务的对象,更是社会的主体。在经济上,他们是社会财富的创造者;在文化上,他们是人文精神的承袭者;在生活上,他们是和谐幸福的体现者。今天的医疗卫生行业,不只是"治病救命"的"福利事业",更承载着重大的社会责任,是关系到社会稳定、经济发展的事业。

(二) 积极解决当前医疗卫生服务中存在的问题

改革开放以来,我国医疗卫生事业发展成效显著,包括建立了遍及城乡的医疗卫生服务体系,消灭了一批危害人民健康的烈性传染病,医疗保障制度逐步建立,居民平均期望寿命、婴儿死亡率、孕产妇死亡率等主要健康指标达到发展中国家的先进水平。但也要看到,在我国医疗卫生服务中仍存在一些突出的矛盾和问题。一是城乡之间、区域之间、不同人群之间的医疗卫生服务差距扩大。优质医疗卫生资源过分向城市和大医院集中,而农村卫生和城市社区卫生发展严重滞后,群众不能就地享受到安全、有效、方便的医疗卫生服务。二是医药费用快速上涨,成为社会关注的热点。其中,居民个人负担的比重急速增加,群众感到看病越来越贵。三是医疗保障制度不健全,相当多的群众靠自费就医。目前,我国还没有建立起覆盖城乡居民的基本卫生保健制度,社会医疗保险发展缓慢,新型农村合作医疗保障水平较低。四是政府卫生投入不足,医疗机构实行"以药补医"、"创收归己"的运行机制,公益性质淡化。五是医患关系紧张,医疗纠纷增多。

进入21世纪以来,随着我国经济的快速发展和生活方式的急剧变革,人们对卫生服务和医疗保障提出新的要求。经济社会发展的不平衡以及由此造成的居民收入的高低差异,给医疗卫生服务和健康管理增加了相应的难度。解决当前医疗卫生服务中存在的问题,要从缩小城乡之间、区域之间、不同人群之间的医疗卫生服务差距入手,着力解决医疗费用过高、个人负担过重等问题,提供安全、有效、方便、质优、价廉的医疗卫生服务,创造和谐的医患关系。

(三) 以科学发展观指导医疗卫生体制改革

长期以来,在推进卫生事业发展的进程中,出现过"重医疗、轻防保,重西医、轻中医,重城市、轻农村"等偏颇,全社会医疗费用急剧升高,给患者增加了沉重的负担。

在目前条件下，我国居民收入还处于一个较低的水平，用于医疗保健的支付能力有限，他们更多需要的是基本医疗、基本保健，而不是奢侈医疗、过度医疗。医疗卫生服务的内容和档次不能超过城乡居民的经济承受能力，要以满足大多数人群的医疗需求为目标，提供适宜的基本医疗卫生保健服务，克服医院建设与管理中一味追求规模与档次、只重经济效益而忽视社会责任的单纯业务观念。

当前卫生改革的重点如下：一是改革经费保障机制，完善政府补助政策；二是改革医疗卫生管理体制，打破医院隶属关系，实施属地化和全行业管理；三是改革公立医院机构运行机制，规范医院管理；四是完善政府调控与市场机制相结合的医疗服务和药品价格形成机制，消除价格形成中的不合理因素；五是健全医疗卫生监管体系，强化对卫生行业的全面管理；六是加强医德医风建设，融洽医患关系，提高服务质量。

（四）以"人人享有基本医疗卫生服务"为目标，建设覆盖城乡居民的基本医疗卫生保健制度

建立和发展基本医疗卫生制度非常重要，是实现"人人享有基本医疗卫生服务"的关键环节。所谓基本医疗卫生服务，就是人们为了正常的生产和生活而要求的最基本的医疗卫生服务，是由政府统一组织，向城乡居民公平提供公共卫生和基本医疗服务的健康保健制度。它要求所采用的技术尽可能适宜，程序尽可能简便，费用尽可能低廉，而效果尽可能可靠。基本医疗卫生是大众的医疗卫生，也是投入产出效益最高的医疗卫生。在我国当前经济实力不够强大、卫生资源有限、医患矛盾还比较突出的情况下，建立和发展基本医疗卫生制度是合理的选择。

为实现这一目标，政府明确提出以下几点：一是公共卫生服务体系建设，重点是疾病预防控制和突发公共卫生事件应急处置；二是医疗服务体系建设，重点是农村三级医疗卫生服务网和城市社区卫生服务体系建设，为群众提供安全、有效、方便、价廉的公共卫生和基本医疗服务；三是医疗保障体系建设，重点是完善城镇职工基本医疗保险、城镇居民基本医疗保险和新型农村合作医疗组成的基本医疗保险体系，逐步建立起符合我国国情的全民基本医疗保险制度；四是药品供应保障体系建设，重点是建立国家基本药物制度，保证群众基本用药，降低药品虚高价格，减轻患者负担，确保药品安全。

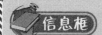

信息柜

英国以实行全民普惠的卫生保健制度而闻名，医疗保障模式是在福利国家的基础上建立的。向居民提供全面的免费医疗，需要财政政策上的高税收、医疗服务体系上的守门人制度以及发达的社区卫生组织来支撑，还有一整套对非营利性医院的治理结构、对医生的考核、绩效评估以及薪酬体制。美国则以商业健康保险制度作为医疗保障的主体，美国是一个崇拜市场的国家，因此，政府在医疗保障方面仅负责穷人和老人的部分项目，其他的全部交由市场来运作，这与美国的文化传统、社会意识有很大关系。在发展社区卫生组织方面，英国、美国也有差异之处，一个是通过立法强制实施，一个是通过医疗保险签约首诊医生的经济手段实现。这两个国家的医疗保障模式我国不能完全照搬，但其中有许多值得我们学习和借鉴的成功经验。

（五）以"政府主导、社会参与"为运行机制

发展医疗卫生事业要政府主导，社会参与。"政府主导"，就是要坚持公共医疗卫生的公益性质，强化政府责任，严格监督管理。

与此同时，鉴于中国人口众多、医疗卫生服务需求大的现状，还必须注重发挥市场机制作用，鼓励并支持社会参与，调动各方面的积极性，为群众提供多样化、多层次、有特色的医疗卫生服务。社会参与，包括社会的财力参与和社会的智力参与。近年来，各地民办民营医疗机构呈蓬勃发展之势，已经成为国家卫生事业的一支重要力量。对于一些公立的医疗机构，完全可以通过引进社会智力来改善管理，提高效率，以达到在卫生资源存量不变的情况下增加产出量的目的。

三、新的卫生政策形势下医院发展战略选择

（一）科教强院战略

增加科研教育投资费用，努力提高医院核心竞争力。回顾现代经济发展的历程，科技的力量几乎一直在起着决定性的作用。在知识经济时代，竞争的焦点无疑将更加集中于科技和教育上。医院可以采取送出去进修、院内讲座交流及考评等形式以形成良好的

学习氛围,从而提高对疾病的诊断、治疗和预防知识体系的认识与掌握。加强人才培养力度,选拔和培养工作上有干劲、技术上有钻劲、学术上有造诣、管理上有思路的专业技术人员担任医院的中坚,以优惠的待遇吸引高层次技术人才。

(二) 新型服务战略

面对医疗市场竞争加剧的现状,拓展医院服务范围、提升医院服务水平显得尤为重要。医院服务质量与服务水平是一所医院口碑好坏的最直观表现。

医院管理应由"以医疗为中心"向"以患者为中心"的方向转变,医院的服务也从防治疾病扩大到保护健康,还要逐步扩大到健康促进、提高生命质量和延长寿命等。医院的发展从"重技术、轻服务"的倾向向医院"重技术和服务的整合"的方向上转变。现代医学模式的转变是强调从整体医学出发的综合医疗模式,既重视人的自然属性,又重视人的社会属性。这一医学模式的转变从根本上说是医学发展的必然趋势和结果,也是 21 世纪医院现代化发展的重要标志。

(三) 规模经营战略

在当前的医疗市场中,规模扩大的方式有联合兼并、资产重组,医院改制上市,连锁经营,各种协作方式的松散型联合等。其结果必然是拓展新的医疗市场,促进区域卫生资源的利用效率。

对医院而言,规模经营机遇和风险并存。为防范风险,一是选准扩张的方向,可把眼光放在广阔的国际医疗市场上;二是选准扩张的时机;三是选准扩张的对象,同时还要搞好产权制度、人事制度、分配制度等方面的改革。

(四) 优质服务战略

21 世纪是一个医疗服务质量竞争的世纪,患者将以医疗质量的高低作为选择医院的第一要素。面对社会日益增长的医疗需求,医院需要处理好以下几个方面的问题:

1) 重视质量管理的国际标准,即 ISO 9000 系列标准运用。自 20 世纪 90 年代起,越来越多的医院相继实施了 ISO 9000 系列标准。国内也有为数不少的医院按照国际惯例,依据 ISO 9000 系列《质量管理与质量保证》国际标准建立了自己的质量体系,通过认证,并已取得了良好的质量效益。

2) 重视生态文化在医院建设中的作用。生态文化是基于生态原则的价值观念,推进全球与地域性文化相结合的积极进化活动,也是人类不断认识自然、处理人与自然之间的相互关系,并使之和谐统一的思想结晶。现代医院在继承传统文化的基础上大多数都在引进和发展自身的先进文化,把塑造医院形象列入医院建设的重要内容。

3) 重视循证医学模式的应用。循证医学是国际医疗界在 20 世纪 80 至 90 年代兴起的一种新的医学模式。它是从长期以来以经验为基础的临床医疗模式转变而来的,其核心思想是医疗决策应在现有最好的临床研究依据基础上做出的,同时也重视结合个人的临床经验,循证医学已成为一种医疗新观念和提高医疗质量的新手段。

(五) 品牌战略

医院要采用品牌战略,那就要创造出自己医院特有的服务模式,如此才能保证医院竞争力的持久,所以说品牌是竞争的利器,是一所医院乃至整个行业竞争力的体现。现在百年的大医院也要大力塑造自己的品牌,因为在医疗市场中,品牌意识在患者头脑中越来越强。品牌是医疗市场竞争力的象征,是赢得患者的法宝。一旦患者在医院提供的医疗服务中形成"消费满意",他往往会与医院建立起长久的良好的医疗供需合作关系。医院的品牌,除了包含医疗产品和服务固有的技术含量、质量、价格外,还应有专家知名度、专科特色、高精尖仪器等要素。

总之,随着经济全球化进程的不断加快,整个社会环境发生了前所未有的变化,医院的发展已经面临学科的竞争、效率的竞争、规模的竞争、医疗特色的竞争和社会效益的竞争,作为现代医院管理者只有把握好发展机遇,谋划好未来,才能使医院进入可持续发展的良性轨道。

本章小结

1) 医院战略是医院为实现长期各种发展目标而设定的全局性的行动纲领。可分为总体战略、竞争战略和职能战略,各层级战略都有自己的特点和要求。医院战略具有全局性、长期性、方向性、相对稳定性、适应性等特征。

2) 医院总体战略规划,是指医院为了保持医院的目标与变化的环境之间的"战略适应",而制定长期战略所采取的一系列重大步骤。主要包括:确定医院的任务、确定医院的目标、安排业务组合战略以及规划成长战略等。医院可运用"BCG"法分析业务单位,对不同业务可选择发展、维持、收割、放弃的战略。医院根据自身实力,选择三种不同的成长战略:密集型战略、一体化战略和多元化战略。

3) 医院战略管理过程包括战略分析、战略制定、战略实施三个环节。各环节之间是相互联系、循环反复、不断完善的过程。

4) 随着国家新卫生政策的不断出台以及医疗体制改革的不断深入,公立医院所面临的压力和竞争也越来越激烈。作为医疗市场的主体部分,公立医院承担着重要的无可替代的社会责任。因此,研究在新政策形势下公立医院战略管理问题有着重要的现实意义。近些年,医疗卫生领域出现的备受社会关注的热点问题,引起了政府的高度重视,在此宏观政策背景下,医院可选择的发展战略有科教强院战略、新型服务战略、规模经营战略、优质服务战略、品牌战略等。

本章思考题

1. 什么是医院战略?医院战略具有哪些基本特征?

2. 在当前卫生政策环境下,请运用 SWOT 法对某具体医院进行分析评价。

3. 医院总体战略规划包括哪几个步骤?

4. 新形势下医院可选择的发展战略有哪些?

案例分析

东莞石新医院成立于 1997 年 6 月,位置设在一个相当偏僻的山窝里,仅建有一座 4000 多平方米的三层房屋。规模较小,设备极其简陋,地方偏远,医务人员 50 余人,床位设置 40 张,各方面条件是一穷二白。

石新医院当时存在以下方面的机遇:

1) 顺应了中国发展的历史潮流和医疗市场开发的时机。

2) 上级领导关心、支持医院建设。

3) 石新医院所在的城镇自 1992 年开始开发房地产业,经济得到迅速发展,人口由原来的 2 万多人迅速发展到 1997 年的 10 余万人。医疗卫生方面资源短缺,仅有一所镇属医院。

尽管石新医院发展的前景和时机看好,但石新医院发展的现状却不容乐观:

1) 国家卫生政策还停留在计划经济状态,尤其是医疗市场方面的政策不甚明朗。地方卫生行政部门在政策上支持力度不大。

2) 镇政府维护其镇属医院的发展和建设,积极筹资兴建镇人民医院,这必将对石新医院产生较大冲击。

3) 石新医院周围人烟稀少,地理位置极差,交通极为不便。

4) 医院资金短缺,硬件设施不足,各方面运作举步维艰。

5) 石新医院组织架构优化程度不够,管理层的医院管理经验不足,管理知识陈旧,管理手段原始。

在医院经营不很景气的情况下,1998 年 6 月,石新医院开始面向全国招聘医院管理人才,并做了历时 1 个多月的调查,在深入了解内外部环境的基础上,最终筛选确定了一套完整的实施方案,按照"体制创新"、"服务升级"、"品牌打造"三步骤开展实施。

1. 体制创新

针对石新医院领导团队管理水平不佳、领导团队不力的状况,医院大胆进行了医院人事制度改革。于 1999 年元月中旬重新设立管理岗位,规划了医院管理机制、完善了组织架构和领导体系。同时采取招聘人才、竞争上岗的办法,选取了一批优秀的管理干部,尤其是核心领导层,做到了五个结合:老中青相结合、专业内外相结合、地方与外来相结合、知识层面相结合、个体优势相结合。这样,通过领导体系、知识体系和制度体系的有机结合,形成了自上而下强有力的互动、互补、责权统一的医院领导和管理团队。

2. 服务升级

医院于 1999 年 4 月迈入第二步"服务升级",提出"开展医院服务形象工程建设活动"的策划方案。

在企划部和医务部的协助下,策划建立了医院独特的顾客服务系统。在医院与城中心之间设立"健康快车",每 15 分一趟;在急救方面打造"绿色生命通道";在各门诊方面实施"微笑服务"、"首问负责制"与"首诊负责制",医疗服务不断向人性化方向发展。

通过这些方面的努力,医院的医疗市场迅速扩大,2000 年 5 月石新医院被核定为市社会保险定点医疗机构。

3. 品牌打造

到 2001 年上半年,医院开始了第三步策划:医院品牌的打造。具体步骤包括全方位动员二次创业、重新规划内涵建设、争创全国百姓放心医院、导入 CIS、策划会务和庆典等。

截至 2002 年 12 月底,全年医院门诊量已达 23 万,比去年同期增长 53.33%;年住院患者达 4600 余例,比上年增长 64.28%;年手术例数达 2080 余例,比上年增长 73.33%。企事业单位与医院签订医疗合同 211 家,是上年同期的 3 倍多。

2003 年元月在镇政府年终表彰大会上,石新医院被授予"先进单位"称号。在政府总结报告中,着重提出要"支持和帮助石新医院做大做强"。同月,有关专家和上级领导对石新医院的资产进行了评估,包括无形资产,石新医院总资产已超过一个亿。

(资料来源:上海医院管理网 www.10hospital.com)

案例思考题

运用所学知识,分析石新医院的成功之处,并结合当前国家卫生政策,为该医院规划下一步发展的战略思路。

第四章　医院组织与医院领导

引导实例

某医院原有临床科室 33 个,医技科室 14 个,临床实验研究室 7 个,行政管理科室 25 个。全院在职职工 1362 人(包括临时工),编制床位 700 张。考虑到医疗市场的不断完善,医疗成本的不断上涨,为了满足广大公众对医疗服务以及降低价格的要求,医院原有臃肿的组织结构已经不适应医院的发展战略。通过仔细的调研与访谈,根据组织结构调整原则,把原 25 个医院职能机构压缩为:二室、七部、四中心,共 13 个科室。

二室:质量控制办公室、医院办公室(党委办公室与院长办公室)。

七部:门诊部、医务部(医务、院感、医械)、护理部、营销部、人力资源部、财务管理部(财务、经营、医保、仓库管理供应、物品采购等)、后勤保障部(总务、保卫、信息服务等)。

四中心:审计中心、科研教育中心、预防保健中心、信息中心。

调整后的组织结构趋于扁平化,便于信息的流动,增大了管理幅度,减少了职能部门的数量,提高了组织运行效率,并降低了组织运营成本。资源利用率明显提高,医生工作组可以自由选择病区,打破病床传统的使用局限,提高病床使用效率,同时内部竞争也会提高服务质量与患者满意度。新的组织结构中核算以医生工作组与护理组为单位,可以准确体现各组的工作成绩,便于制定综合绩效考核体系,能够真正做到医务人员的收入与工作组的收支结余密切相关,同时也增加项目成员的成本意识,对项目组的每一分钱支出都关注,也利于医院的成本控制。组织结构的完善也有利于团队建设,根据不同时间,不同情况,不同或相同的专业医生,都可以组建团队,并且在合作的过程中可以提高团队成员的技术水平、能力。

(资料来源:2006 医药行业 10 件大事件. 中国医院院长,2007. (1)　http://www.umgr.com/blog/postview.aspx? bpid=16964)

医院组织结构是医院为实现组织整体目标而进行分工协作,在职务范围、责任和权利等方面进行划分所形成的结构体系。医院组织结构模式的选择主要受医院任务目标、医院级别、医院内外环境、技术和医院本身的特性影响,大的综合性医院与小医院的组织结构有差异,综合医院和专科医院的结构也有差异。医院的组织结构在根本上决定着医院的性质和功能,决定着医院内部信息沟通的方式和权利、责任关系。医院就是在这个基础上,通过各组织要素的互动,最终实现组织的目标。

本章将对医院组织的概述,及医院组织结构设置中的基本要素、影响因素、依据和医院组织结构的功能与类型、医院职能科室与职责,以及医院领导体制等方面的内容做介绍。

第一节　医院组织管理概述

一、概　　念

1. 组织

组织是一个系统,具有一定的结构,并按照一定的目标形成的权责角色。简单地讲,组织是人们为了实现一定的目标,相互结合、确定职位、明确责任与义务、分工合作、协调行动的人工系统及其运转过程。

组织体系是指有特定功能与结构的一个有机整体。

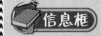

信息框

组织是企业的一种"解剖学",而管理则是它的"生理学"。

——B. N. 杰列申科(前苏联)

> 没有组织就没有管理,而没有管理也就没有组织。管理部门是现代组织的特殊器官,正是依靠这种器官的活动,才有职能的执行和组织的生存。
>
> ——P. 德鲁克(美国)
>
> 对于组织运动的效果来说,预定目标的实现,取决于个人努力与群体努力的结合程度。
>
> ——卡斯特(美国)

2. 医院组织

医院组织是指为了实现医院目标,以一定的结构形式,将编制的人员群体进行有机地组合,并按照一定的方式与规则进行活动的集合体。

医院的组织目标是保持医疗资源总量的基本平衡,优化医疗资源配置,提高资源使用效率,为人民健康服务,为社会主义现代化建设服务。其中,为人民健康服务和为社会主义现代化建设服务是医院的终极目标或目的性目标;而保持医疗资源总量的基本平衡,优化医疗资源配置,提高资源使用效率,则是其手段性目标,是为了更好地实现终极目标的手段。为达到这个目标,医院将住院、门急诊、科研、教学等各方面管理活动加以组合分类,将各种医疗资源优化配置,授予各类管理人员进行每一类管理活动所必需的职权,协调好各个层次的医护工作人员分工协作关系,培养医务工作者职业道德,从而向患者提供医疗保健服务,实现医院组织的管理职能。

医院组织体系是以诊疗疾病为其主要功能,由不同层次的医疗机构(组织)所组成的整体。所谓医疗机构(组织),一般是指以医疗工作为主要职能,以保证人类健康为根本宗旨,所组成的社会群体。医院各类组织单元是组成医院的基本结构,是医院进行各项活动的基本条件,也是整个医院管理活动的基础。

3. 医院组织管理

组织是管理的职能之一。医院组织管理是按照医院工作的客观规律,运用管理理论和方法,对组织各要素进行积极探索,充分发挥整体运行功能,最大限度发挥人力和物力的作用,不断提高医疗质量,以便取得最佳的综合效益的管理活动过程。

二、医院组织的三层次

医院组织的层次也即医院的管理层次,它分为三个层次:

1) 决策层。决策层是医院领导对医院近期与远期的计划与发展进行设计、规划、选择和决策的系统。

2) 控制层。控制层是医院高层管理者(领导班子)对各科室建立有效的控制体系。

3) 执行层。执行层(医院各科室)执行医院决策,动员全体人员为完成医院的总体目标努力工作。

医院组织层次并非越多越好。首先,层次多使管理费用也相应增多,导致管理费用或所谓的"一般行政费用"增加却不是直接成本的增加;其次,部门的多层次使部门间的交流复杂化了,影响组织的运作;再次,层次是信息的"过滤器",当信息由上往下传达或由下往上传递时,信息会在层次间的流动中被遗漏、歪曲及逐渐减少,影响医院任务的完成和目标的实现。另外,众多的层次会使计划与控制工作难于开展,容易使计划失去协调和明确性,对管理人员的控制也将更加困难。

医院组织层次也非越少越好。医院组织规模一定时,组织层次和管理幅度之间存在反比例的关系,组织层次越少,管理幅度就越大。组织层次减少虽然可以降低管理费用,使沟通的难度降低、速度提高,但每一个管理层的管理幅度过大也会带来管理上的混乱。

三、医院组织管理原则

医院组织管理过程中应遵循以下 7 项原则。

1. 任务目标原则

任何组织都有特定的任务和目标,每个组织及其组成部分,都应当与这一目标相关联;组织的调整、增加、合并或取消,都应该以能否实现目标为标准。

2. 分工协作原则

做到分工合理,协作明确。每个部门及员工的工作范围、相互关系、协作方法、权利责任等,都应有明确规定。

3. 集权和分权相结合原则

集权与分权的关系是辩证统一,一般表现为统一领导、分级管理。集权到什么程度,应该以不妨碍下级积极性为限;分权到什么程度,应该以上级不失去对下级的有效控制为限。

4. 命令统一原则

其实质是要进行统一领导,消除多头领导和无人负责现象。

一是在确定管理层次时,保证上下级之间形成一条连续的、不中断的职责、权力和联系方式明确的级链。

二是只能一个人负责一级组织,实行首长负责制。

三是正职领导副职,副职对正职负责。

四是下级组织只接受一个上级组织的命令和指挥。

五是下级只能向直接上级请示工作,下级必须服从上级的命令和指挥,如有不同意见,可以越级上诉;上级不能越级指挥下级,但可以越级检查工作。

六是职能管理部门一般只做同级直线指挥系统的参谋,无权对下级直线领导者下达命令和指挥。

5. 管理幅度原则

管理幅度也叫管理跨度,是指领导者直接指挥下级的人数,一般以4~8人为宜。

上下级沟通要求越高、越勤,管理幅度就越大;工作方式越简单、内容区别越大,管理幅度就越大;主管素质越高、能力越强,管理幅度就越大;下级人员素质越高,管理幅度就越大;外部环境改变速度越慢,管理幅度就越大。

6. 责权利相对应原则

它要求职务要实在、责任要明确、权力要恰当、利益要合理。有权无责(或权大责小)就很容易产生瞎指挥、滥用权力的官僚主义;有责无权(或责大权小)就会束缚管理人员的积极性、主动性和创造性,使组织缺乏活力。

7. 稳定性与适应性相结合原则

组织的变动,会涉及人员、分工、职责、协调等各方面的调整,对人员的情绪、工作方法、工作习惯会产生各种影响,因此组织机构应当保持相对的稳定性。此外,组织机构还是实现经营战略的重要工具,而经营战略是随着内外环境变化而发展的,因此组织还应与经营战略相适应。

第二节 医院组织结构的设置

怎样建立一个合理、高效、快速运行的医院组织体系呢? 这就需要考虑医院发展的内、外环境因素,用科学的理论和方法来设置医院的组织机构。

一、医院组织结构设置的基本要素

组织结构是指组织内各要素之间的具体联系和作用的形式。构成组织结构的基本要素有目标、分工与协作、职权、职责、管理幅度、管理层次、权力、部门。组织结构类型的不同,主要是这些要素之间组合方式的差别。

1) 目标。医院作为一个系统,有其目标性,总目标包括医院内各部门及各成员的目标。这些目标是医院自身生存和发展的导向,也是被医院上级主管部门考核的内容。

2) 分工与协作。一方面,医学科技发展突飞猛进,新的诊疗技术、新的辅助检测手段层出不穷,医学科学专业分科越来越细,如新出现的内窥镜室、核医学科;另一方面,各科的协作也越来越强,检测手段与治疗手段同时进行,例如,介入治疗就需要各临床医生、放射科医生的通力合作才能完成。

3) 职权。职权指职务范围内的权限。职权随任务而来,是管理者完成任务的工具。职权与组织内的一定职位有关,而与担任该职位管理者的个人特性无关。某人被辞退掉,就不再享有该职位的任何权力,职权仍保留在该职位中,并给予新的任职者。

4) 职责。与职权共存的是职责,职责随职权而来,是职权的本质内容。一个人得到某种"权力",他也就有一种相应的责任,授权不授责只会给滥用职权造成机会。

5) 管理幅度。管理幅度指的是管理人员直接管辖下属的人数。由于管理者的能力和时间的有限性,决定了管理者管理幅度的有限性。在管理者能力和时间允许的范围内,增加管理幅度,不会降低有效性。但当超过这个范围时,增加管理幅度,管理效率就会随之下降。此时,就必须增加一个管理层次来减轻上层管理人员的负担。影响管理幅度的因素有管理人员与被管理人员双方的能力、工作性质、控制程度等。

6) 管理层次。管理者在组织中工作,但并非所有在组织中工作的每个人都是管理者。一般管理层次有决策层、控制层、执行层,如同金字塔,越往上人数越少(图4-1)。决策层是高层管理人员,处在组织的最高领导位置,如医院的院长、董事长;控制层指各部门或各科室的负责人,如医院的职能部门、临床各科室主任;执行层是直接从事某项工作或任务,不具有监督其他人工作的人员。管理层次的增加,可减轻上层管理人员的负荷,但会导致纵向沟通困难等弊端。

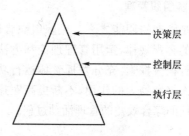

图4-1 管理层次结构图

7) 权力。它是指一个人影响决策的能力,领导者的知识面、时间和精力都是有限的,医院所以出现了集权和分权。院领导要掌握医院发展大计,在宏观上制定方针策略,不能陷入过多的事务性工作,领导之间也要合理分工,一把手根据每人分管工作,适当放权。管理层当好参谋,提供各种有益的信息,协助院领导做好决策,并有效地执行各自的管理职能。

8) 部门。它是指管理者有权管辖的区域。为了完成组织目标,需系统分析完成组织目标的具体工作或任务,并把各个有关或类似的工作归类后授予职权,这即是部门的建立。部门的建立旨在确定组织中各项任务的分配和责任的归属,部门是在分工的基础上建立的。在现代组织中,常根据工作性质或任务的性质来形成部门。如医院中的诊疗部门、护理部门、医技部门、后勤部门等。这种按职能形成的部门,符合现代社会专业分工较细的特点。但是,随着部门的形成,也可能出现部门主义或本位主义,管理者必须注意部门间的协调。

二、影响医院组织结构设置的因素

影响医院组织结构设置的因素分为内部因素与外部因素。

1) 内部因素。它包括医院的服务宗旨、管理体制、规模、技术力量、发展方向、专科特色等。

2) 外部因素。它包括医院所处地理位置、医院服务半径、服务人群的健康状况,及当地的经济、政治、文化环境,以及医疗保障制度、医疗消费倾向、卫生行政主管部门的机构设置、各种卫生政策等。

三、医院组织结构设置的依据

医院组织结构设置时的主要依据如下:

1) 体现患者至上,以医疗工作为中心的医院服务宗旨。医学模式从生物医学模式转变为生物-心理-社会医学模式后,人群的健康观发生了根本的变化,医院的任务也从单纯治疗服务扩大到预防服务,从院内服务扩大到院外服务,从技术服务扩大到社会服务,从生理服务扩大到心理服务。医院部门设置要考虑人文关怀,根据患者的需要建立各种诊疗部门。例如,针对健康或亚健康人群,很多医院成立了体检中心、心理咨询门诊。

2) 体现医院技术实力和规模。业务科室的设置,主要以业务实际需要(包括患者的需求)、上级卫生行政部门的统一安排、医院本身的技术力量和医院的业务发展规划为根据。一般综合医院首先应该考虑的是与常见病诊治有关的科室,如普通内科、普通外科等。专科的建立要从实际情况出发,考虑到其他有关专科及辅助诊疗部门能相互配合。

3) 体现医学发展趋势。从医学技术发展来看,专业分工越来越细,各专科的协作性越来越强,从目前人群需要和卫生政策来看,全科医学是保障人群健康的基本要求。所以,医院长远发展规划不同、服务半径不同、服务对象不同,部门设置有区别,综合性、规模大的医院分工细化,部门设置齐全;中小医院的发展往往有侧重点,围绕发展中心增减科室,目前社区服务是一项基本内容,很多医院成立了社区服务中心。

4) 体现工作相似性或工作密切程度。按疾病诊治配合紧密度成立各种诊疗中心或协作小组,这种分科打破了传统界限,可以将治疗和辅助检测手段相结合,将各相近专业结合。

5) 体现精干、高效,反应敏捷。部门构成要从组织机构的科学性、合理性和提高工作效率出发,分工明确,减掉职能重复、因人而设、妨碍工作效率的部门;增加科学的、合理的部门。例如,100 张病床的医院,管理部门可合并,以此来提高工作效率,减少管理成本;但 800 张病床的医院,医疗管理工作担子很重,若将医务、护理合成医疗部,势必使医疗部负责人的管理幅度增大或者增加管理层次,管理工作难免顾此失彼,降低了工作效率。随着卫生体制改革的深入,现代医院后勤集团或部门呈现社会化趋势,原来为临床服务、为患者服务的膳食营养部门、环境保洁部门、器械维修部门、物资供应部门等不再属于医院的职能部门,而是将这些工作转交给社会各公司,通过招标、竞争等形式,以最低的投入取得最好的效果。

四、医院组织结构设置的意义

所有的管理职能需要依托一定的组织才能实现,管理者都是在组织中工作的,组织的大小、规模、复杂程度等特性直接影响管理者的管理成效。管理的组织结构规定、制约着管理系统功能的性质和水平,限制着管理系统功能的范围和大小。因此,医院也必须设计良好的组织结构并使其有效运转。

医院的组织结构设置,是医院建设的重要组成部分,明确医院各组织结构工作的性质、特点和意义,对提高医院管理能力具有重要意义。医院组织结构设置管理是一个新课题。过去一谈到医院结构设置管理,往往认为只是医院结构设置的增加或撤并,这种观念已经很不适应形势发展的需要。现在医院的组织结构设置开始逐步向科学化、正规化、规范化的目标改进。如何合理设置各级各类医院的内部机构,控制机构的过度膨胀,既是理论问题,又是实践问题,是摆在医院管理人员面前一项长期的工作任务。

五、医院组织结构的基本功能

医院的职责和任务是通过完成组织结构的功能来实现的。归纳医院组织结构的基本功能可表现在以下 7 个方面。

1）实现目标的功能。医院作为一个组织系统，有清楚而明确的总目标和许许多多的子目标，良好的组织可以充分发挥每个医护员工的工作积极性和主动性，实现医院的目标。

2）指挥功能。医院为达到既定的目标，保证良好的运行，在管理过程中必须遵循统一指挥的原则，上级下达各种命令，制定各种制度和章程，下级服从上级的管理。业务管理上遵循统一的诊疗常规和治疗原则。

3）管理功能。管理就是用科学的理论和方法、技术、程序、规章制度等推行医院的政令和计划，完成各项工作任务，使医院医疗、行政、党务各项活动能够协调发展。管理功能涉及的面很多，如医院门诊管理、病区管理、科室管理、质量管理、安全管理、护理管理、后勤管理等。

4）沟通协调功能。协调是使相关的方面配合得当。医院机构的协调功能就是为完成医院各项任务，使科室之间、部门之间、个人之间采取配合得当的组织行动。其意义在于在目标一致的前提下密切配合，避免工作重复和冲突，提高工作效率。

5）服务功能。医院是为服务患者产生的，组织机构是为完成医院的目标、任务而服务的，领导服务于医院，医院的职能部门和后勤服务于医疗第一线，医技科室服务于临床，临床医护人员服务于广大患者……服务是医院永恒的主题。

6）监督功能。协助领导对各级科室或部门及其工作人员进行检查、督促、考核的功能。

7）维护安全功能。医院组织机构有督促各项规章制度的落实，防范医疗事故的发生，同时保护职工的合法权益，维护医院治安及防火、防灾、防盗等安全保卫职能。

六、医院组织结构的特点

我国加入 WTO，医疗市场对内对外放开，医药体制改革的逐步深入，以及患者需求的多样化、迅捷化及对医疗和服务质量的要求标准提高等诸多因素影响着医院生存的内外环境。同时，医院信息化将明显优化医院中的信息收集、加工、存储、传递、利用和反馈等信息过程，对医院组织形式产生巨大的影响，引发医院组织结构出现如下特点。

1. 组织结构扁平化

医院信息化的实施优化了医院的信息管理过程，大提高了医院的信息收集、处理和传递的能力。医院信息系统承担了以前由中层管理人员所负责的许多沟通、协调和控制方面的职能，缩短了医院的高层与基层之间的信息传递距离。在组织结构的垂直化中大大压缩了管理层次，组织的管理层次幅度变宽，管理层次变少，呈现"扁平化"的趋势。这不仅适应了信息导向的管理要求，而且加速了信息的传输，提高了组织结构的效率。

2. 组织结构网络化和边界模糊化

医院信息化的实施，提高了组织和个人的信息处理能力，加强了组织机构间、组织机构和个人之间的联系，不但在横向和纵向上将医院组织内部的层级机构密切地联系在一起，而且也加强了医院组织本身同外部机构和个人间的联系。处于信息网络中的人、组织机构和组织本身，虽然有责、权、利的划分，但其工作已通过计算机化的信息网络互相交织在一起，其相互间的边界模糊，随着信息系统应用的深入，组织内部职能部门间的界线、组织间的界线也将由于信息畅通而淡化。医院内部组织网络化更符合医疗服务需求，可更好地协调各临床科室、护理部门、辅助科室、职能部门的工作。建立在互联网基础上的远程医疗也突破了医院的围墙限制。

3. 组织结构弹性化

弹性化是指组织为实现某一目标把在不同领域工作的、具有不同知识和技能的人集中于一个特定的动态团体之中，共同完成某个项目，待项目完成后团体成员各回各处。医院的科研和疑难复合疾病可以成立弹性的项目机构，集合多专业优势，有利于科研与临床的结合，充分利用医院的人力资源。

七、医院的主要构成部门

目前我国医院的主要构成部门一般可分为：诊疗部门、辅助诊疗部门、护理部门、行政管理后勤部门。

1. 诊疗部门

诊疗部门是医院主要业务部门，承担住院、门诊、急诊和预防保健等工作。目前我国医院种类较多。20 世纪 50 年代初，我国大多数医院是综合性医院，进入 60 年代，我国已出现了妇产科医院、儿童医院、肿瘤医院、传染病医院、精神病医院、眼科医院、口腔医院、胸科医院、骨伤科医院、老年医院等专科医院。这些专科医院诊疗部门的设置重点各有不同，但与综合性医院的框架基本相似。在综合性医院中，诊疗部门通常包括门急诊诊疗部和住院诊疗部。在较小规模的医院，门诊、急诊诊疗通常是一个部门；而在较大规模的医院中，则通常是门诊、急诊两个相对独立部门，并成立急诊中心，承担所辖区域的医疗急救任务。门诊诊疗部通常还包括预防保健、各种专科或专家门诊。在级别较高、规模较大的医院,住院诊疗部门通常按疾病系统或病种划分,如神经内科、内分泌科、胸外科、泌尿外科、整形外科等科室。

目前,医院的临床专科划分大体上有四种类型:一是按治疗手段分科,如内科、外科等,内科主要用药物治疗,外科主要以手术治疗。但随着医学技术的发展,这种传统的分科方法也有新的变化,如风湿性心脏病本来是内科病,由于心外科的发展,又成为外科治疗对象;二是按治疗对象分科,如妇产科、儿科、老年病科等;三是按病种分科,如肿瘤科、结核病科、传染病科、精神病科、遗传病科、糖尿病科、计划生育科等;四是按人体系统及器官分科,如眼科、口腔科、神经科、皮肤科、内分泌科等。

2. 辅助诊疗部门

辅助诊疗部门包括药剂科、放射科、临床检验科、临床病理科、麻醉科、手术室、康复理疗科、供应室、功能检查科、内窥镜室、营养科(我国大部分医院将营养部门划归后勤部门管理)等。辅助诊疗科室以专门技术和设备辅助诊疗工作的进行,为诊疗工作服务,是现代医院组成的一个重要环节。我国医技诊疗科室发展较快,相应部门的设置呈中心化发展趋势。医院精密度高的医疗设备集中设置,集中使用,集中管理。

如中心实验室、中心功能检查室、中心影像室、中心放疗室、超声诊断室、内镜检查室等。中心化管理可以节约开支,提高设备利用率,提高工作效率。

3. 护理部门

护理部门包括临床护理(又分为病房护理、门诊护理)、保健护理和医技部门护理等,是一个贯穿整个医院功能范围的综合性部门,即在护理部统一领导下的护理工作体系。

4. 行政管理后勤部门

行政管理后勤部门包括各职能管理部门,是协助院领导有效管理人、财、物、时间、信息等要素的部门,职能科室可分为党群、政务两个系统,党群系统包括党办、工会、共青团、纪委、宣传科,政务系统包括业务管理部门、行政管理部门,具体包括院办、医务处(科)、科教处(科)、护理部、人事科、财务科、审计科、器械设备科、总务科、信息科、预防保健科、门诊办公室。

上述部门构成医院组织体系。医院部门机构的设置,应遵循组织的原则和系统的原理,以医疗为中心,从业务实际需要的角度出发,在上级卫生行政部门的统一安排下,兼顾医院自身的技术力量和发展规划来设置,我国三级综合医院一般组织结构模式如图4-2所示。

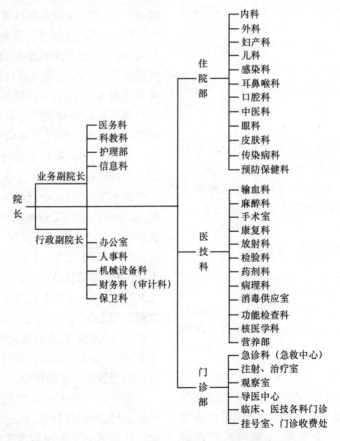

图 4-2 我国三级综合医院一般组织模式

第三节　医院职能科室与职责

医院职能科室是院长领导下的参谋机构，它直接参与医院的组织管理工作。职能科室的合理设置及其成员良好的素质是构成一个高效、通畅、有序的医院行政管理系统的基本条件。职能科室在医院组织的结构系统中处于承上启下的地位，它是信息融合、集散的重要枢纽，也是决策层与执行层的结合部，是决策层与子系统之间的纽带；它是组织内外信息、能量交换的重要窗口。在组织运转过程中，职能科室既参与决策又参与执行，决策既是医院领导的助手又是为临床第一线服务的保障机构。所以要充分发挥医院职能科室的职能作用。

一、医院职能科室的作用

医院各职能科室的作用如下：

1）参与决策作用。根据授权情况，对一些职能管理上的问题提出专业管理的几种建议及倾向性意见，影响决策过程。

2）参谋作用。为院领导决策收集院内、院外各类相关信息，在进行实证研究的基础上提出建设性建议。

3）沟通作用。承上启下，内外交流，互相沟通，增加理解，达成共识，协调工作。

4）组织管理作用。制定医院各部门各项管理规章制度，形成良好的运行机制，保证医院整体工作的高效、有序运行。

5）监督作用。根据所定的制度约束不良医疗行为、行政行为，激励遵纪守法行为并给予相应的奖惩。

6）执行任务作用。完成院领导交付的各种工作，在分管范围内以身作则，忠实地完成指定任务。

二、医院各职能科室的职责

由于医院的性质、规模、大小不同，各级医院的机构设置不同，各职能部门的职责范围也有所不同，下面以500张左右床位的公立医院为例，阐述各主要职能部门的职责。

1. 医务科工作职责

在主管院长领导下，具体组织实施医院医疗业务管理和其他工作。①负责协调各临床医疗、医技科室和护理部门之间的医疗业务关系，不断提高医疗质量；②定期召开医疗例会；③拟定医疗工作计划，经批准后，负责组织实施，并督促检查，按期总结汇报；④负责医院医疗质量检查工作，每月进行一次考核；⑤协助各科室积极预防医疗差错事故和做好医疗纠纷的善后处理工作；⑥组织卫生技术人员的有关业务学习，配合人事科制订培训计划和医疗、医技人员的业务考核、晋升、晋级工作；⑦负责医疗行政管理工作，处理医疗来信、来访、接待、参观工作；⑧安排好院外会诊；⑨组织抢险、求援医疗队、卫生宣传、会议保健等；⑩协调并裁决科室间医疗方面的争执问题，及时组织和协助处理危重患者的抢救工作；⑪督促做好病案管理和医疗统计工作，定期分析医疗情况，及时向院长汇报；⑫督促检查医院疫情登记、报告执行情况，发现问题协同有关部门及时处理。

2. 科教科工作职责

科教科主要从事科研管理和教学管理。科研管理负责医院科学研究、学科与科研基地建设、科研成果及成果转化，以及科研学术交流与合作等工作职能。

科研管理的主要职责内容如下：①根据国家科技政策和导向，瞄准国家战略需求与世界科技前沿，开展科技调研，为院领导制定医院中长期科技发展规划提供决策依据；②根据年度科技计划组织实施和管理医院的科学研究工作；③根据学科发展动态，结合医院实际情况，形成医院重点学科建设规划，为院领导决策提供依据，在科研方面支持和推动医院重点学科的建设与发展，促进交叉学科的融合；④负责医院各研究所、实验室等科研基地的建设与管理；⑤负责医院科研工作业绩的考核评估；⑥积极拓宽科研项目来源渠道，负责科研项目的导向、组织、申报与管理；⑦负责对已立项科研项目执行情况实施监督，协助解决项目实施中出现的问题，追踪项目中后期进展及完成情况，督促科研人员按时报送科研项目进展报告和结题报告；⑧组织科技成果的鉴定、登记与报奖，促进成果转化与推广应用，使科技成果发挥社会经济效益；⑨鼓励、协助医院科技人员进行专利的申报、实施及转化，保护医院科技知识产权；⑩组织、管理院内外科研协作与科技交流；⑪负责医院科技论文的统计、报账，组织外文科技论文撰写指导，促进医院高质量论文的产出；⑫组织和管理医院主办、参加国内外学术会议；⑬建立和管理科研档案、科技报表，负责医院科研信息的收集、分析、利用和宣传；⑭负责医院各类科研经费的管理，督促各类科研经费管理制度的执行。

教学管理的工作职责主要有：①按照医院的教学规划、计划和工作任务，认真组织实施和总结；②严格执行医院教学工作的各项管理规定，做好检查、督导、考评、协调、服务工作；③经常与院校沟通交流；④经常深入教研室了解、掌握教学工作的开展情况,及时解决工作中存在的问题;⑤定期召开医院教学会议,布置、汇报教学工作;⑥做好教学中文书、档案资料的登记、保管、整理、归档工作;⑦认真做好年度教学工作计划及工作总结。

3. 护理部工作职责

护理部负责和组织医院的护理工作。主要职责有:①根据医院计划的总要求,拟定医院护理工作计划并组织实施,经常督促检查,按期总结汇报。②负责拟定和组织修改医院护理常规,并严格督促执行,检查、指导各科室做好基础护理和执行分级护理制度。检查护理质量,预防、处理差错事故。③深入科室,对抢救危重病员的护理工作进行技术指导。④组织医院护理人员的业务技术训练,定期进行业务技术考核。⑤掌握医院护理人员工作、思想、学习情况。负责院内护理人员的调配,并向院长提出护理人员升、调、奖、惩的意见。⑥主持召开医院护士长会议,分析护理工作情况。并定期组织护士长相互检查、学习和交流经验,不断提高护理质量。⑦组织、领导医院护理科研工作及护理新技术的推广。

4. 信息科工作职责

信息科是医院病案、统计、图书、计算机网络管理部门。其主要职责有:①编设上级规定的报表和提供医院医疗、教学、科研、人事、财务等需要的统计资料;②做好原始信息的登记、收集、整理及统计分类、分析和评价工作;③指导各科室做好各类信息的收集及数据统计工作;④做好病案的回收、整理、装订、归档、检查和管理工作;⑤做好病案资料的索引、编目,提供教学、科研、临床所需的病案;⑥订购、收集各类业务图书和其他情报资料,做好资料的登记、分类、编目、借阅和保管工作;⑦广泛收集国内外医学进展的情况,为医院各部门积极提供最新专业情报资料;⑧根据医院信息管理的需要,编制计算机软件,研究医院信息开发和管理;⑨保障计算机的安全使用和做好维护保养工作。

5. 人事科工作职责

人事科工作职责包括:①根据人事政策、制度和有关规定,具体实施人员招聘、选拔、安置、提升、调离和聘用工作;②掌握医院工作人员业务技术水平、组织能力和政治思想情况,提出人员的提升、配备、使用意见;③主动和有关科室研究,提出医院工作人员的考核、晋升、奖惩和调整工资的意见;④按照国家规定,做好工作人员的退职退休、离职休养工作;⑤负责收集、整理、管理工作人员档案材料,建立、健全人事档案制度。

6. 财务科工作职责

财务科工作职责包括:①正确编制和认真执行医院的年度预算和季度财务计划,按规定和期限,报送季度会计报表和年度决算;②合理组织收入,严格控制支出,认真检查医疗收费的标准、制度执行情况;③研究、掌握医疗机构业务支出活动的规律,以提高预算管理和会计核算的水平;④对会计凭证、账簿、报表等档案资料的妥善保管;⑤配合有关部门对医院的房产、设备、家具、药品、器械等国家资产进行监督,提出改进意见。定期督促清点库存,防止积压和浪费。

其余的职能部门因医院的不同名称会有所调整,但职责基本类似。

例如,后勤处职责:①负责医院房产的维修、分配使用,新建、扩建工程的组织工作;②负责医院水、电、气、制冷、供暖、氧气、高低压电力系统、电讯设备的维修和管理等;③组织、管理医院绿化、美化、卫生清扫、污水污物处理、被服洗涤和太平间管理等;④负责临时工、卫生员的管理、使用和教育;⑤负责患者和职工的伙食供应和厨房管理(部分医院患者伙食供应另外成立管理机构);⑥管理医院车辆、用油等;⑦坚持下送、下收、下修,保证医疗、教学等工作顺利开展。

预防保健科职责:①负责医院和院外地段的预防保健和计划生育工作;②拟定预防保健和计划生育工作计划,组织实施,并经常督促检查,按时总结汇报;③针对不同人群开展卫生宣教、医疗保健工作,定期组织体检,掌握人群健康状况;④搞好传染病管理和疫情报告及各项卫生防疫工作;⑤在所辖地段开展家庭病床妇幼保健等工作。

医院器械设备科是执行医疗仪器设备供应和管理的职能部门,又是医疗设备维修的业务部门。其主要职责为:①根据医院发展规划和医疗、教学、科研工作需要,以及各科室申购计划,制订医院仪器设备、装备规划和分阶段执行计划,呈报院长批准后执行;②负责医疗设备的选购、订货、验收入库、安装调试、领发使用、维修保养、更新改造、报损报废、计量检查、人员培训等一系列业务工作;③加强医院仪器设备的科学管理,建立仪器设备档案,督促检查仪器设备使用情况,对各种设备的技术性能和维护保养提供技术指导。对有关设备的信息资料进行收集、整理、分析、保存等;④帮助医务人员掌握使用设备的方法和要领,协助开展科研工作。

第四节 医院领导

一、现代医院的领导体制

医院的规模、性质不同,其管理体制也不同,主要体现在领导体制、科室设置、人员分配的差异上。领导体制是管理体制中的一个重要组成部分。医院的领导体制确定了医院各种领导力量之间的关系。这里只介绍医院领导体制的差异。目前我国医院的领导体制有两种。

1. 院长负责制

从 20 世纪 90 年代初至今,我国大多数医院实行了院长负责制、党委监督保证制,职代会民主管理制这三者相结合的"三驾马车配套"制。这种体制下院长对医院行政、业务工作全权负责,党委实行保证监督,职工通过职工代表大会参与医院的民主监督与民主管理。院长是法人代表,对行政、业务工作统一领导,全面负责,行使指挥权与决策权。党委主要职能是保证党和国家的方针、政策的贯彻执行,支持院长的工作,领导并发挥工会、共青团、妇联等组织的作用,保证医院各项工作的顺利进行。职工代表大会既是民主管理的基本形式又是监督机构。院长负责制中领导结构比较合理,层次清楚,职能明确。

2. 董事会领导下的院长负责制

随着改革开放的不断深入,我国陆续出现了股份制医院、民营医院。这种医院实行的领导体制是董事会领导下的院长负责制。医院董事会向股东大会负责;院长由董事会任命,对董事会负责。医院行政、业务上的重大问题,经董事会讨论决定,院长是具体执行者。目前这种体制存在于一些中外合资医院、股份制医院和民营医院。这种体制职责分明,运行机制灵活,对医疗市场反应迅速。美国医院有较完善的管理系统,分决策层、管理层、执行层,决策层为董事会,管理层为院长、首席执行官、副院长,执行层为具有专业特长的人员担任,如律师、会计、具有 MBA 和计算机专业的硕士、博士毕业的管理人员。在这里,护理人员占有相当大的比重,医生属自由职业者,不属于任何一家医院,医生只是与医院签订服务协议。

二、医院领导素质

狭义的素质是指人先天的解剖生理特点,主要为感觉器官和神经系统方面的特征,这种素质只是人心理发展的生理条件,它的发育与成熟是在社会实践中实现的。广义的素质,有人认为包括了人的性格、毅力、兴趣、气宇、风度等;有人则认为包括政治观念、业务能力、心理特点、道德品质和健康水平等;还有人认为头脑冷静、具有洞察力、沉着果断、有强烈进取心、豁达大度、知人善任、处事公正、赏罚分明等,这些都是领导者应具备的素质。

1. 政治素质

政治素质是医院领导的首要素质。医院领导者要学会和掌握用马克思主义的立场、观点和方法去分析研究医院管理工作中的问题。在医院工作中,要自觉地坚持"四项基本原则",坚持贯彻执行党的基本路线、方针和政策,要具有强烈的事业心和高度的责任感,要有不断创新的进取精神。

2. 品德素质

医院领导要具备的品德素质,其实质是对院长职业道德的要求。品德素质的好坏直接关系到领导活动的成败。领导者要有崇高的思想境界,要有无私无畏的高尚情操,要作风民主、宽以待人。

3. 知识素质

医院领导不仅要熟悉和掌握管理科学和相关学科的知识和技能,而且要善于将这些知识正确运用于实践;要在本专业医学知识的基础上了解相关专业的医学知识;要掌握一定的社会、人文科学知识,其中包括社会科学如政治、哲学、社会学、法学等,人文科学如语言、艺术、心理学、伦理学、美学等;要有丰富的社会实践和管理经验,实践出真知,许多问题的解决,并非光凭理论,而是靠正确的理论运用。领导者在实际工作中要善于总结经验,不断提高自己的管理水平。

4. 才能素质

医院领导要有统帅全局的战略头脑,即要正确运用系统论的方法,以卓越的眼光,敏锐地抓住对医院全局最关键的问题;要努力掌握事物的发展规律,按照事物的连续性和因果性的关系,从它的过去与现状预见未来的发展趋势;要有多谋善断的决策能力,即要求领导者有良好的分析判断逻辑推理能力,缜密新颖而辩证的思维能力,同时要有当机立断的魄力和风险决策的精神;要有良好的组织管理能力,包括计划、设计、组织、协调、人及交往和表达能力等;要有控制能力和评价能力,即要能牢牢控制医院发展的方向,使之朝目标前进。同时,要能够正确评价医院活动及计划的执行效果,能及时采取措施,纠正偏差。

总之,作为领导者,应具备的气质是有自知之明,有不断创新进取心,有决断魄力和宽容精神。

三、医院领导职责

医院领导的基本工作是决策、计划、组织、用人、协调、控制。

1. 决策

决策是领导者的基本职能,也是管理最本质、最高级的职能。提高科学决策能力,是提高医院管理水平的重要环节,也是检验领导者水平的重要标志。

2. 计划

领导者要在充分研究论证的基础上,对未来工作的发展方向形成有条理的设想,确定目标,并做出切合实际的规划。

3. 组织

领导者要建立一个适当的工作系统,将医院的各个要素(人、财、物、信息等)、各部门、各个环节合理地组织起来,形成一个有机的整体。

4. 用人

领导者要知人善任,要善于发现各种不同类型的人才,要有用才之能,要善于激励,要大力培养人才,促进事业的兴旺与发展。

5. 协调

领导者在纷繁复杂的环节面前,在盘根错节的人际关系之中,要起到协调作用,善于排除各种不利因素,促进整体功效的提高。

6. 控制

领导者要及时发现事业发展中的偏差,寻找原因和对策,控制好医院的发展方向。

四、现代医院领导应树立的观念

随着医疗卫生事业改革的日益深化,人们的思想观念发生了重大变化。医院作为"救死扶伤,治病救人"的社会子系统,已经受到了改革开放浪潮的冲击和洗礼,为适应形势,跟上时代发展,医院管理者就必须与时俱进,开拓进取,破除陈旧思想,树立新观念。

1. 质量观念

社会主义办院宗旨是全心全意为人民生命和健康服务。这决定了医院发展必须以满足人民的医疗保健需求,提高人民健康水平为前提。因此,医院领导必须要树立以质量求生存、以质量求发展的观念,为患者提供安全、一流、有效和高质量的服务,及时解除患者的痛苦,保障人民的生命安全。另外,医疗护理质量的高低,是医院取信于民、吸引患者就医的关键因素,直接影响医院的信誉和竞争能力,这要求医院领导要紧紧围绕医疗护理质量的提高为中心开展工作,推行全面质量管理,建立全面质量监督和管理体系,提高医护人员医疗技术水平、诊治能力和治疗效果,改善服务态度,尽可能杜绝误诊和医疗事故的发生,以质量优势取胜,从而赢得群众的信赖。

2. 全面建设观念

社会主义医院担负着解除疾患痛苦,提高人民健康水平的神圣职责,又担负着造就"四有"卫生工作者的重任,它不但要求医务人员医术精湛,技术过硬,而且要求医务人员医道高尚、品行端正。所以,医院管理者不仅要重视业务建设,还要重视思想建设;不仅要重视物的建设,还要重视人的建设;不仅要重视物质文明建设,还要重视精神文明建设。绝对不能只顾改善医院物质条件,而放弃医德医风和思想政治工作。要始终坚持"医乃仁术"的原则,加强对医务人员的职业道德教育,培养医学人文精神,造就一批具有良好医德、医技高超、作风过硬的职业化队伍,这需要建立一套制度体系,才能真正把医院的改革、建设和发展推向前进。

3. 竞争观念

竞争是市场经济的产物,竞争是社会进步的动力。这是不以人的意志为转移的客观规律。医院在市场经济大环境下,医院管理者就应该利用竞争的压力,勇于参与社会医疗市场的竞争,并在竞争中培养人才、技术、设备等方面的能力和优势,促进医院加速发展,要带领员工,克己之短,不断发展壮大,增强对患者的吸引力。同时,还要把竞争机制引入医院内部,根据各科室特点,实行不同形式的技术经济责任制,把人们的经济利益同医疗服务质量、数量紧密结合起来。充分调动全员参与竞争的积极性,创造一个良好的公平竞争氛围,把医务人员的主要精力引导到钻研技术、讲求质量上来。以高超的技术和优质的服务,为医院树立良好的社会形象,增强医院的竞争能力。

4. 人才观念

知识经济时代的竞争,归根到底是人才的竞争。医院作为靠医护人员向社会提供医疗服务的机构,其医疗水平的高低和护理质量的好坏,取决于医护人员的素质。所以,医院管理者必须从战略的高度培养人才,善于挖掘人才,大胆使用优秀人才,做到爱才、护才、惜才,为优秀人才的脱颖而出创造条件。在人才的开发培养上,要立足现实,着眼长远,走内外结合的道路,送出去,请进来。即一方面根据医疗市场对医护人员的需求方向,进行高层次超前培训,培养骨干,领导潮流;另一方面招聘医技高超、有名望的专家教授来医院讲学或工作,制定种种优惠政策吸引人才。在人才的使用上,要根据各自特点、专长,安排在其最能发挥聪明才智的岗位上,做到任人唯贤,形成最佳人才配置,发挥群体效能,以便在医疗市场竞争中立于不败之地。

5. 民主观念

社会主义医院的性质决定了医院广大职工的主人翁地位，只有广大职工的主人翁地位切实受到保护和尊重，民主管理权利得以行使，才能调动起广大职工的工作积极性、主动性，在各自工作岗位上充分发挥其聪明才智，齐心协力，提高医疗护理质量。因而管理者必须坚持民主观念，建立、健全民主管理组织形式，建设好民主管理规章制度，使民主管理工作经常化、程序化、制度化。让职工参与医院管理与重大决策，依靠群众，广开言路，发扬民主，使做出的每一项决策都有坚实的科学依据和广泛的群众基础，以便使决策变成广大职工的自觉行动，保证医院各项目标的实现，促进医院两个文明建设的不断发展。

6. 法制观念

医院作为一个独立的法律实体、法人组织，不仅拥有自己的权利，同时也必须为自己进行的法律行为承担法律责任。医院管理者必须学好医疗卫生法规、药事法、物业法等法律文件和经济法规，用法律法规约束自己的行为。在医疗服务中，用法律赋予的权利，维护医院的合法权益，搞好经营管理，做到依法治院，依法经营，模范遵守和执行国家法律和有关医疗法规，提高依法决策和指挥的水平。减少医疗差错、事故的纠纷和经济纠纷，把医院的医疗、经济活动纳入法制的轨道。

7. 开放观念

现代医疗卫生事业的不断发展和人民生活水平的逐步提高，为患者择优就医提供了可能、创造了条件。这一趋势对医院管理者提出了新的挑战，要求他们改变过去那种"坐、等、靠"的经营作风，要以开放促改革敞开院门，广开思路，利用广告、宣传报道、宣传栏等形式，积极宣传医院的医疗服务项目、医疗技术水平、医疗服务条件、医疗服务作风及新技术、新药物、新情况、新动态，向社会及时、准确、有效地传递自己的信息，吸引公众的注意，影响患者的求医流向。同时，要主动深入了解人民群众对医疗保健需求的变化，预测医疗市场供需情况，把医院的发展同社会需求紧密联系起来，不断调整医疗服务机构，拓宽服务领域，增添服务项目。另外，还要积极开展横向联合，与科研卫生机构及医学院校建立稳定的合作关系，相互取长补短，使各自在人才、技术、设备等方面的优势，取得充分发挥，提高医院在医疗市场中的竞争实力。

8. 信息观念

医院管理者所进行的每项决策，都必须有科学基础，必须在对各种医学情报信息收集、整理、分析、判断、预测的基础上进行。它既包括医院内部的如医院的人才、技术、设备力量、医护质量、床位周转率、医疗成本等，也包括外部的如国家关于医疗卫生方面的方针、政策、医疗市场需求及变化、竞争对手的实力及长远潜力和患者就医心理等。只有在准确及时地取得所需医学情报信息后，才能针对自己的现实，结合自己的条件和可能，制定科学的改进方案，做出正确的决策，减少盲目性。所以，医院管理者必须从战略资源的高度来认识医学情报信息的重要性，建立灵敏的医学情报信息系统，通过各种渠道收集信息，并对已获得的医学情报信息进行汇总、整理、分类、筛选，确保医学情报信息的可靠实用，为正确决策打下基础。

9. 系统观念

社会主义医院作为一个开放的技术系统，是由医疗护理科室、后勤生活服务及行政机关等不同子系统组成的。各个子系统之间相互依存，相互作用，缺一不可，都是为实现医院的整体功能而存在的。只有各个子系统协调配合，才能使大系统正常运转。医院管理者必须从系统的观念出发，应用系统论的有关理论、知识、方法、手段，正确处理母系统与子系统、子系统与子系统、系统与外部环境的相互关系，不断提高医院全员的整体素质，发挥医院的整体功能，使医院的医疗、护理、生活服务、行政管理等各项工作做到科学合理地匹配，相互促进。积极推行全员、全过程、全方位的服务，为病患人员创造各种便利条件，提供优质服务，更好地实现医院的整体功能。

总之，医院改革不断深化是时代发展的要求，医院管理者欲在医疗市场的竞争中立于不败之地，就必须以敏锐的洞察力，把握好国家有关医疗卫生工作的路线、方针、政策，及时更新观念，顺应时代发展的潮流。

信息柜

控制不等于领导力；管理不等于领导力；领导力才是领导力。

如果你寻求怎样当领导，那么：

1）至少将你50％的时间投资在领导你自己上，包括目的、伦理、原则、自我激励、行为。

2）至少将20％的时间投资在领导那些比你权威高的人上。

3）至少将15％的时间投资在领导你的同行上。

——Dee Hock

本章小结

医院的组织结构是医院正常运营的重要载体,结构决定功能,先进的管理理念必须通过优良的组织结构加以科学地实施,才能取得良好的效果。

医院的高效率运行,要求设置一个合理的医院组织结构。组织结构反映了医院组织各部分的排列顺序、空间、位置、聚集状态、联系方式以及相互之间的关系,良好的组织结构能保障组织目标顺利实现。高明的医院领导能构建一个良好的组织结构,使一个医院发挥其优良功能,合理的医院组织结构必然能提高医院管理者成功的机会。

本章第一节中介绍了医院组织以及医院组织的三个层次和医院组织管理的原则。第二节介绍了医院组织结构设置的基本要素,包括目标、分工、职责、职权、管理幅度、管理层次、权力、部门;影响医院组织结构设置的内部因素和外部因素;医院组织结构设置的依据、意义,以及医院组织结构的基本功能、特点、类型等内容。并给出三级综合性医院的主要构成部门及其医疗体系组织结构图。第三节对医院各主要职能科室与职责进行了简要介绍,内容包括各科室的作用和职责等。最后一节介绍了医院的领导体制、医院领导应具备的素质和职责,以及现代医院领导应树立的观念。

本章思考题

1. 在医院组织管理中,如何确定有效的管理幅度和合理的管理层次?

2. 有效的医院组织管理要求适度的集权和分权,怎样才能使集权与分权合理地组合?

3. 医院的组织结构与功能的关系是什么?

案例分析

陕西省汉中市人民医院主动变革

长期以来,公立医院领导层面不外乎一个院长配备数个副院长的格局,这些院级领导层面并无形成文件的分工说明,各自依据医院的惯性来进行管理。鉴于这种经验管理的局限性,陕西省汉中市人民医院的院级领导决定从领导层面的管理开刀,为医院全面组织架构改革扫清障碍。调整院级领导管理幅度,实行院长领导下的科主任负责制,撤销归并某些职能科室,这是汉中市人民医院的一系列组合拳,力度不可谓不大。

以命令单一化、跨度适度化、部门形成适当制衡为原则,汉中市人民医院院级领导的管理职责和权限进行了重新划分,院长分管财务部、办公室和业务发展部;第一位副院长分管质量控制部、采购中心和多数外科系统;第二位副院长分管护理部、预防保健部以及多数的内科系统;第三位副院长分管医教、设备管理和门诊等部门;第四位副院长则分管人力资源、基础建设和后勤保障等部门,调整过后基本上形成了一个比较合理的院级领导分工,形成了一个管理部门化、运作规划化的正常格局。

在中间管理层面,汉中市人民医院实行院科两级管理制度,大胆授权,改变目前医院普遍存在的"元帅领导士兵"的管理惯性。

以前汉中市人民医院实行院科两级管理制,科主任被授予的权力相当有限,基本上都是院级层面定好责任,科主任只是埋头负责执行,人、财、物的控制权牢牢把握在院长手中,而实行院长领导下的科主任负责制后,在人事管理、奖金分配等诸多敏感问题上科主任的权限得到大大加强;同时为了增强辅助科室的服务作用,护理部的人事工作也由科主任负责管理,临床科主任对护士、护士长具有绝对领导地位,总护理部所负责的工作只是护理质量和护理技能培训等业务指导工作。

(资料来源:http://blog.cersp.com/index/1114775.jspx? articleld=1403127)

案例思考题

1. 谈谈公立医院进行组织变革的好处。

2. 如果你是公立医院的领导,你将采取哪些措施优化医院组织职能分工?

第五章 医院人力资源管理

引 导 实 例

某医院是一家具有 50 年历史，拥有员工 2000 多人、1000 多张床位、年收入近 3 亿元的知名医院。在 50 年的发展建设过程中，他们经历过辉煌，也承受过改革的阵痛。用时任院长的话说："时代变迁，人员更迭，唯一不变的就是坚持科学地发现人才、培养人才、使用人才，这是我们的立院之本。"

院长所言准确地反映了该医院的人才观念，也是该医院选人用人的真实写照。

还是在改革开放的初期，邓小平同志在全国科学大会上提出了"科学技术是生产力，知识分子已经是工人阶级的一部分"的重要思想，改变了长期束缚人们思想的人才观念，于是，一个尊重知识、尊重人才的良好氛围随之产生。

时任医院领导班子审时度势，更新人才观念，及时地发现人才，大胆地使用人才，使一批优秀人才脱颖而出，成为医院的骨干和中坚力量。当时，有一位 20 多岁、中专文化的年轻医师，由于个人刻苦钻研，在业务上崭露头角。用还是不用，有很大的分歧。一次班子会上，两种意见僵持不下，于是，时任院长拍案而起，"本次会议前，我仔细查阅过该医师在院以来的各项考核记录，考核结果显示该医师的工作绩效每年均有所提高，特别是近三年的绩效考核结果显示该医师在所在科室中绩效突出，说明该医师是一名尚有潜力等待发掘的优秀人才。既然我院有内部晋升制度，那就要将它落于实处。因此，对于这样的优秀人才，我们要大胆用，同时要注意培养。我们要将他培养成为该学科的领军人物，成为全院年轻人努力钻研业务的榜样。"

当时，也有人持怀疑态度，担心培养其成功之后，会不会"跳槽"，院长针对这个问题说："如果因为培养人才而造成的经济损失，由我个人承担。"于是，任命这位仅具有医师职称的年轻人担任科主任工作，并支持他利用业余时间到其他医院在职进修。经过短时期的工作实践，使他在技术业务方面又有了显著进步，破格晋升为副主任医师、主任医师，成为在当地同行中享有一定声誉的专家。后来有人问到这位科主任为什么不在获得成功之后另谋高就，他真诚地说出了自己的心里话："我的每一点进步，都是医院为我创造良好的工作环境而取得的，在这种医院文化氛围中，每一个人都应该全心全意地为医院服务，如果有人说我是'千里马'，那么，医院领导就是'伯乐'。"

（资料来源：整理改编自 http://www.baidu.com）

第一节 医院人力资源管理概述

人力资源（human resource, HR）是医院的重要资源之一，人力资源管理是医院管理工作的重中之重。在激烈竞争的时代背景下，医院必须坚持"以人为本"的管理理念，注重人力资源管理和开发，为医院的发展提供强有力的智力支持和人才保证，从而能够更高效地实现医院的经营目标，使医院在竞争中永远立于不败之地。

一、医院人力资源管理的基本概念

（一）相关概念

1. 人力资源

人力资源是指能够推动国民经济和社会发展、具有智力劳动和体力劳动能力的人们的总和。人力资源有三层含义：第一，人力资源存在于特定的物质实体，即一定数量和质量的劳动人口，它是构成人力资源的物质基础和前提。但人力资源并不是劳动人口，而是劳动人口中所含的劳动能力，即人的体力和智力；第二，人力资源涵盖了所有劳动人口的劳动能力；第三，人力资源是构筑医院资源的第一要件，是一切资源中最关键的资源，是最活跃、最积极的生产要素。

> **信息柜**
>
> 你可以接收我的工厂，烧掉我的厂房，然而只要留下这些人，我就可以重新建起 IBM。
>
> ——美国 IBM 创始人：沃特森

2. 医院人力资源

医院人力资源是在医院的环境中为患者提供医疗服务以及与医疗服务相关的人员。

3. 医院人力资源管理

医院人力资源管理就是为了更好地完成医院的各项任务而充分发挥人力作用的管理活动，是人力资源有效开发、合理配置、充分利用和科学管理的制度、法令、程序和方法的总和。

（二）医院人力资源的分类

医院人力资源类别根据其组织机构、体制、任务、职能及现代化建设的需要，大体分为以下几类。

1. 卫生技术人员

我国卫生技术人员根据业务性质分为以下 5 类。

1）医疗人员。含中医、西医等专业。其专业技术职务有主任医师、副主任医师、主治医师、住院医师等。

2）药剂人员。包括中药、西药 2 个专业。其专业技术职务有主任药师、副主任药师、主管药师、药师、药剂士、药剂员。

3）护理人员。其专业技术职务有主任护师、副主任护师、主管护师、护师、护士、护理员。

4）康复人员。其专业技术职务有康复主任医师、康复副主任医师、康复医师、作业治疗师（士）、理疗学医师（士）、言语治疗师（士）。

5）其他技术人员。包括检验、理疗、病理、口腔、特诊、核医学诊断、营养、生物制品生产等专业。其专业技术职务有主任技师、副主任技师、主管技师、技师、技士等。

2. 工程技术人员

医院的工程技术人员包括医疗设备工程、电子生物医学工程、电子计算机、激光、机器工程、计量检测、建筑工程、水暖气电、制冷、空调及净化处理工程等。其专业技术职务有高级工程师、工程师、助理工程师、技术员。

3. 行政人员

1）卫生行政管理人员。包括：院长、业务副院长；医务部（处）主任、副主任、处（科）长、副处（科）长，助理员；护理部主任、副主任、助理员、总护士长；门诊部主任、副主任、助理员。

2）后勤行政管理人员。包括：行政副院长、院务部（处）长、副部（处）长；处（科）长、副处（科）长；助理员、保密档案员等。

3）其他部门职能人员。包括统计人员、病案管理人员、图书管理人员、医学摄影人员、经济管理人员。

4. 工勤人员

医院中的工勤人员根据其岗位技能分为技术工人和普通工人。技术工人是具有明确任职技术条件、具备相应专业技术水平的专业技术工人，并评定相应的专业技术等级。通常高级工技术等级为 7～8 级，中级工 4～5 级，初级工 1～3 级。

二、医院人力资源管理的职能

医院传统人事管理系统的功能正在逐渐地发生改变，上级对下级的指导性加强，而管理和干预将逐渐减弱。现代医院管理应按照责权分明、政事分开的原则，在人力的选拔、培养、使用、激励上完全根据医院的实际情况自主进行。其管理的职能包括以下几个方面：

1）制订人力资源规划和计划。包括对人力资源现状做出评估。依据医院的发展战略、目标和任务并利用科学方法对未来人力资源供给和需求做出预测，制订人力资源开发与管理的政策和具体措施。

2）有效配置各级各类人员。包括招聘和挑选需要的各类、各层次人才，形成合理的人才队伍。开展工作设计和岗位分析，编制工作岗位说明书、招聘、安置、调配、辞退等。

3）人才开发和培训。人才是教育和培养的结果，有计划地抓好医院各类人员的教育和培训，是医院人力资源管理的重要工作之一。现代医学技术发展迅速，新学科、新理论、新技术不断涌现，这在客观上迫切要求做好医院的人员培训工作。通过人才开发和培训，促进医护员工个人发展，使医疗技术水平不断得到提高，医院的综合实力不断加强。

4）工作绩效考评。医院人员工作绩效考核，是对所属的医学人才的工作表现和业务理论水平与技术能力等方面的综合评价。医院人员工作绩效考评是医院人力资源管理的重要环节,它不仅可以了解医务人员的业务水平,正确判断人员与岗位职责是否相称,还能激发其上进心,促进人才成长。同时,人员工作绩效考核还为人员流动、奖惩提供依据。

5)薪酬管理。医院应该按照国家的方针政策,制订相应的、具有吸引力的工资报酬标准和制度。同时,应该制订相应的奖励、惩罚办法,建立有效的激励机制与约束机制,保障医院工作人员的权益,鼓励人才的成长。

6)福利与劳保管理。根据国家、政府有关条例和规定,落实退休金、医疗保险、工伤事故、节假日等规定。拟订确保本院医护员工在工作岗位上安全和健康的条例和措施,并进行相应的教育与培训,开展相应的检查与监督。

7)保管员工档案。员工进院时的简历、表格,以及进院后的工作表现、工作成绩、工资报酬、职务升降、奖惩、接受培训和教育等方面的书面材料,均应由医院妥善保存。

8)人力资源会计工作。医院人力资源管理部门应当与财务部门合作,建立人力资源会计体系,开展人力资源投入成本和产出效益的核算工作,为改进人力资源管理提供确实的、数量化的依据。

三、医院人力资源管理的基本原理

医院人力资源管理具有人力资源管理的一般特点,遵循人力资源管理的一般原理,根据现代人力资源管理的理论和实践,可以概括出医院人力资源管理的六大基本原理。

1. 分类管理原理

人力资源管理强调科学的分类管理。医院及一些科研和文教单位内部的人事管理,是在各自的权限范围内,依据管理对象的不同特点,建立各自的分类管理体制。医院内部的分类管理是根据管理岗位、专业技术岗位和其他岗位的不同特点和实际工作需要,按照职员、专业技术人员、工勤人员进行分类管理。

2. 系统优化原理

每个医院都是一个系统,其中的每一个科室、每一个管理者和每一个员工都是组织系统的要素。如果系统内各个要素合理组合,就可以发挥整体功能大于个体功能之和的优势。

3. 能级对应原理

人的能力有差异,而能力上的差异与学识水平、技术特点、工作经验等有深层次的联系。因此,医院人力资源存在着层次和级别的差异是客观的。由于组织系统内的职位和工作岗位难易程度的不同,责任大小不一,所需资格条件也就存在差别。医院如何将人力资源和工作岗位需求科学合理地配置起来,实现人适其职、事得其人、人事两相宜的目标,就需要坚持能级对应的原则。

4. 互补合力原理

在现代社会中,任何一个人都不可能孤立地去做事,人们只有结成一定的关系或联系,形成一个群体才能共事,特别是卫生人力更依赖群体的协作。例如,一位服务对象需要通过手术才能解除病痛,那么只有高明的外科医生是不行的,还要有麻醉医生、护士、手术室其他工作人员的积极配合才能完成手术任务。在医院人力资源群体中,如果能够合理地把各有长短的个体有机地组合起来,就能形成 $1+1>2$ 的效果,达到互补增值。人力资源互补内容主要包括年龄互补、性别互补、知识互补、能力互补、气质互补等。

5. 竞争强化原理

竞争强化是指通过各种有组织的良性竞争,培养人们的进取心、毅力和魄力,使其能全面地施展才华,为组织的发展作出更大的贡献。竞争是人力资源管理的有效途径,是人尽其才、才尽其用的推进器。只有通过竞争,优胜劣汰,才能激活人才资源存量。

6. 激励强化原理

激励强化原理是指通过激励的方式,不断强化个人的理想、信念和追求,激发人的斗志、热情和创造精神。正确贯彻激励强化的原理,应该做到"三个为主、三个为辅",即以表扬、奖励等正面激励为主,必要的批评、处罚为辅;精神激励为主,物质激励为辅;远期激励为主,近期激励为辅。

第二节 医院人力资源规划与工作分析

医院人力资源规划与工作分析是医院人力资源管理职能中不可或缺的、重要的组成部分,它们是做好医院人力资源管理的关键。

一、医院人力资源规划概述

1. 医院人力资源规划的定义

医院人力资源规划就是医院为实现未来一段时

间内的发展目标,对人力资源需求做出科学的计算和预测,制订出指导和调节人力资源发展的计划,以期医院未来发展中能有效地实现人力在数量和质量上的供需平衡。

2. 医院人力资源规划的内容

从医院人力资源的范围看,医院的人力资源规划包括两个层次,即人力资源总体规划和人力资源专项业务规划。医院人力资源总体规划是有关计划期内人力资源开发利用的总目标、总策划、实施步骤及总体预算的安排。医院人力资源总体规划与医院的战略目标直接相关,是实现医院战略目标的人力资源保证,总体规划又是制订各专项人力资源业务计划的依据。人力资源专项业务计划包括人员补充计划、人员使用计划、提升计划、教育培训计划、退休解聘计划、劳动关系计划等。医院人力资源专项业务计划是医院人力资源总体规划的展开和具体化,以保证医院整体人力资源规划目标的实现。每一专项业务计划都由目标、政策、任务、步骤及预算等部分组成。各项人力资源规划所涉及的内容如表 5-1 所示。

表 5-1　人力资源规划内容表

计划类别	目　标	政　策	步　骤	预算
总规划	总目标:人力资源、素质、绩效、职工满意度等	基本政策:如扩大、收缩、改革、稳定等	总体步骤:按年度安排,完善人力资源信息系统	总预算
人员补充计划	类型、数量对人力资源结构及绩效的改善等	人员标准、人员来源、起点待遇	广告宣传、考试、录用	招聘、选拔费用
人员使用计划	部门编制、人力资源机构优化及绩效改善,职务轮换幅度	任职条件、职务轮换范围及时间	岗位需求计划、人员选拔	按使用类别及人员状况决定工资
人员提升计划	后备人才数量保持、提高人才结构及绩效目标	选拔标准、资格及试用期,提升比例,未提升资深人员安置	确定提升方案、考核提升对象、提升对象试用	职务变动影响的薪资变化
教育培训计划	素质及绩效改善,培训类型数量,提供新人力资源,转变态度和作风	培训时间的保证,培训效果的保证(如待遇、考核和使用)	拟订培训计划、培训场所、师资,确定培训员工	教育培训总投入,脱产的损失
退休解聘计划	编制,劳务成本降低及生产率提高	退休政策、解聘程序	退休解聘计划,确定退休解聘人员与其交流意见	安置费
劳动关系计划	减少非期望离职率,干群关系改进,减少投诉率及不满	参与管理,加强沟通	(略)	法律诉讼费

二、医院人力资源规划的方法

(一) 医院人力资源需求预测的方法

医院人力资源需求预测方法可分为定性预测与定量预测两种。

1. 定性预测法

(1)经验预测法。是医院内有关管理部门根据以往的经验和本医院内部人力资源将会出现的情况,对人力资源进行预测。这种较简单的方法适用于任务与人力资源需求较简单的情况,并且主要是用于短期的人力资源需求预测。应用该方法要求医院管理人员必须具有丰富的经验,才能保证预测结果比较准确。

经验预测法一般有自上而下法和自下而上法。自上而下法一般先由医院高层管理者根据医院战略目标、发展方针、经营状况等因素,以及自己的经验对人力资源需求做出大致的估算,然后再由下级管理层贯彻执行;自下而上法一般先由医院各个部门的负责人根据本部门未来一定时期内工作量的情况,预测本部门的人力资源需求,然后再汇总到医院最高领导层那里平衡,以确定企业最终的需求。

医院实施单一的自上而下法会因高层管理者不甚了解下级的具体情况使最终预测结果不能符合实际要求;而仅使用自下而上法又会出现“帕金森定律”所指出的现象,即各部门负责人在预测本部门人力资源需求时一定都会扩大,造成人力资源的浪费。因此,医院应根据实际情况将这两种方法结合起来使用以达到最优化效果。

(2)德尔菲(Delphi)法。又称专家意见法,这种方法是依靠专家的知识和经验,对未来做出判断性的估计。德尔菲法是美国兰德公司提出的采用问卷调查的方式听取专家意见的一种方法,适用于中期和长期人力资源需求预测。

德尔菲法具体实施步骤如下:

第一,选择一定数量(一般不少于30人)熟悉人力资源问题的专家,并为专家提供人力资源预测的背景材料。

第二,设计人力资源调查表,表中列出有关人力资源预测的各类问题,这些问题必须能够进行统计处理。

第三,进行第一轮调查,将调查表送交专家,由专家匿名并独立地对上述问题进行判断或预测,然后对反馈回来的调查表进行分析,并用统计方法进行综合处理。

第四,根据第一轮调查的专家意见与统计分析结果,设计第二轮调查表,并请专家对第二轮调查表中的问题进行判断、预测,并给出相关的分数。

第五,对第二轮调查反馈的信息进行处理,总分值最高的方案是最佳方案,至此,专家们的意见进一步集中。

第六,根据第二轮调查的结果,给出第三轮调查表,并提出若干种(一般三种)比较方案,再请专家加以判断或预测。

第七,表述预测结果,用文字、图表等形式将专家们的预测结果予以发布。

德尔菲法实施应注意的问题有:①专家人数一般不少于30人,问卷的返回率不低于60%,以保证调查的权威性和广泛性。②实施该方法必须取得医院高层的支持,同时给专家提供充分的资料和信息,确保判断和预测的质量。③问卷题目设计应主题突出,意向明确,保证专家都从同一个角度去理解问题。

2. 定量预测法

(1)简易估算法。简易估算法的公式为:$X=S(1+K)^t$(X为预测值,S为现在值,K为年均增长率,t为预测年限)。使用该方法,只需要知道医院现在的总人数和年均增长率,就可以预测几年以后的总人数了。这种方法简易直观,便于掌握,但欠精确。

(2)回归分析法。是数学预测法中的一种,是一种从过去情况推断未来变化的定量分析方法。医院人力资源需求水平通常总是和某个因素有关,当这种关系是一种高度确定的相关关系时,从而得出回归方程$y=a+bx$。用此方程对人力资源需求进行预估就显得非常简单和方便。

(3)卫生人力需要、需求量法。是建立在人群生物学基础上和专家意见基础上确定卫生服务的需要量,并根据卫生人力的生产效率预测卫生人力资源需求量。该方法的难点是如何确定各类基本需要的各类卫生服务量的标准以及卫生人力的生产效率。

1)卫生需要法:

未来卫生人力需要量 $= P \cdot C \cdot V \cdot T/W$

式中:P为目标年期间人口数;C为平均一年内每人患病次数;V为一年内平均每名患者需要得到服务的次数;T为平均每次服务需要卫生人力花费的时间;W为一年内每名卫生人力提供服务的总时间。

2)卫生需求法:

未来卫生人力需求量 $= P \cdot C \cdot R \cdot T/W$

式中:P、C、T、W的含义同卫生需要法;R为一年内平均每名患者实际得到服务的次数。

(二)医院人力资源供给预测的方法

1. 内部人力资源供给预测方法

(1)技能清单法。技能清单是一个反映员工工作能力特征的列表,这些特征包括培训背景、以前的经历、持有的证书、已经通过的考试、主管的能力评价等。技能清单是对员工竞争力的一个反映,可以用来帮助人力资源的计划人员估计现有员工调换工作岗位的可能性的大小,决定有哪些员工可以补充医院当前的空缺。技能清单主要服务于晋升人选的确定、职位调动的决策及对特殊项目的工作分配、培训、职业生涯规划等。

(2)管理人员接替图。是预测管理人员内部供给的一种比较简单的方法(图5-1)。该方法主张记录各个管理人员的三个要素——工作绩效、晋升的可能性和所需的培训,通过这些信息来决定企业重要职位的补充。

(3)马尔可夫法。又称转换矩阵方法。该法分析医院内部人员调动概率,预测各类人员在不同时段(一般为一年)分布状况。该方法假定人员调动的概率不变,因此,是一种理想化的情况。

2. 外部人力资源供给预测方法

当医院内部的人力供给无法满足需要时,医院就需要了解外部的人力供给情况。外部人力资源供给预测很多,这里仅介绍相关因素预测法和市场调查预测法。

(1)相关因素预测法。找出影响人才市场供给的各种因素,分析这些因素对人才市场变化的影响程度,预测未来人才市场的发展趋势。步骤如下:

1)分析哪些因素是影响人才市场供给的主要因素,选择相关因素。

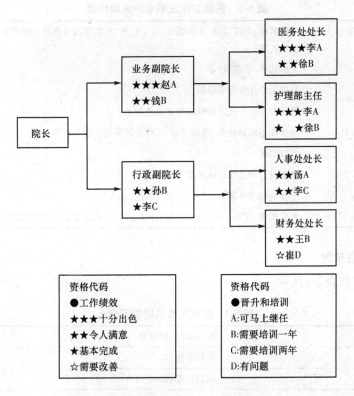

图 5-1　医院管理人员接替图

2) 根据历史数据,找出相关因素与人力资源供给的数量关系。

3) 预测相关因素的未来值。

4) 预测人力资源供给的未来值。

(2) 市场调查预测法。是指运用科学的知识和手段,系统地、客观地、有目的收集、整理、分析与人才市场有关的信息,在此基础上预测人才市场未来的发展趋势。步骤如下:①确定问题和预测目标。②制订市场调查计划。③收集信息。④整理、分析信息。⑤提出结论,预测未来人才市场发展趋势。

三、医院工作分析的内容

(一) 工作分析的含义

工作分析又称职务分析、岗位分析,是指对组织中各项工作职务的特征、规范、要求、流程以及对完成此工作员工的素质、知识、技能要求进行描述的过程,它的结果是产生工作(或职位)说明书,工作说明书中包括工作描述和任职说明两方面的内容。

(二) 工作分析的内容

工作分析主要包括两方面的内容:工作描述和任职说明。

1. 工作描述

工作描述是对某一特定工作的职责与任务的一种书面记录,包括工作名称、工作活动和程序、工作条件和物理环境、社会环境、职业条件等方面,它主要回答"这个工作是干什么的,应该怎么干,为什么要这样干"等问题。

2. 任职说明

任职说明是对适合从事某工作(或职位)的人的特征的描述,包括年龄、性别、思想品德、受教育程度、技术水平、工作经验、身体状况等。它主要回答"这项工作(或职位)什么样的人干最合适"问题。

(三) 医院工作说明书的编制

1. 工作说明书的含义

工作说明书也可称职位说明书、职务说明书、岗位说明书。它是描写某一工作岗位的工作内涵和工作对工作者要求的基本管理文件。它是对组织各类工作的工作性质、任务、责任、权限、工作内容和工作方法、工作环境和工作条件,以及工作者任职资格等所作的统一规定。

2. 医院工作说明书的编制内容

医院工作说明书的编制内容如表 5-2 所示。

表 5-2　医院工作说明书的编制内容

工作说明书的内容	工作识别(工作基本资料)	工作名称、工作等级、工作编号、定员标准、所属部门与直接上级职务,以及编写人、编写日期、审批人等
	工作概要	工作任务、职能、活动
	工作职责	根据工作任务分条说明
	工作关系	医院内工作岗位之间横向与纵向的联系
	工作内容与工作要求	应该和不该做什么、该如何做;工作应达到的标准和规格
	工作权限	责权利统一
	工作时间	班制设计和工作时间长度界定
	工作环境和条件	工作的物理环境、心理环境、安全状况、职业危害性
	工作者任职资格	教育程度、工作经历、培训情况、身体条件、道德要求、知识和技能要求、心理品质和能力

3. 医院工作说明书范例

具体范例如表 5-3 和表 5-4 所示。

表 5-3　医院工作说明书范例一

职位名称:护理部主任	所在部门:护理部
报告关系: 医疗副院长	职位等级:
职位编号:	编制日期:2007-12-05

一、职位概要

全面主持护理部的工作,制订护理工作规划并督导实施,监控护理质量,督导护理培训/继续教育计划的制订与实施,组织护理科研项目立项并监控过程进展

二、职责要求

职能	具体职责
规划、计划与制度管理	1. 年初制订医院护理工作规划/计划,报主管院长审批 2. 每年组织护士长学习班,布置工作计划 3. 定期总结全院护理工作并上报主管院长 4. 制订护理管理制度和护理常规并严格督促执行
护理质量监控	1. 组织检查/指导各护理单元的基础护理和分级护理工作执行情况 2. 通过召开护士长例会/护理指控分析会,分析各项护理质量考核指标,找出薄弱环节,并组织制定相应措施
护理培训/考试督导	1. 制订护理人员继续教育/培训计划,督促护理人员的业务技术培训/监控全院护理技能考试 2. 定期主持召开护士长会议,总结交流护理经验 3. 组织全院护理病例讨论,对典型病例的护理、抢救进行技术指导
护理科研项目立项组织与过程监控	1. 参考审阅护理科研/技术革新课题争取人论文并提出意见 2. 对于有希望立项的论文,将修改/审核通过后的论文推荐至科研处立项后,监督项目进度并跟踪测试 3. 结合临床总结经验提供相关帮助(解决病历样本不够等困难)
行政管理	1. 调配护理人员,建立和健全护理组织系统 2. 制订护理系统的人员规划,决定护理系统人员的聘用、安排、调配等事项 3. 检查、监督、指导护理部门人员的工作,并对各护理单元的激励、考核情况进行审核 4. 对护理人员的工作进行指导/监督/培训/激励/考核并提出奖惩意见 5. 协调本部门与其他部门工作关系
角色增值	1. 组织、筹备新病医的建立工作 2. 代表卫生部参加全国有关护理学术讲座的授课工作 3. 担任中华护理杂志的编委,并进行审稿工作
其他	1. 协调投诉纠纷 2. 完成院领导交办的其他工作

续表

三、任职资格	
资历(参考)	1. 护理专业大专以上学历 2. 五年以上临床护理经验 3. 五年以上中层护理管理工作经验
所需资格证书	护士执照
知识、能力、素质要求	知识： 　1. 精通护理专业知识 　2. 熟悉中医基础理论知识 　3. 熟悉医院管理制度、体系、规范、标准、组织机构和各部门职能、相关工作的运作流程 能力： 　1. 具有较强的学习能力，能够持续学习业界动态与相关理论，引进先进的技术用于临床实践 　2. 娴熟的护理临床操作能力，能够指导本科疑难患者护理计划的制订、组织指导疑难病例的护理会诊及危重患者的抢救和护理学术讲座 　3. 具有有效的激励下属的能力，能够领导团队协同工作 　4. 具有较强的沟通、协作能力，能够建设并维护部门内外部工作关系 　5. 一定的计算机软硬件运用能力，能够熟练运用PPT等软件 　6. 一定的外语运用能力，能够阅读专业外文资料 素质： 敬业、较强的团队精神和全局意识
四、工作联系	
内部沟通	医务处、行保处、住院药房、住院处、人事部财务处、经管处、器械部、采供部、院办、门诊办、计算机室
外部沟通	某区卫生局、某市中医药管理局、研究院、某市卫生局、某护理学会、国家中医药管理局、中华护理学会、卫生部护理中心
五、签字确认		

	责任人	时间
任职者签字		
上司签字		
人力资源部签字		

表5-4　医院工作说明书范例二

职位名称：门诊干事	所在部门：门诊办公室
报告关系：门诊办主任	职位等级：
职位编号：	编制日期：2007-12-09

一、职位概要

主管卫生防疫工作的检查、监督和管理，健康教育的宣传、咨询和义诊、专家门诊的一览表的修改和监督执行情况，以及门诊医护人员的安排和医患关系的协调工作，提升门诊医疗质量、改善就医环境，并为患者提供良好的门诊医疗服务

二、职责要求

职能	具体职责
卫生防疫	1. 协助科主任建立卫生防疫工作制度和科室监督管理制度 2. 每日核对、登记传染病卡片，并发相应报送区疾控中心、结核病防制所及性病防治所 3. 根据门诊医师日志，每日自查传染病漏报情况 4. 监督、检查肝炎、肠道门诊的消毒隔离、传染病报卡及防疫工作 5. 根据区卫生局、疾控中心的要求，组织安排医院临时性防疫工作 6. 每月上报疾控中心各种报表(例如，HIV印筛月报、传染病自查漏报表等) 7. 按区卫生局和CDC的要求每年组织全院医务人员进行传染病防治及消毒隔离培训工作(每年三四次) 8. 组织医务人员参加CDC举办的各种培训及讲座

门诊医疗管理	1. 掌握医务人员的门诊、出诊、值班安排及专家门诊一览表的修改及执行情况 2. 协助科主任协调门诊各科室,保证门诊工作正常运转 3. 接待门诊患者的投诉,并做好投诉登记、核实、反馈工作 4. 对患者的投诉进行调查,并与有关部门或个人协调处理顾客的投诉,每月汇总一次报医教处及精神文明办公室 5. 各类医疗印章(诊断证明、体检证明、医保处方外购章、急诊用章等)的管理
健康教育和门诊体检	1. 组织筹备健康教育宣传日的咨询义诊活动,并将活动内容传真到区卫生局或疾控中心 2. 在上级领导的指导下,组织筹备临时性的咨询义诊活动,并进行效果评价,上报区卫生局 3. 组织单位大型体检及个人体检活动 4. 组织医疗相关政策、法规的宣传
角色增值	
其他	1. 完成医院领导交办的其他工作 2. 组织、定做门诊各科的标识、标牌、门诊纸介宣传材料

三、任职资格

资历(参考)	➤本科以上学历 ➤三年以上管理经验
所需资格证书	
知识、能力、素质要求	知识: 1. 拥有相当于大学本科水准的临床、管理专业知识,准确把握国家有关卫生工作的方针、政策、法规 2. 精通医院业务流程和管理流程方面的知识和相关规定 3. 通晓宣传计划的制订、组织和管理方面的知识 能力: 1. 有优秀的组织能力,能够组织医院各种宣传、义诊活动 2. 有较强的沟通、协调能力,能够处理门诊医患纠纷和群众的上访 3. 有优秀的信息收集和分析能力,能够掌握医务人员的门诊、出诊、值班安排的修改及执行情况 素质: 1. 良好的原则性和全局意识 2. 精力充沛,对竞争压力和工作压力有很强的承受能力

四、工作联系

内部沟通	医教处、院办、党办、医保办、行保处
外部沟通	区卫生局、区监督所、区疾控中心

五、签字确认

	责任人	时间
任职者签字		
上司签字		
人力资源部签字		

四、医院工作分析方法

1. 工作实践法

工作实践法是由工作分析人员亲自参加工作活动,体验工作的整个过程,从中获得工作分析的资料。要想对某一工作有一个深刻的了解,最好的方法就是亲自去实践。通过实地考察,可以细致、深入地体验、了解和分析某种工作的心理因素及工作所需的各种

心理品质和行为模型。所以,从获得工作分析资料的质量方面而言,这种方法效果较好。

2. 关键事件法

关键事件法是请管理人员和工作人员回忆、报告对他们的工作绩效来说比较关键的工作特征和事件,从而获得工作分析资料。关键事件法是一种常用的行为定向方法,这种方法要求管理人员、员工以及其他熟悉工作职务的人员记录工作行为中的"关键事件"——使工作成功或者失败的行为特征或事件。在

大量收集关键事件以后,可以对它们做出分析,并总结出职务的关键特征和行为要求。

3. 问卷调查法

问卷调查法是让有关人员以书面形式回答有关职务问题的调查方法。通常,问卷的内容是由工作分析人员编制的问题或陈述,这些问题和陈述涉及实际的行为和心理素质,要求被调查者对这些行为和心理素质在他们工作中的重要性和频次经常性按给定的方法作答。

问卷法的优点:快速、高效地从一大群人中获取信息的办法,比较规范化、数量化,利于统计定量分析,适合于用计算机对结果进行统计分析。

问卷法的缺点:使用成本较高,缺乏弹性,它所造成的错误需要相当长的时间才能改正,不易唤起被调查对象的兴趣,除非问卷很长,否则就不能获得足够详细的信息。

4. 访谈法

访谈法也称面谈法或采访法,它是通过工作分析人员与被访人员面对的谈话来搜集信息资料的方法。

访谈法的优点:可搜集到较多的信息,尤其对工作方面的信息可以了解得更为深入、更为确切;增加沟通机会。

访谈法的缺点:花费时间较多;被访者可能会有意无意地扭曲实际情况,使所获得的信息出现偏差。比如,将工作描述得比实际情况更复杂、更重要,想借此获得高薪或晋升的机会。

5. 观察法

观察法是指工作分析人员通过对员工的正常工作状态进行观察而获取工作信息,并通过对信息进行比较、分析、汇总等方式,得出工作分析成果的方法,通常与访谈法结合使用。

观察法的优点:适用于对主要由身体活动构成的工作进行工作分析,比较直观。

观察法的缺点:被观察者的反应会影响观察结果的有效性,使用范围有限,有些职位不适于观察法,如脑力活动较多或工作周期太长的工作。

6. 工作日志法

工作日志法是让员工用工作日记的方式记录每天的工作活动,作为工作资料。这种方法要求员工在一段时间内对自己工作中所做的一切进行系统的活动记录。如果这种记录记得很详细,那么经常会提示一些其他方法无法获得或者观察不到的细节。

工作日志法的优点:可提供一个非常完整的工作图景。

工作日志法的缺点:雇员可能会夸大某些活动,同时对某些活动低调处理。

第三节 医院员工招聘与培训

在人才竞争日趋激烈的今天,能否吸引并选拔到优秀的人才已成为医院生存和发展的关键。因此,为医院获取合格人力资源的招聘工作就愈发显得重要。当然,医院管理者也应该为医院员工的长远发展提供及时的教育培训,员工的知识和技能得以提升的同时也为医院的发展注入持久的动力。

一、医院员工招聘概述

(一) 医院员工招聘的概念

医院员工招聘是指医院为了发展的需要,根据工作分析和人力资源规划确定的所需人力资源数量与质量的要求,按照一定的程序吸收人力资源的过程。

(二) 医院员工招聘的程序

医院员工招聘的程序一般包括招募、选拔、录用、评估等四个阶段。

1. 招募

招募是医院员工招聘的前期工作,是指医院为了吸引更多的候选人前来应聘而进行的活动,主要包括招聘计划的制订和审批、招聘信息的发布、应聘者提出申请等活动。

2. 选拔

选拔是医院员工招聘的中心环节,是医院通过资格审查、初选、面试、笔试、综合测试等考核手段,从应聘者中选拔出与待聘职位最合适的人选。

3. 录用

录用是医院员工招聘的结果,是医院根据人力资源规划,合理配置新吸收的人力资源,包括人力资源初始安置、试用、正式录用等。

4. 评估

招聘评估是医院员工管理部门协同上级主管部门,对整个招聘活动的效益进行评估,包括招聘计划的完成情况、招聘的成本核算等。

二、医院员工招聘渠道及方法

(一) 医院员工招聘渠道

医院员工招聘的渠道有两种:一种是内部招聘;

一种是外部招聘。内部招聘是指吸引现在正在医院任职的员工填补部门空缺职位的一种方式，一般包括提升、晋级、工作调换及降职、降级等形式。外部招聘是指从医院外部吸引合适的人员来补充空缺或新增的职位。医院内、外部招聘各有利弊，往往内、外部招聘结合才会产生最佳效果。医院内、外部招聘的利弊比较如表5-5所示。

表5-5　医院内、外部招聘的利弊比较

	内部招聘	外部招聘
优点	1. 了解全面，准确性高	1. 人员来源广，选择余地大，有利于招到一流人才
	2. 可鼓舞士气，激励员工进取	2. 新员工能带来新思想和新方法
	3. 应聘者可更快适应工作	3. 促使老员工形成危机意识，产生"鲶鱼效应"
	4. 使组织培训投资得到回报	4. 提高组织知名度
	5. 选择费用低	
缺点	1. 来源局限于机构内部，水平有限	1. 应聘者不了解机构情况，进入角色慢
	2. 容易造成"近亲繁殖"	2. 对应聘者了解少，可能招错人
	3. 可能会因操作不公或员工心理原因造成内部矛盾	3. 内部员工得不到机会，积极性可能受到影响

(二) 医院员工招聘方法

1. 医院员工内部招聘方法

内部招聘常用的方法是布告招聘法和档案信息法。布告招聘法是通过医院内部的信息渠道(如布告栏、广播、局域网等)，公开发布招聘人员的范围、待岗名称、应聘条件、薪酬待遇、应聘程序等内容完成招聘过程；档案信息法是人力资源管理人员通过医院已经建立起来的医护员工档案信息资料，推荐选择合适的人选完成招聘的过程。

2. 医院员工外部招聘方法

外部招聘方法较多，如广告招聘、职工推荐、单独猎取、校园招聘、中介机构(如人才市场、劳务市场、职业介绍所、猎头公司等)招聘、网络招聘等，其中前三项多为招聘特殊人才和急需人才所采用，后三项往往是大量招聘人才时所采用的方法。

三、医院员工培训概述

(一) 医院员工培训的内涵

医院员工培训是指医院或针对医院开展的一种提高人员素质、能力、工作绩效和对医院的贡献而实施的有计划、有系统的教育、培养和训练活动。它的目标在于使得医院员工的知识、技能、工作方法、工作态度以及工作的价值观得到改善和提高，从而发挥出最大的潜力以提高个人和医院的业绩，推动医院和个人的不断进步，实现医院和个人的双重发展。

(二) 医院员工培训的分类

1. 岗前培训

岗前培训是为了使新进医护员工快速适应工作环境，达到工作要求而实施的培训。岗前培训的内容可分为如下内容：

1) 一般内容。它包括组织概况、规章制度、行为规范、共同价值观等。其中，行为规范和共同价值观属于医院文化的内容，目的是使新医院员工的思想、行为方式与医院的经营理念统一起来。

2) 专业内容。包括新岗位的业务知识、基本技能等。

2. 在岗培训

在岗培训是对在岗员工实施的培训，根据培训目的的不同可分为以下几种培训：

1) 转岗培训。它是针对医院内部流动的医护员工进行的、旨在使其达到新岗位要求的培训。

2) 晋升培训。它是对拟晋升人员或后备人才进行的、旨在使其达到更高一级岗位要求的培训。

3) 岗位资格培训。许多岗位需要通过考试取得相应资格证后才能上岗，而且资格证一般几年内有效。资格证到期时，医院员工需再次接受培训并再次参加资格考试。

4) 更新知识、掌握新技能的培训。它是指医院内、外部环境变化，需要医院员工更新知识，或者引进新的仪器设备，掌握其技术特点、功能等而进行的培训。

5) 以改善绩效为目的的培训。它一是针对绩效未达到要求者，二是针对绩效下降者，三是绩效虽达到要求，但医院员工希望改进其绩效而进行的培训。

3. 外派培训

外派培训是指医院员工暂时离开工作岗位，到组织外参加培训班、研讨会、考察、进修、攻读学位等形式进行自我提高的培训方式。

四、医院员工培训方法

1. 授课法

授课法也称课堂讲授法，是培训中最普通、最常用的方法。听专题学术讲座、参加学术会议基本上都属于授课法。

2. 案例教学法

案例教学法是医院经常运用的一种学习方法，医院的临床病例讨论、临床病理讨论、死亡病例讨论、疑难病例讨论等大致都属于这种方法。

3. 实践操作训练法

实践操作训练法是医院专业技术人员实践技能培训的主要方法。医院通常进行的护理"练兵"、检验科的仪器使用方法和化验项目操作等都属于此种方法。

4. 进修法

选派医院专业技术师级以上人员到上级医疗单位进修，选派高级专业技术人员到高层次的医疗、科研、教学等单位进修都是很好的培训方式。

5. 开展教学和科研

很多公立的医院都是医科院校的教学医院，优秀的专业技术人员除了要完成医疗任务，还要参与临床教学。对他们而言参与临床教学可以教学相长。结合临床，开展医学科学技术研究是培养医学人才的又一条途径。

6. 自学

自学是医护员工提高的一种最佳的培训方式，医院的管理者应该引导员工认识到结合自己的工作实践不断学习的必要性，让员工体会到学习化的社会是使个体创造性才能得到充分发挥的根本途径。

第四节　医院员工绩效考评

绩效考评是目前国际上比较流行的一种考评方法，已经被我国越来越多的医院所接受。

一、医院员工绩效考评相关概念

1. 绩效

绩效是指员工的工作能力、工作态度以及工作业绩等。

2. 医院员工绩效考评

医院员工绩效考评是指医院人力资源管理部门和医院员工主管部门根据"工作说明书"的要求全面、系统、科学地对医院员工的工作能力、工作态度以及工作业绩等进行考察、分析、评估与传递的过程。

二、医院员工绩效考评内容

通常，医院员工绩效考评指标体系包括工作业绩、工作能力、工作态度三大考评维度。每一个考评维度由相应的测评指标组成，对不同的考评对象、不同的考评期间采用不同的考评维度、不同的测评指标。

（一）工作业绩维度

工作业绩从任务绩效和周边绩效两个方面考评。

（1）任务绩效。是指员工所取得的工作成果，考评员工本职工作任务的完成情况，是绩效考评中的最主要部分。考评时要注意对员工在工作中对医院所作出的贡献进行客观评价，同时要兼顾员工所在部门对医院所作出的贡献。

任务绩效测评指标主要有任务完成程度、工作质量、工作数量、工作效率、工作成本、他人的反应。

（2）周边绩效。也称关系绩效，是指员工在工作过程中所表现出来的行为。对周边绩效的考评通常采用行为性的描述来进行评价，主要由与其有工作联系的员工对被考评员工进行考评。周边绩效考评的内容主要涉及5类行为：主动地执行不属于本职工作的任务；在工作时表现出超常的工作热情；工作时帮助别人并与别人合作工作；坚持严格执行组织的规章制度；履行、支持和维护组织目标。

（二）工作能力维度

工作能力是指员工完成各项专业性活动所具备的基本能力和岗位所需要的能力。

（1）医院管理人员能力测评指标。医院管理人员包括医院所有的高、中层干部以及护士长、班组长等。医院管理人员能力测评指标主要有业务知识水平、判断和决策能力、计划和执行能力、组织协调能力、沟通能力、人际交往能力、创新能力。

（2）医院一般人员工能力测评指标。医院一般人员工包括普通医生、护士、医技人员、工勤人员等。医院一般人员工能力测评指标主要有沟通理解能力、计划和执行能力、专业技能、创新能力。

（三）工作态度维度

工作态度在一定程度上影响着员工的工作业绩和能力。工作态度考评主要是对员工工作热情和工作积极性等方面进行考评，考评指标主要有积极性、责任心、主动性、服从性。

三、医院员工绩效考评指标权重

医院员工绩效考评各指标在绩效总体评价中的作用是不同的，因此评价时应该考虑赋予不同的权重。

（一）权重

1）权重（W）。权重表示单个考评指标在指标体系中的相对重要程度，权重是一个相对的概念。

2）权重必须满足的两个条件：①$0<W_i\leqslant1,i=1,2,\cdots,n$；②$W_1+W_2+\cdots+W_n=1$。

（二）权重确定的方法

常用的确定指标权重的方法有以下几种：

1）主观经验法。该方法是评价者凭自己以往的经验直接给指标赋予权重。

2）专家调查加权法。该方法是要求所聘请的专家先独立地对评价指标赋予权重，然后对每个评价指标的权重取平均值作为权重（表5-6）。

表5-6　权重调查表

	工作业绩	工作能力	工作态度
权重/%			

3）德尔菲加权法。该方法先给每位专家发放权重咨询表（表5-7），然后将所有专家对每个评价指标的权重系数进行统计处理。

表5-7　权重调查表

项　目	细分项目	细分项目对项目的重要性程度				
		不重要1	一般2	较重要3	很重要4	绝对重要5
医院员工绩效	工作业绩					
	工作能力					
	工作态度					

4）层次分析法。层次分析法（AHP）是美国匹兹堡大学著名的运筹学家T. L. Saaty教授于20世纪70年代中期提出的一种定性与定量分析相结合的多目标决策分析方法。该方法的原理较为复杂，这里不做介绍。

四、医院员工绩效考评指标体系设计

不同类型的医院员工其工作职责和工作要求不同，因此，不同类型的医院员工的绩效考评指标体系也不同。应该根据每一类医院员工的工作职责和工作要求对其绩效考评指标体系进行设计。由于医院员工类型众多，这里仅对部分医院员工的绩效考核指标体系进行设计。

1. 医院院长

医院院长绩效考核指标体系设计范例如表5-8所示。

表5-8　医院院长绩效考核指标体系设计范例

考核项	考核指标	权重/%
1. 制定医院发展规划	中长期发展战略中年度经营目标的实行率达到＿＿＿%	
2. 医院决策管理	重要问题的决策正确率达到＿＿＿%	
3. 监督检查	医院年终财务指标完成率达到＿＿＿%	
4. 资源管理	高层干部的考核结果，平均得分达到＿＿＿分以上	
5. 医院日常管理	医院的经济效益比上年度提升的比例达＿＿＿%以上	
6. 医护人员职业道德教育	患者或患者家属对医疗服务的满意度评价在分以上	

2. 住院医师

住院医师绩效考核指标体系设计范例如表5-9所示。

表 5-9　住院医师绩效考核指标体系设计范例

考核项	考核指标	权重/%
1. 医德医风	服务态度好、违规行为为 0 次	
2. 临床实践时间	每年在岗时间不得少于___个月	
3. 专业技能	基本技术操作、手术操作熟练程度达___%	
4. 病历、医疗文件书写	评分不低于___分	
5. 参加学术活动	累计学分不低于___分	
6. 教学	各项教学工作计划完成率达到___%	
7. 科研	各项科研工作计划完成率达到___%	

3. 主治医师

主治医师绩效考核指标体系设计范例如表 5-10 所示。

表 5-10　主治医师绩效考核指标体系设计范例

考核项	考核指标	权重/%
1. 医德医风	服务态度好、违规行为为 0 次	
2. 临床实践时间	每年在岗时间不得少于___个月	
3. 临床能力和水平	诊疗工作数达到___次、门诊工作数达到___次、临床出错率为 0	
4. 教学	各项教学工作计划完成率达到___%	
5. 科研	各项科研工作计划完成率达到___%	
6. 知识更新教育	继续医学教育项目评分不低于___分	

4. 检验科主任检验师

检验科主任检验师绩效考核指标体系设计范例如表 5-11 所示。

表 5-11　检验科主任检验师绩效考核指标体系设计范例

考核项	考核指标	权重/%
1. 检验项目选择	检验项目选择合理,应用价值高	
2. 检验工作实施	检验工作顺利开展,出错率为 0	
3. 科研工作开展	新技术的引进项数及推广率	
4. 教学与培训实施	各项教学、培训工作计划完成率达到___%	
5. 检验结果解释与咨询	配合度高,诊断符合率达到___%	

5. 药剂科主任药师

药剂科主任药师绩效考核指标体系设计范例如表 5-12 所示。

表 5-12　药剂科主任药师绩效考核指标体系设计范例

考核项	考核指标	权重/%
1. 药品调剂、制剂、检验	各类药品质量合格率达到___%	
2. 临床用药管理	临床用药合理率达到___%	
3. 药学研究与教学培训	药学研究与教学培训工作计划完成率达到___%	
4. 新制剂、新技术的研究	新制剂、新剂型的研发数达到___项/年	

6. 护士

护士绩效考核指标体系设计范例如表 5-13 所示。

表 5-13　护士绩效考核指标体系设计范例

考核项	考核指标	权重/%
1. 护理工作开展	重大事故差错率为 0	
2. 病区管理	领导满意度评价在___分以上	
3. 参与科研管理	领导满意度评价在___分以上	
4. 培训管理	培训计划完成及时率达到___%	

五、医院员工绩效考评技术

1. 平衡计分卡方法

平衡计分卡（balanced score card，BSC）的核心思想就是通过财务、顾客、内部流程、学习和成长四个方面指标之间相互驱动的因果关系展现组织的战略轨迹。在医院这四个方面存在深层的内在关系：学习和成长解决医院长期生命力的问题，是提高医院内部战略管理的素质与能力的基础；医院通过管理能力的提高为患者（顾客）提供更大的价值；患者（顾客）的满意导致医院良好的财务效益。

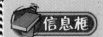

信息框

平衡计分卡是20世纪90年代战略管理会计专家罗伯特·卡普兰和复兴方案公司总裁戴维·诺顿研究开发的绩效管理新工具。平衡计分卡的"平衡"体现为多方面：财务与非财务评价之间的平衡；长期目标与短期目标之间的平衡；外部和内部要求的平衡；结果和过程的平衡；前导指标与滞后指标的平衡；管理业绩和经营业绩的平衡等。

（资料来源：朱家勇.2005.医药人力资源管理学.北京：中国医药科技出版社,183）

2. 目标管理方法

目标管理方法（management by objectives，MBO）是组织管理者先与员工共同确定某种便于衡量的工作目标，然后定期与员工就工作目标的达成进度进行讨论的工作绩效评价方法。

目标管理方法在医院绩效考评中的应用步骤为：

1）医院管理者和员工联合制定评估期内要实现的工作目标，并为实现特定的目标制定员工所需达到的业绩水平。

2）在考评期间，医院管理者和员工根据业务或环境变化修改或调整目标。

3）医院管理者和员工共同讨论目标是否实现，并讨论失败原因和改进措施。

4）医院管理者和员工共同制定下一评价期的工作目标和绩效目标。

3. 关键绩效指标方法

关键绩效指标（key performance indicators，KPI）是通过对组织内部流程的输入端、输出端的关键参数进行设置、取样、计算、分析，衡量流程绩效的一种目标式量化管理指标，是把企业的战略目标分解为可操作的工作目标的工具。

医院员工关键绩效指标具体的制定过程为：

1）明确医院的战略目标，找出医院的工作重点，并找出关键工作领域的关键绩效指标（KPI），即院级KPI。

2）各部门的负责人依据院级KPI分解出部门级KPI，以确定评价指标体系。

3）各部门的负责人将部门级KPI进一步细分，分解为个人KPI，以确定个人评价指标体系。

4）设定评价指标的评价标准。

5）对关键绩效指标进行审核，以确保KPI能够全面、客观地反映员工的绩效，而且容易操作。

4. 关键事件法

关键事件法需要医院管理者对每一位员工保持一份"考绩日记"或"绩效记录"，由考察者或知情人（一般是直属上级）随时记录。要求所记载的事件有好的也有差的，是较突出的并与绩效相关的事件。

5. 绩效评定量表法

绩效评定量表法在医院员工绩效考评中用得很普遍，即将员工绩效按各维度划分等级，并用量表的形式表达出来。在考评时将员工的实际绩效与之对照进行勾选，如表5-14所示。

表5-14 某医院绩效评定量表

员工姓名		所在科室			
职位名称		填表日期			
评价内容	评价等级				
	很差	较差	中等	较好	很好
工作业绩					
工作能力					
工作态度					
员工声明：对于这个考评我同意（　　）　　不同意（　　） 不同意的原因：					
员工签名		审查人签名			

6. 强制分配法

按照"两头小中间大"的正态分布规律,先确定好各评定等级在医院各科室员工总数中的比例如 A 杰出（5%）、B 优秀（20%）、C 良好（40%）、D 及格（30%）、E 较差（5%）,再计算出各级人员的数量,然后强制确定员工的等级。

第五节　医院薪酬管理

薪酬是人们在社会上赖以生存的基本条件,也是员工自身价值的体现。医院薪酬制度是否合理,不仅会直接影响员工的生活质量,也会影响员工的工作积极性,进而影响医院的整体效益。

一、医院薪酬概述

1. 医院薪酬

医院薪酬是指员工因向医院提供劳动、技术或服务而从医院获得的各种形式的回报,这种回报可以是金钱、物品等物质形态,也可以是晋升、休假、荣誉等非物质形态。具体说来,医院的薪酬包括工资、奖金、福利三个部分。

2. 医院薪酬的表现形式

医院的薪酬系统（图 5-2）从表现形式上看可以分

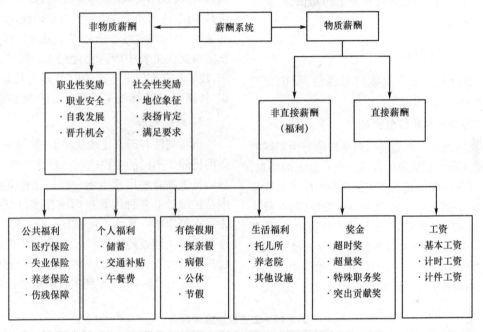

图 5-2　医院的薪酬系统

为两大部分:物质薪酬和非物质薪酬。其中物质薪酬又可分为直接报酬和非直接报酬两部分。直接报酬包括工资与奖金;非直接报酬包括公共福利、个人福利、有偿假期、生活福利等。非物质薪酬又可分为职业性奖励和社会性奖励两部分。职业性奖励包括职业安全、自我发展、晋升机会等;社会性奖励包括社会地位、表扬与肯定等。

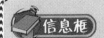
信息框

宽带薪酬导入

随着中国网通、西门子等几家著名的公司对于宽带薪酬管理模式的导入和应用,宽带薪酬作为一种薪酬管理模式得到日益广泛的讨论和关注。所谓"宽带薪酬"就是组织将原来相对比较多的薪酬级别,合并压缩为几个级别,同时拉大每一个薪酬级别内部薪酬浮动的范围。简单地说就是薪酬级别少了,级别内部的差异大了。

这种薪酬模式使得员工有可能在很长一段时间内,做同一个职位,但在同一个级别内部,因为个人能力的提高或者个人业绩的提升等原因,收入得到显著的提高。员工不再单纯地因为岗位的改变、岗位级别的提升而导致收入的提高。

与传统的薪酬模式强调岗位,以岗位不同确定工资相比,宽带薪酬强调对个人能力和业绩的尊重和重视,这就对应了组织比较尊重个人贡献,强调个人差异,激励个人努力的文化特征。

二、医 院 工 资

(一) 医院工资的概念

医院工资就是医院因员工提供的劳动或服务而以货币形式定期支付给员工的报酬。我国医院较普遍的工资制度是结构工资制,即由基本工资、职位技能工资和国家政策规定的各种津贴等部分组成。基本工资是为了保障医院每位员工维持最低生活水平所需而制定的工资;职位技能工资是以员工为医院所作贡献为依据的工资,即以员工所担任的职务的高低、责任的大小、工作的繁简以及员工的知识、技能为依据给予的补偿。

(二) 工资制定方法

工资制定的具体方法有职位等级法、职位分类法、因素比较法、点排列法等。

1. 职位等级法与职位分类法

(1) 职位等级法。就是将医院的职位分为不同的级别,再根据不同级别职位的责任以及对员工的要求,确定其基本工资水平。员工工资的多少取决于其职位所处的级别。一般医院工资分为4个等级:第一级为具有高级专业技术职务者,主要是指主任医师、主任药师、主任技师等;第二级为具有副高级专业技术职务者;第三级为具有中级专业技术职务者;第四级为具有初级专业技术职务者。不同的级别有不同的工资。

(2) 职位分类法。就是将医院的职位分为不同的类别,再根据不同的类别职位的责任以及对员工的要求,确定其工资水平。员工工资的多少取决于其职位所属的类别。医院将其员工分为医疗类、护理类、药剂师、管理类等,不同类别有不同的工资。

通常,职位等级法与职位分类法必须同时进行,即员工的工资水平和工资结构是由其职位的级别和类别的不同而确定的。

2. 因素比较法

影响医院员工工资的因素也就是影响其工作绩效的因素,衡量每种因素在工作绩效(工资)中的构成比例,即可确定不同职位员工的工资标准。例如,医生职位对知识、技术和工作态度的要求较高,属知识密集型的职位,对医院效益影响大,责任也相对较大,其知识、技能因素在工资中所占比例则大。医院清洁工对知识、技能和态度要求不高,但工作环境较差,因此,其知识、技能、态度方面的工资不高,而环境补偿较高。

3. 点排列法

点排列法与因素比较法类似,但侧重于级与级之间的比较。不同的工作(职位)对员工要求不同,因而影响员工绩效的因素也不一样。点排列法就是将影响员工绩效的各种因素按影响程度以"点数"排列出来。在确定某一具体工作(职位)的工资时,将不同程度影响员工绩效的因素所对应的点数相加,算出该职位工资总极点,再将极点转换成工资量即可。

表5-15是一个典型的工资极点数排列表。

表 5-15　工资极点数排列表

关键因素	子因素	1级	2级	3级	4级	5级
知识技能	学历	15	30	45	60	75
	工作经历	20	40	60	80	100
	职称	15	30	45	60	75
体力	生理要求	10	20	30	40	50
	心理要求	5	10	15	20	25
责任	对材料与产品	5	10	15	20	25
	对设备	5	10	15	20	25
	对他人工作	5	10	15	20	25
	对他人安全	5	10	15	20	25
工作条件	工作环境	10	20	30	40	50
	危险性	5	10	15	20	25
总极点		100	200	300	400	500

注:1. 学历状况:高中(中专)15点、大专30点、大学本科45点、硕士研究生60点、博士研究生75点。

　　2. 工作经历:3个月以下20点、3个月~1年40点、1~3年60点、3~5年80点、5年以上100点。

　　3. 职称:初级以下15点、初级30点、中级45点、副高级60点、高级75点。

　　……

根据上述"典型的点排列表"确定不同类别的职位和同类但不同级别的职位的工资极点(表5-16)。

表5-16 不同级别职位的工资极点

子因素	医院清洁工		医师	
	等级	点数	等级	点数
学历	1	15	5	75
工作经历	1	20	4	80
职称	1	15	5	75
生理要求	4	40	2	20
心理要求	1	5	4	20
对材料与产品	1	5	5	25
对设备	2	10	1	5
对他人工作	1	5	1	5
对他人安全	1	5	1	5
工作环境	4	40	1	10
危险性	3	15	2	10
总极点		175		330

注:假设工资极点与工资额的换算为1点等于5元,根据上表,医院"清洁工"的月平均工资为175×5＝875(元),"医师"的月平均工资为330×5＝1650(元)。

三、医院奖金

(一) 奖金的概念

一般认为,奖金是工资的重要补充,按我国工资政策的有关规定,奖金也是广义工资的构成部分。与一般意义上的工资相比,奖金的确定是以员工的贡献率为依据的,奖金的支付对象只是对医院有突出贡献的员工或团队,而一般意义上的工资的支付则是全员性的。

(二) 医院奖金的种类

医院可以根据自身的条件和需要设立各种奖金,常设的奖金有超时奖和职务奖等。

1. 超时奖

超时奖又叫加班费,是指在特殊情况下,一些员工不得不在规定时间之外为医院工作,医院为回报员工的这种行为而支付给员工的报酬。我国现行的劳动制度规定:每周劳动5天,每天工作8小时,每年法定节日10天。

2. 职务奖

职务奖又称职务工资或职务津贴,是指员工担任了某一特定的职务后,由于该职务的特殊要求或特殊责任,医院支付给该员工的奖金。职务奖多适用于医院的高层管理人员、特殊环境下的特殊作业者、特殊技能或专长的员工以及承担高风险的员工,即要完成这些任务,需要比一般员工付出的更多,或为胜任该职务而已经比一般员工付出了更多。例如,医院重大科研项目的负责人,其肩负的责任和对其素质的要求都与医院普通职工不同,因而其就应当获取职务奖。

根据需要,医院还可以设立其他的奖项,如突出贡献奖、建议奖、节约奖等。

四、医院福利

(一) 医院福利的概念

医院福利是指医院为员工提供的除工资与奖金之外的一切其他待遇。福利的形式可以是金钱与实物,但更多的则是以服务机会与特殊权利等形式体现。福利与工资、奖金的区别在于它的确定不是以员工对医院的贡献大小为依据。

(二) 医院福利的类型

医院的福利形式多种多样,每个医院除了国家政策法律规定的基本福利以外,还可以提供其他许多形式的福利项目。一般医院常设的福利有以下几种。

1. 公共福利

公共福利是指根据国家有关规定,所有医院都必须向员工提供的基本福利。主要包括以下几种类型:

1) 医疗保险。指医院按国家有关规定为员工患病治疗时提供的经济帮助。医疗保险是公共福利中最重要的一种,医院必须为每一位正式员工提供相应的医疗保险,为员工的健康提供保障。

2) 养老保险。指员工达到国家规定的年龄、工龄而退休,或者因公、因病而完全丧失劳动能力后,为保障其生活,由国家或医院向其提供的经济帮助。退休费(即养老金)、医疗费、生活困难补助等是养老保险的主要形式。

3) 失业保险。指为了使员工在失业期间有基本的生存保障和再就业机会,医院按国家有关规定为失业员工购买的保险。

4) 伤残保障。指员工由于工伤或其他意外事故受伤或伤残,暂时或永久丧失劳动能力后,为了减轻员工在治疗、护理及生活方面的负担,医院按国家规定为其提供的经济补助。

5) 生育福利。指为保证女职工在生育期间的生活与健康,医院所提供的一切待遇。产假、产期工资待遇等是生育福利的主要形式。

2. 个人福利

个人福利是指医院根据员工的需要以及医院自身的财力和发展需要,确定提供给员工的福利。

1) 住房福利。指医院为了使员工有一个较好的生活居住环境而提供给员工的一种福利。医院为员工提供住房福利的方式有:按月给员工提供住房补贴;医院建造、购买住房,然后低价出租、出售给员工;为员工购房提供贷款担保等。

2) 交通福利。指医院为员工上下班提供交通便利。医院提供交通便利的方式有:医院派车接送员工上下班;按月为员工提供一定数额的交通补贴;为员工报销交通费用等。

3) 储蓄金。又称互助金或福利基金,是指由医院组织,员工自愿参加的一种民间经济互助组织。员工每月储蓄一定数额的资金,当员工经济发生暂时困难时,可以向互助组织申请贷款以渡过难关。

4) 员工困难补助。指医院为生活困难的员工提供的一种经济帮助。员工困难补助包括定期补助和临时补助两种。

3. 有偿假期

有偿假期又称带薪休假,是指员工利用工作时间处理工作之外的事务或休息,并享受工作时间的正常待遇。有偿假期主要有病假、产假、公休假、节日假、年休假、探亲假等。

4. 生活福利

生活福利是指医院为方便员工生活而提供的福利项目。医院的生活福利主要有食堂、托儿所、养老院、卫生及医疗保健设施、文娱体育设施等。这些设施都为本院员工提供集体免费或低费服务。目前在某些医院还提供免费工作餐、年度体检等集体生活福利。

本章小结

1) 医院人力资源管理职能包括以下内容:制订人力资源规划和计划、有效配置各级各类人员、人才开发和培训、工作绩效考评、福利与劳保管理、保管员工档案、人力资源会计工作等。

2) 工作分析又称职务分析、岗位分析,它的结果是产生工作(或职位)说明书,工作说明书中包括工作描述和任职说明两方面的内容。

3) 医院员工招聘的程序一般包括招募、选拔、录用、评估等四个阶段。内部招聘和外部招聘是医院员工招聘的两种策略。

4) 医院员工培训方法有授课法、案例教学法、实践操作训练法、进修法、开展教学和科研、自学等,医院一个培训方案一般是几种培训方法的有机结合。

5) 医院员工绩效考评指标体系通常包括工作业绩、工作能力、工作态度三大考评维度。

6) 医院员工绩效考评常用的方法有:平衡计分卡(BSC)方法、目标管理(MBO)方法、关键事件法、绩效评定量表法、强制分配法等。在操作过程中,医院考评者应针对不同的考评对象选择合适的考评方法以确保考评结果的有效性。

7) 一般而言,医院的薪酬包括工资、奖金、福利三个部分。

本章思考题

1. 谈谈医院人力资源管理在医院管理中的重要性。

2. 医院人力资源管理的基本原理有哪些? 如何在实际工作中应用?

3. 人力资源需求预测和供给预测的方法分别有哪些?

4. 结合门诊医生的工作内容与任职要求,为医院门诊医生编制一份工作说明书。

5. 医院员工招聘的渠道有哪些? 各自有哪些优缺点?

6. 医院员工培训的具体方法有哪些?

7. 谈谈医院员工绩效考评的作用。

8. 医院员工绩效考评的维度有哪些?

9. 医院员工绩效考评有哪些技术?

10. 谈谈医院薪酬的构成及其表现形式。

11. 医院工资制定方法有哪些?

12. 你对医院的人力资源管理有何建议?

案例分析

第一康复医院:人才的摇篮

伴随着全国第一座超高层现代化医疗大楼的建成,第二军医大学附属第一康复医院的人才梯队和学科建设也站在了上海市医疗卫生系统的制高点。在上海市卫生系统最高荣誉奖"银蛇奖"的名单上,该院已连续5届榜上有名,并成为唯一的一等奖"三连冠"获奖单位。"八五"计划期间,第一康复医院获得的国家科技进步奖和发明奖居全军医院前列;近4年来,论文发表数一直名列全国医院的前10名。

1. 能否在南京路上站住脚

1979年年初,第二军医大学召开了一次全校科技成果表彰大会。这次会上第一康复医院没有一个人上台领奖,坐了冷板凳。回院的路上,一位老教授禁不住发出了感慨:"这样下去,第一康复医院还能否在南京路上站住脚?"这件事在全院上下引起了巨大震动。的确,当时该院医护科技人员队伍素质参差不齐,结构不合理,全院有高级职称的仅12人、中级职称的有73人,没有一个硕士生、博士生导师。

面对日新月异的世界医学科技成就,面对国内同行的激烈竞争,第一康复医院领导者感到了危机。反思之后,第一康复医院党委决定,要采用超常规的办法,尽快培养出一批高质量的人才,缩短与国内外同行的距离。院领导首先提出了"四个舍得",即舍得给时间、舍得给车辆、舍得给场地、舍得给经费。在人员极其紧缺的情况下,该院把青年医生送出去培养、脱产学习,并因地制宜腾出场地,开办补习班。医院每年用于人才培养的经费从几年前的10万元、15万元、30万元一直增加到300多万元。

2. 站起来是架梯子,躺下去是座桥

第一康复医院拥有一批骨科学界老专家、老教授。医院党委号召所有的老专家、老教授甘当人梯,甘当年青一代跨向21世纪的桥梁,为国家和医院培养更多的栋梁之才。

"站起来是架梯子,躺下去是座桥"。这些老专家、老教授用自己的肩膀托起了一个个学科。脑外科黄一诚教授便是其中的一位。每个新分配到脑外科的大学生一到,黄教授就会有针对性地为其制定一个为期3年的业务培训安排和学术发展规划。为了使学科发展跟上国外的研究水平,黄教授积极联系建立了与美国、日本、德国等国的中外合作研究点,一批批年轻医生带着科研课题出去,揣着科研成果回来,使第一康复医院脑外科跨入了世界先进行列。填补了我国免疫球蛋白分子病空白的林务波教授,培养出只有27岁的全国最年轻的教授。他总是勤奋地收集国内外各种有关资料来丰富自己和学生的学识。他为学生们确定的课题、科研设计都获得很大成功。近年来,林教授的学生多次荣获军队和国家奖项。

3. 我们的舞台在第一康复医院

良好的环境建造起人才脱颖而出的摇篮。一个个学科带头人、一批批科研成果从这里走全国,走向世界舞台。

该院皮肤科主任周兰军教授是年轻的学科带头人。当年,他开始真菌病学研究后,发现该领域中有许多问题需要探索。于是他向领导提出将一间5平方米的小厕所改做实验室的要求。院领导硬是挤出一间18平方米的房子给他

当实验室。周教授最终在医学上取得了巨大成就:建立了全国唯一的隐球菌专业实验室,并经卫生部批准成为中国医学真菌保藏管理中心隐球菌专业实验室;两次首先发现国际上新的致病真菌;三次首先发现国内新的致病真菌,使我国真菌病研究跻身世界先进行列。

20世纪80年代中期,第一康复医院办起了一年一度的学术擂台赛,参加打擂的是清一色的年轻人。课题由医院定,经费由医院出,此举极大地调动了年轻人的积极性。8年来,全院有370人参加打擂,125人获得总计200万元的科研资助,115人取得了科研成果。

4. 真诚的心温暖着海外年轻学子

1992年,年轻的肾内科主任刘永和作为当年上海市"银蛇奖"获得者即将赴美进修时,正逢职称评定工作开始。若错过这次职称晋升机会,一等将是两年。不能因出国学习而影响职称晋升!爱才心切的领导提前请来职称评审委员会的专家们,专门为他举行了一个别开生面的"个人述职答辩专场"。3个月后他在国外收到了晋升为教授的通知。该院脑外科的吴海涛博士做梦也没有想到,自己还身在国外求学,领导已帮他妻子办妥了从外地调到上海工作的一切手续,并为他们夫妇在上海安置了两室一厅的新家。

为了让归来的学子有施展才华的广阔舞台,院领导对归国人员在事业发展上的要求,总是一条条、一件件地满足和落实。对确有才华和学术专长的人才,还让他们走向领导岗位。仅近几年,医院就有21人学成归国,8人走上领导岗位。抱着"尽快让自己的最新科研项目在这里开花结果"的念头,刘永和教授深夜12点下飞机,带着从国外带回来的12部仪器、资料和标本直奔医院,一头扎进实验室。回国后,他建立了肾病免疫生化和肾病病理两个实验室,开展了多项科研。吴海涛博士三次出国,三次谢绝许以优厚待遇的多方挽留,按期回到祖国,并将其在国际上率先开展的"亚低温对颅脑损伤治疗作用的研究"成果应用于临床。

春华秋实,斗转星移。20年前老教授的那声感慨早已成为历史。如今的第一康复医院已重新站在国内乃至世界许多医学科研的前沿。目前,该院医疗系列人员中有博士82人、硕士160人,高级专业技术职务人员由当年的12人增至178人,在骨科、神经外科、急救医学、泌尿外科等领域形成和具有专项特色。

(资料来源:改编自 http://www.baidu.com)

案例思考题

1. 第一康复医院是如何确立自己的学术领先地位的?他们采取了哪些措施?

2. 第一康复医院是如何培养、吸引和留住优秀人才的?你对他们的举措有何评论?

3. 在培养、吸引和留住人才方面,医院领导者应起什么作用?

第六章　医院医疗管理

学习目标

1. 了解医院医疗管理的基本内容及医疗管理工作的特点和要求。

2. 掌握门诊管理的过程、特点和基本内容。

3. 掌握住院管理基本内容和工作要求，熟悉住院管理的特点。

4. 了解急诊工作的现状、急诊范围和急救设备，掌握急诊管理的工作要求。

5. 熟悉医技科室管理特点、科室设置及管理体制，以及质量管理的基本内容。

6. 熟悉医院病案管理的意义和基本任务，掌握病案管理的方法和利用，了解电子病案管理和使用。

引导实例

整体医疗是适应现代医学模式的新的医疗管理模式，它既要求提供整体、全面、多层次、全方位的服务，又要求提供个性化的服务；既要求做好院内服务，又要求拓展院前服务功能和出院后随访与康复指导服务。中国解放军第181医院从1999年开始施行整体医疗模式，取得了较好的效果。

1. 以整体理念整合科室，形成优势互补

该院以整体理念对一些科室进行了整合，实行强强联合、强弱联合，将妇科、产科、儿科和新生儿科整合为妇幼中心，形成了一支多功能的妇幼医疗保健团队，使该中心成为该院具有核心竞争力的单位之一，每年门诊量为70 000多人次，住院达2000人次。肿瘤中心形成了以靶向综合治疗为特色的整体医疗模式，实行首席专家制，将各专科的肿瘤患者集中在肿瘤中心，大大提高了肿瘤的治疗效果。此外，该院将多个分散的实验室整合为中心实验室，既节省了人力、物力，又扩大了业务范围，而且提高了工作质量。将医学影像业务整合为"影像中心"，实现了优势互补。

2. 实行人性化服务，提高整体服务水平

开展了院前疾病普查以及健康宣传教育，对严重危害社会人群健康的心脑血管疾病、慢性肾脏病、糖尿病等进行社区筛查并实行早期干预治疗。目前正在进行与世界肾脏病学会合作的慢性肾脏病、高血压、糖尿病及心脑血管疾病的社区筛查及早期综合干预治疗的研究，此项工作在2007年国际肾脏病大会上得到大会主席的高度评价。该院建立了出院后随访制度，经治医生对出院后的每位患者定期进行随访，了解患者出院后情况及治疗效果，指导患者康复。

3. 促进了医疗技术建设，提高了整体技术水平

该院通过努力，目前设有全军肾移植与透析治疗中心、广州军区肾病研究所、广州军区泌尿外科中心、烧伤整形中心、皮肤病防治中心、计划生育优生优育技术指导中心、器官移植中心，另外，神经内科和肿瘤科是广州军区重点学科。此外，该院的肝移植、心脏外科、显微外科、骨科、神经外科、眼科、老年病科也各具技术特色和优势，从而形成了该院的优势学科群，整体技术水平得到了明显的提高。

该院自推行整体医疗模式以来，有效地提升了医院的整体效益。与推行整体医疗模式之前的1998年相比，门诊人次上升了420.11%，住院人数上升了279.97%，治愈好转率提高到98.17%，床位使用率提高到91.35%。

[资料来源：向月应，王庆林等．2007．整体医疗管理模式的建立与实践．中国医院管理，27(12)：50-51．]

医疗是医院的中心工作，医疗管理是医院管理的核心内容，医疗管理有效的实施是医疗工作顺利开展的重要保障，因此，必须把医疗管理置于医院各项管理的首要位置。

第一节　医院医疗管理概述

一、医疗管理的概念

医院的医疗管理是指对医院医疗系统活动全过程进行的组织、计划、协调和控制，使之经常处于运作的状态，并对变化了的客观环境有较强的适应性，以达到最佳医疗效率和医疗效果的目的。现代医院的医疗管理就是有效利用医护人员的技术力量、合理使用各种医疗资源，解除患者的疾病痛苦，为人群提供健康保证。它包括的内容更为广泛，是指所有利用医院资源，保障人群健康的医疗行为。当前，随着社会经济环境、生活水平、生活习惯等的改变，疾病谱和死亡谱、人口年龄结构、病因与死因、防治对象和防治对策等发生了很大的变化，这些变化导致医疗含义包容了预防、诊疗、康复和保健四方面内容。

二、医疗管理工作要求

医疗管理工作具体要求如下：

1）坚持患者第一的原则，患者的需要就是医疗工作的需要。

2）安全有效的原则，严格执行各项医疗规章制度，防范医疗差错事故的发生。

3）执行首诊负责制原则，即对首诊患者做到谁接诊谁负责，不得推诿，确系他科疾病，应主动请相关科室会诊后转科。

4）加强重点管理的原则，注重重点患者、重点科室、重点环节。

三、医疗管理职能

医疗管理的职能主要包括：明确医疗管理任务目标，如门诊、急诊、病房、院外及医技科室的医疗工作数量、效率及质量目标，新开展医疗项目的方向、规模，技术力量的配备；保证医疗技术水平充分发挥，科学设置医疗组织机构，包括医疗技术人员的配备、组合与调度，医疗技术人员的调整与排班，医疗指挥系统灵敏反应；完善各项医疗规章制度，如以责任制为中心的医疗管理制度、各级人员职责、各种诊疗常规、各项技术操作规范；检查评估医疗效果，分析和找出管理上的缺陷和不足之处，调整医疗管理的内容。

四、医疗管理基本内容

1）诊疗组织的管理。诊疗组织是医疗活动的组织保证。没有诊疗组织，医疗活动就无从谈起。因此，加强诊疗组织的管理是医疗管理重要的基础性工作。诊疗组织的管理在保证诊疗活动有序、相对稳定的同时，应当重视适时地变革。

2）医疗技术的管理。医疗管理是一个具有强烈技术性的管理。因而，医疗技术管理是它的中心环节。随着临床医学科学技术的快速发展，医疗技术管理日益呈现精细化、综合化、系列化和实时化。

3）医疗安全管理。针对医疗中产生不安全的因素，如医源性因素、医疗技术因素、药源性因素、医院卫生学因素和组织管理因素，做出相应的管理对策。

医疗管理是一个过程，各个环节有不同的管理内容、不同的特点、不同的工作方法。本章将介绍现代医院门诊管理、住院管理、急诊管理、医技科室管理、病案管理5个方面的基本内容和基本要求。

第二节 医院门诊管理

门诊是医院医疗工作的第一站，是直接接受患者进行诊断治疗和开展预防保健的场所，接触患者最早，涉及人员最多，设置科室多且专业复杂，而患者在门诊停留时间短暂，因此门诊管理的质量直接影响着门诊医疗质量的高低、门诊秩序的好坏和门诊矛盾的多少。

一、门诊科室设置和管理体制

门诊科室设置可分为一般门诊、急诊门诊、专科门诊、特殊门诊4类。随着医学专业分科越来越细、协作性越来越强，门诊科室的分科也越来越细。以综合医院为例：①一般门诊是医院门诊的主要部门，设有内科、外科、妇产科、儿科、眼科、口腔科、耳鼻喉科、感染科、中医科、皮肤科、保健科、社区卫生服务中心。②急诊门诊可设内科、外科，其他科急诊由住院部二线医生应诊。③专科门诊根据各自医院发展的侧重点和医院综合实力的不同设置。医学各学科深入发展后不断分化，医学诊疗手段层出不穷，各种先进仪器设备不断得到应用，一些疑难病不断得到攻克，医院相应产生了专科、专家、专病门诊，如内科分为呼吸内科、消化内科、神经内科、心血管内科等，外科可设泌尿外科、普外科、骨外科等，进一步可分专病专家门诊，如糖尿病、哮喘病、冠心病、心律失常、风湿病、白内障等。④特殊门诊是随着医学模式的改变而设，如老年病门诊、心理咨询门诊、疼痛门诊、康复门诊、碎石中心，为方便患者就诊，提高服务水平，很多医院设立了导医门诊或导医台。

门诊的组织管理体制主要采用业务副院长领导下的门诊部主任负责制，负责门诊、急诊、院前急救工作。县以上综合医院应建立急诊科或急救中心，单独领导急诊工作。医院门诊部的领导体制大致分为两种形式：①双重领导形式，即门诊工作人员包括医技护人员、后勤人员、财务人员等，接受门诊部主任和所在科室主任的双重领导。门诊部设主任、护士长各一名，主任主要负责检查、督促、联系、组织、协调工作，处理日常门诊工作和应急事件。医护人员主要由各临床科室派出。护士长总管门诊护理工作,督促检查门诊护理质量,协助主任做好各种协调。②门诊部统一归口领导形式,即凡在门诊部工作的医、技、护、工勤等各类人员无论从哪个部门或科室派出,在业务组织管理和考勤考绩方面都由门诊部负责,并要求各部门和科室派出参加门诊工作的医护人员做到相对稳定,不得随便调动。

二、门诊医疗工作的特点

医院门诊工作具有"五多一短"的主要特点。

1. 患者集中多

门诊每天要接待大量来自社会各方面、各阶层的患者。一些技术设备条件较好、交通比较便利的城市医院的门诊患者更为集中,一般省级综合医院的日门诊量均超过 2000 人次,有的甚至超过 4000 人次。对于这种门诊患者集中的现象,医院要力求保证患者得到及时、有效、优质的诊疗服务,缓解门诊数量与质量的矛盾;要求医院领导高度重视对门诊工作的管理和支持,合理安排好门诊工作人员,改善门诊工作条件,尤其要做好门诊高峰的分流工作,保证良好的诊疗秩序。

2. 诊疗环节多

门诊是一个诊疗功能比较齐全的系统整体,是从患者挂号、候诊、就诊,到医院提供检诊分诊、诊断、检验、放射、注射、治疗、取药等一连串的多个环节组成的流程。在这个流程中,任何一个环节的梗阻都可能造成门诊的严重拥挤,给患者带来不便;而且上述多个环节中还涉及缴费手续,就要求医院领导能应用系统管理理论和方法,剖析门诊诊疗环节的过程、时间和特点,防止和克服"三长一短"现象(即挂号时间长、候诊时间长、检查处置取药时间长、诊察时间短),要做好门诊的导医服务,简化就诊手续,同时合理安排门诊科室布局,增添为民服务的各种辅助器材和服务项目,尤其是为行动不便的患者提供帮助,这是提高医院满意度和医疗质量的一个不可忽视的方面。

3. 人群复杂、病种多

人群复杂、病种多是门诊工作的重点特征。所谓人群复杂是指患者来自社会各阶层,且有陪伴者,各种复杂的社会现象都可能在门诊发生;患者人群中有年老体弱者、婴幼儿和抵抗力较低的患者,患者和健康人的混杂;患者人群中有一般急慢性疾病、感染性疾病,也可能有传染病甚至烈性传染病掺杂在一起,很易造成患者和健康人之间的交叉感染,也可造成患

者的再度感染。因此要求医院领导能充分顺应这一特点,认真做好门诊医疗安全工作,做好门诊感染管理,尤其是预防交叉感染和环境卫生的管理。

4. 应急变化多

从总体来说,门诊的人数、病种、紧急程度是难以预测的,处于变动状态。例如,某传染病流行期就会集中大量传染患者,高温季节会多发中暑患者,冬季封冻路滑季节会多发骨折、跌伤、车祸患者,尤其是一旦发生重大工伤事故、火灾水灾、地震、交通事故时会使门诊患者陡然增加,因此要求医院门诊必须随时做好应急准备和具有临时调度的潜力和能力,以应急门诊的变化。

5. 医生变换多

医生变换比较频繁是门诊工作的重要特点,尽管医院力求使门诊医生相对稳定,但是门诊医生的流动变换是不可避免的,患者复诊时要求初诊医生诊疗常较困难,这样有时会影响对患者的仔细分析观察,有时甚至在医生交接过程中易出现医疗缺陷或医疗事故的隐患,易造成误诊、漏诊,从而不同程度地影响医疗质量。

6. 诊疗时间短

门诊医生每天要接待大量的患者,尽管对各科门诊诊治患者的时间做出原则性要求以防止出现马虎草率的现象,但实际现状有时很难妥善解决数量与质量的矛盾,尤其在门诊患者数的高峰时刻或高峰季节,矛盾比较突出;而且有些病情比较复杂的患者或前驱症状并非典型时,难以保证医生对每一位患者做出正确诊疗观察和思考。也就是说,门诊医生对这些疑难患者即使花费的时间再多,甚至超过多个患者所要花费的时间,但对正确、全面、及时做出诊疗措施的目的来说,时间仍然是短暂的。

门诊工作上述"五多一短"的特点,就是门诊工作的不利因素和薄弱环节,因此医院管理必须通过各种管理措施,通过制定医院发展规划,通过制定区域卫生规划和合理的宏观调控,通过开展"文明医院"、"百佳医院"等活动来加强对门诊窗口的建设,通过努力提高医务人员的素质和改善门诊环境,通过全社会的共同关心、支持和监督,尤其是政府的宏观调控职能的发挥,逐步改变城市大医院大量门诊患者为普通常见病求医的状况,大力减少门诊人次和入院人次的比例。在这方面,西方医院的经验值得借鉴。

三、门诊管理的基本内容

门诊管理的内容很多,根本目的是组织和调整门

诊患者有序、及时就诊,保证就诊患者的诊治质量,缩短患者在门诊的等候和非诊疗时间,提高诊断符合率和重危患者抢救的成功率,降低复诊率。

1. 简化和规范门诊工作流程

1) 分诊。就诊程序首先应是分诊,医院门诊要配备服务人员做好预检分诊工作,帮助患者正确选科,及时发现有传染性疾病的患者,防止门诊范围内的交叉感染,从而提高门诊工作效率和质量。

2) 挂号。门诊患者就诊时必须挂号,凡初诊患者还要建立新病历。自费与公费医保分开,初诊与复诊分开,普通门诊与专家门诊分开。

3) 候诊。患者挂号后到相应门诊科室候诊,门诊护士要维持好候诊室的秩序,告诉患者等候次序,安排患者依次就诊,进行必要的检查(测体温、脉搏、血压、测视力等)。对病情较重、较急的患者及时安排优先就诊,回答患者提出的相关问题,需进行特殊检查或转科转院的患者进行指导和处理帮助。

4) 就诊。门诊护士按挂号顺序把患者依次分配到诊室就诊,保护患者的私有权利是就诊时必须注意的要求。诊室应要求每位医师每次就诊一位患者,其他患者不得入内,病重或叙述病史有困难者可允许一位陪同者入内。医师要耐心听取患者的病史陈诉和进行认真的体检,必要时做相应的检验和特殊检查。医师根据病情和检查做出初步诊断;认真书写门诊病历,做到简明扼要、明确清楚、内容规范、项目齐全。医师提出的治疗意见应向患者清楚而如实地说明,在征得患者同意后才能予以治疗(包括手术),或开出处方到药房取药,或到药店购药。医师对疾病诊断有疑问,可嘱患者复诊复查,或请上级医师会诊,或进行疑难病例讨论直至转科转院。凡病情复杂或较重,门诊难以做出有效处理者,应收入住院。凡需出具疾病诊断证明书者,应由门诊部统一盖章。其一般流程如图6-1所示。

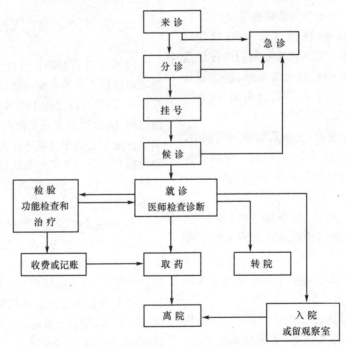

图 6-1　医院门诊医疗服务流程图

2. 合理组织门诊医疗工作

结合地区、季节、服务对象、患者就诊习惯等不同情况,为患者设置有秩序的全日制门诊。注意根据患者就诊密度和规格合理地调配临床医师。挂号、划价、收款、取药一站化,简化手续,提高工作效率,也可采用分科挂号、收款,缩短患者在院的非治疗时间。

门诊环境布设要根据医院的建筑形式和科室特点合理安排,减少患者逆流次数;要宽阔、光亮、整洁、肃静,有必备的公共卫生设施,如痰盂、废物桶、洗手池和饮水处等;门诊入口处或门诊大厅应设有门诊布局示意图和咨询台或导医台,有鲜明路标和各种指示标识;科室门上设有标牌。

3. 严格制定和执行门诊工作各项规章制度

1) 建立检诊分诊制度,早发现传染性疾病、早隔离;预先确定就诊专科,减少转诊、转科的麻烦;对重症患者可立即转去急诊室,保证抢救时间。门诊分诊工作应指派临床经验比较丰富的护士来承担。

2) 严格执行首诊医生负责制,凡接诊的危急重患者必须负责到底,防止互相推诿、拖拉现象,确系他科疾病,主动请相关科室会诊后转科,转诊时,原接诊医师应把转诊目的、要求详细记载在转诊单上或病历上,必要时随患者前往,共同协商讨论诊断治疗意见。

3) 预约诊疗制度是医师便于连续观察病情,简化就诊手续,方便患者的一种医疗制度,门诊医师认为患者病情需要连续复诊的可约定复诊时间,接诊医师因故不能进行复诊时,应安排别人接诊。

4) 规范专科专家门诊制度,保证专家的专科门诊时间,解决患者的疑难病症。

5) 严格执行消毒隔离制度。门诊患者集中在检查、治疗以及候诊过程中,容易相互影响,应注意对公共场所的空气、地面、墙壁、坐椅、推车、担架的清洁和定期消毒处理。

4. 加强门诊病历管理工作

1) 医院根据条件保存患者门(急)诊病历,不能保存的由患者自行保管,复诊时由患者提供。

2) 门诊病历中应记录患者辅助检查结果。

3) 医师根据患者病史、体检结果、原有检查结果、诊疗经过应做出初步判断。初步诊断应当按规范书写诊断病名,原则上不用症状代替诊断;若诊断难以肯定,可在病名后加"?"符号,尽量避免用"待查"、"待诊"字样。

4) 要详细记录处理意见,所用药物要写明剂型、剂量和用法。每种药物或疗法各写一行。对患者拒绝的检查或者治疗应予以说明,必要时可以要求患者签名。

5) 医师应当书写工整正规,字迹清晰,签全名。如由试用医务人员书写的门诊病历必须有上级医师签名方可生效。

6) 特殊检查(治疗)及门急诊手术需要患者或家属填写知情同意书并签字认同。

7) 留观记录应书写在门急诊病历续页中,包括时间、病情变化、诊疗处理意见等,谁观察谁记录,由护士或医师书写并签名。

第三节 医院住院管理

住院诊疗体现的是医院整体技术力量和服务水平,是医院组成的重要部分。病区是患者接受诊疗的场所,是医院全面开展医疗、教学、科研工作的基地,是保证医疗质量的中心环节。我们不仅要为每一位住院患者提供良好的住院环境,一流的、全方位的服务,更要保证高质量的医疗效果和医疗安全。因此,要求我们对住院诊疗的各个环节加强管理。

一、病区设置和管理体制

病区(也称病房)是住院治疗的业务单元,每个病区是一个独立的诊疗单元,由若干个病室和病床组成,以医、护人员为主体,在医院各部门各系统共同配合下,对患者进行诊治、护理及各项医学服务工作的综合性业务单元。一般病区设 30~50 张病床,根据医院床位和专业设置等确定多少病区。每个病区设主任、护士长各一名,副主任 1~2 名,住院总医师 1 名,教学医院一般配备 1 名教学秘书。医生按照专业设几个医疗小组,每个小组体现三级医生的技术梯队。

目前我国病区管理以科主任负责制为主,护士长负责病区护理并协助行政工作。随着医学专业的不断细分和协作性越来越强,有些医院设大内科、大外科等大科主任,负责各相关病区行政、业务工作的协调,他们既是强有力的管理者,又是医院的医学权威。

二、住院诊疗管理工作特点

1) 住院诊疗管理是医疗管理的核心。病房是医院实施诊疗工作的主要场所,不仅为住院患者提供诊疗服务,而且为门急诊工作提供坚实的后盾。患者诊治效果、医院技术水平和医疗质量、医院的经营和社会信任度主要源于住院诊疗管理,有效的住院诊疗管理可提高服务工作效率和医疗技术水平,合理消耗医疗资源,因此住院诊疗管理水平是医院服务能级的一项重要标志。

2) 住院诊疗以三级医师技术结构为核心。我国医院实行三级医师制,有主任(副主任)医师(三级)、主治医师(二级)、住院医师(一级)。实行总住院医师制的医院,从住院医师中分出总住院医师,负责教学、医疗等业务管理工作。住院医师是诊疗患者的直接实施责任者,担负日常的诊疗工作,拟订诊疗计划,下达医嘱,书写患者诊疗记录,具体实施诊疗技术,按要求完成基础诊疗任务。他们约占医师总数的 60%,对医疗效果和医疗质量的提高起很大作用,应重视对他们的培养,加强"三基"考核,定期检查,帮助他们尽快成才。主治医师是诊疗患者的责任者,日常诊疗中的决策者和住院医师的直接指导者,负责审定诊疗计划,决定医嘱,解决诊疗中的疑难问题,安排值班和技术操作(包括手术)实施者,指导住院医师,他们占医师总数的 20%~30%,是诊疗工作的骨干,是保证医疗质量的关键。主任(副主任)医师,是诊疗组织中的指导者,疑难重症诊疗责任者,是本科(专业)的学术带头人,指导主治医师、住院医师,解决并决定急重难病症诊疗问题,开展新的医疗技术、新的医疗项目和科研工作。他们占医师总数的 10%～20%。在医疗工作中,三级医师是自上而下逐级指导、自下而上逐级服从的关系,并以检诊、查房、会诊、病历讨论、医疗文书书写等业务活动相互联络、协同,组成紧密工作网络,完成诊疗工作。

3) 住院诊疗管理涉及多学科、多部门的协作。患者在病区接受诊疗涉及收费、查房、会诊、手术、取药、检查等诸多环节和内容,这需要通过住院管理来协调临床、医技各科室的业务工作,同时搞好设备、维修、环境美化等后勤供应,各部门各学科间要紧密配合,发挥医院整体医疗功能,使患者得到及时、有效、合理的诊疗服务。

4) 病房是为医务人员和医学生提供临床实践的场所,是开展临床科研的重要基地。住院诊疗工作是为医学生提供临床实习和为进修医生提供学习深造机会的场所,同时也是医务人员提高技术水平的载体。临床科研成果也主要通过住院诊疗来取得,而且也只有通过开展临床科研工作才能保证住院诊疗工作的质量和促进病房工作管理水平的提高。

三、住院管理的内容

1. 住院流程管理

第一步,患者进入病房后,值班护士应主动热情地迎接患者,根据门诊、急诊医师初步诊断意见,迅速安置好病床,简单询问,检查体温、脉搏、呼吸、血压、体重等,填写病历、床头牌,向患者介绍住院规则、病房生活制度和病房环境等有关事项,随后通知分管医师或值班医师接诊。如是危重患者,应立即通知分管医师做紧急处置。

第二步,经治医师根据门诊医师臆测诊断,采集病史,进行体格检查,得出初步诊断,提出护理级别、膳食特点,开出长期和临时医嘱,根据臆测诊断填写必要的检查申请单等,并由主治医师和主任医师做必要的审核和补充。

第三步,理化检查。必要的理化检查及专科特殊项目检查是明确诊断的重要依据,检查可进一步明确病变部位、范围大小、病变性质以及所导致的生理病理改变,要根据患者的病情合理检查。

第四步,明确诊断,提出治疗方案。根据患者的主诉症状、临床客观体征及各种检查结果,医师要做出临床诊断,制订相应的治疗方案,如用药、治疗或手术等,并向患者或家属交代病情,特殊治疗、特殊用药必须先征求患者或家属的同意,签字认可。

第五步,出院。向患者交代出院后注意事项,病

情转归等。

住院流程:持住院通知单缴费入院─→确定病床─→病房各级医师查房─→接受各种检查─→明确诊断─→接受医师制订的诊疗方案─→好转或治愈─→出院。

2. 查房

查房是病房最基本、最重要的医疗活动,是提高医疗质量的重要环节,必须严格执行三级医师查房制度。查房目的在于及时观察患者病情变化,进一步明确诊断,制订合理治疗方案和观察治疗效果,检查医疗护理工作完成的情况和质量,发现问题及时纠正,还可结合临床医疗护理实践进行教学活动,培养卫生技术人才。查房的方式包括晨间查房、午后查房、夜间查房、急危重者查房、教学查房和院长查房。

1) 晨间查房。分为住院医师、主治医师、主任医师查房。住院医师对所分管患者每天至少查房一次,主治医师、主任医师每周定期查房,对所分管病房的新入院患者、急危重患者及诊断不明确、治疗效果不好的患者重点查房。主治医师每周 2～3 次,主任医师每周至少 1 次。

2) 午后查房。主要是指住院医师对自己所分管的患者进行重点巡视,观察重、危、疑难、发烧、待查、新入院及手术后患者的病情变化,检查当天医嘱执行情况及疗效,同时做好对夜班医师交代危重患者需要观察治疗的准备。

3) 夜间查房。指夜班医师对一般患者的夜间巡诊,相对重危患者所进行的连续诊查工作,遇有病情急性变化随时采取紧急措施,重大疑难患者还要请示上级医师(或总住院医师)共同会诊,研究诊治意见。夜间所进行的诊疗工作都要做好病历记录和交班。如实行 24 小时住院医师负责制,可由经治医师本人查房。

4) 急危重患者查房。可根据病情需要每日内进行数次查房。

5) 教学查房。对实习生、进修医生、低年资住院医师、护士可专门安排教学为主的查房,选择诊断明确的典型病例,便于医技人员学到更多的知识。

6) 院长查房。每月安排一次院长查房,重点解决病房行政管理和业务发展等问题,排除医疗隐患。

3. 会诊

会诊是发挥医院各学科优势,发挥医务人员集体智慧重点解决疑难、危重患者和特殊医疗对象的诊断和治疗的一种重要方法和有效形式。会诊的方式包括科内会诊、科间会诊、全院会诊、院外会诊、急诊会诊。

1) 科内会诊。对本科内较疑难的病例或有教学意义的病例,可由经治医师或主治医师提出,主任医师或主治医师召集本科有关医务人员会诊讨论。科内会诊,一级由经治医师报告病历,分析诊断、治疗意见,参加人员广泛讨论,通过科内会诊可进一步明确诊断和治疗意见,锻炼培养卫生技术人员的医疗实践能力,还可对各级卫生技术人员进行平时的业务技术考核。

2) 科间会诊。凡住院的患者因病情需要同其他科共同研究的病例,可由经治医师提出会诊要求,填好会诊申请单,做出病情小结,提出会诊目的,经本科上级医师同意,送往他科有关医师。会诊医师应根据病情需要安排前来会诊的时间,但一般要在24小时内完成并认真写好会诊记录,如遇自己解决不了的疑难病例,应及时请本科上级医师前往会诊,不可推诿患者,延误会诊时间。如患者需进行专科特殊检查,经治医师(士)应亲自参加协同检查。一般会诊,经治医师也应陪同进行,以便随时介绍病情,共同研究讨论。

3) 全院会诊。凡需院内几个科共同讨论会诊研究的病例,可由申请科主任医师提出,经医务科同意,确定会诊时间,通知有关科室人员参加。非紧急情况,一般应提前2~3天将会诊病例的病情摘要发给参加会诊人员。参加会诊人员也应根据会诊目的要求,做好充分准备。全院会诊一般由医务科主持,特殊情况由院长主持,管床主治医师报告病情,经治医师做好会诊讨论记录,并认真执行确定的治疗方案。

4) 院外会诊。本院会诊不能解决的疑难病例由主任医师提出,经医务科报请院长同意,并与有关医院联系,确定会诊专家和会诊时间。会诊时由申请科主任医师主持,主治医师报告病情,经治医师做好会诊记录,院长和医务科参加。

5) 急诊会诊。凡患者病情发生急剧变化需要本科或他科会诊时,经治医师可申请紧急会诊,并在会诊申请单上注明"急"字。特别紧急情况可用电话邀请。应邀医师应随请随到,如本人当时不能前往,可商派相应医师。紧急会诊时申请医师必须在场,配合会诊抢救工作的进行。

4. 病例讨论

病例讨论是诊疗管理的一项重要制度。病例讨论可分为疑难病例讨论、术前病例讨论、出院病例讨论、死亡病例讨论和临床病理讨论。临床病例讨论,是根据临床医疗或教学的需要所进行的系统性理论研究活动,可定期或不定期召开,也可一个科或多科联合举行。上述各种讨论会的目的要求有所不同,讨论的方式、内容和参加人员对象也不同。如术前术后的病例讨论,应邀请麻醉科、药剂科、手术室、病理科、检验科、护士等人员参加;特殊手术也可请有关总务人员参加;死亡病例讨论会,除本科医务人员外,还应请相关医技室人员参加。临床病理讨论会,病理科的人员必须做好病理材料的准备,结合临床讨论,提出病理解剖的诊断分析意见。

5. 医嘱与检查治疗

病房诊疗工作通常是以医嘱形式来实现的,医嘱是医师在医疗活动中下达的医学指令,无论何种治疗方法都必须按医嘱执行,因此必须认真执行医嘱制度。医嘱内容及起始、停止时间应当由医师书写;医嘱内容应当准确、清楚,每项医嘱只包含一个内容,并注明下达时间,具体到分钟;医嘱不得涂改,需取消时,用红色墨水标注"取消"字样并签名;一般情况下,医师不得下达口头医嘱,因抢救急危患者需要下达口头医嘱时,护士应当复诵一遍,抢救结束后,医师应当即刻据实补记医嘱。医嘱分为长期医嘱和临时医嘱。

临床治疗的范围较广,主要包括药物治疗、手术治疗、物理治疗、放射治疗等,通常由医师和护士分工,协同进行。各种检查要事先向患者交代清楚,争取患者的理解和配合;对重要脏器进行穿刺、活检、造影等应严格掌握指征,严格遵守操作规程。要根据病情制定出长期的或临时的治疗方案,在治疗中还要结合病情变化对原治疗方案进行必要的修改和完善。治疗方案包括的范围很多,如服药、注射、手术、穿刺、理疗、放疗、护理、营养等。随着现代医学科学的发展,治疗疾病的方法已不能仅注重药物、手术等手段,还必须重视患者的精神、饮食、环境、消毒隔离、生活料理、体育锻炼等多方面的环节。

6. 病历书写

病历是指医务人员在医疗活动过程中形成的文字、符号、图表、影像、切片等资料的总和,包括门(急)诊病历和住院病历,是记录对患者进行诊断、治疗等一系列医疗活动的文件。病历既关系到患者的诊断、治疗和预后判断,也是医学教学、科研及预防保健的重要资料,同时也是处理医疗纠纷的重要依据。2002年卫生部颁布的《病历书写基本规范》使得病历书写的法律地位不断得到重视和变化。病历书写对诊疗质量具有重要意义,因为完整的病历是临床医师对诊疗工作的全面记录和总结,因此它是保证正确诊断和制定合理的治疗和预防措施的重要依据;是进行教学和科研工作的基本资料,也是医院信息管理员重要的、最基本的资料。

对病历书写的基本要求是真实、完整,文字精练,字迹清晰,科学性强,表达准确,标点符号运用正确,层次分明,重点突出,关键性情节因果关系交代清楚,及时完成,计量单位标准。

7. 交接班与值班

在一般情况下,上下班人员要当面交接,有特殊情况的患者或急危重患者,要进行床边交接。晨间交接班是医护人员交流诊疗信息,保持诊疗环节连续性进行的医务组织形式。由病房负责人主持,全体人员参加,通常由值班医护人员报告患者流动情况,重危、手术、接受特殊检查病例的病情变化及值班时间内患者情况。对需要立即解决的问题当场决定。每周利用一次晨会传达上级指示,晨会应有记录,时间一般不超过 30 分钟。

设立值班制度是必不可少的。在夜间、节假日及集体学习、劳动及会议等时间,设值班医护人员,履行巡视病房,完成新入院、危重患者及急诊诊治任务和急诊手术。遇到重大问题及复杂疑难问题及时向上级医师或主管部门负责人请求报告,并写好病历及病程记录。值班人员应严守工作岗位,不串岗、脱岗。

8. 病房管理

加强病房管理的目的是给患者创造一个安静、整洁、舒适的环境。因此,病房医务人员和患者都要做到走路轻、说话轻、关门窗轻、操作轻;室内物品和床位等要摆放整齐,固定位置,墙壁不要随便悬挂、贴标语和宣传画;医务人员必须衣帽整洁,操作时佩戴口罩,患者应穿医院统一的服装和用医院的被褥;患者要自觉地遵守住院规则以及陪护和探视制度;随着现代化医院的建设,病房应逐步装备为患者生活服务和某些诊疗环节的自动化和机械化设备。

9. 患者出院、转院或死亡

患者出院应由经治医师根据病情提出,主治医师或主任医师同意,方可办理出院手续。经治医师应向患者宣传出院后预防保健知识,进行必要的生活指导。医务人员在患者出院前应主动听取其对医院工作的意见,出院时热情欢送。

患者需转院诊治时,要严格执行上级卫生行政机构的有关规定、手续,并征得转入医院同意再行转院。患者转院时,如预计途中有可能病情加重或有死亡危险者,待病情稳定后,再行转院。一般较重的患者转院时,应做好预防措施,由专门人员护送。对转出的患者应建立随访联系,了解诊断、治疗情况。

患者的死亡必须经过抢救医师的确定,经治医师要在 24 小时内完成死亡病历,准确记录抢救的详细经过和死亡的主要症状和表现、死亡时间、参加抢救的人员等,及时填写好死亡通知三联单,送交医务科、

出入院管理处和亲属各一份。凡死亡病例,均应召开死亡病例讨论,并争取进行尸体解剖检查,提高医学技术水平。

10. 随访工作

对出院患者进行随访工作,可以连续观察所诊治患者的远期效果和疾病转归情况,同时对患者进行必要的保健指导,这对医学科学研究和提高医疗质量都有重要意义。随访方式和时间应根据病种和科研要求而定,如肿瘤患者,刚开始可定每一个月或三个月随访一次,半年后可每三个月或半年随访一次,在随访中发现病情变化应给予诊治。

第四节 医院急诊管理

急诊室(科)是医院的重要组成部分,是抢救患者生命的场所,也可以说是急重患者的救命站。其主要任务是处理各种急性病、慢性病急变及急性创伤、意外事故发生、急性器官功能衰竭的治疗和抢救等问题,因此急诊工作要求分秒必争地抢救患者生命,改善病危情况,防止并发症,为进一步治疗打下基础。

一、急诊医学的现状与趋势

急诊医学是随着现代医学的发展而逐步发展起来的新兴边缘科学和跨专业学科,已被国际公认为是一门独立的学科。我国急诊医学发展起步较晚。20世纪 50 年代中期开始,虽曾在大、中城市建立急救站,但限于当时国家的财力和认识水平,急救站规模小、设备简陋,实际上只能起到对伤病员的转运作用。1983 年,卫生部颁发"城市医院急诊室(科)建立方案",规定了急诊室(科)的任务、急诊医疗工作的方向、组织和管理以及急诊工作的规章制度,各大中城市医院纷纷成立急诊科,加强了急诊的领导和管理,并增派高年资医师从事急诊工作。1987 年 5 月经中华医学会批准正式成立了"中华医学会急诊医学分会",急诊医学在我国也被正式承认为一门独立的医学学科。近年来,我国各大中城市整合医疗资源,普遍建立了"120"急救指挥中心、院前急救站、医院急诊科为体系的医疗急救服务网络。现代急救医疗服务体系中,院前急救的时间最短,但却是决定危重患者抢救能否取得成功的关键。院前急救在急诊医疗服务体系(EMSS)中占有最为重要的地位,反映了国家、社会对重大伤害疾病的应急能力以及公民的品格水平。

院前急救的内容包括:

1) 现场急救。现场急救包括在家庭、工厂、农村、街道以及交通事故现场等所有出事地点对患者的初步救护,这是我国当前医疗救护中最为薄弱的环节,其关键问题是要大力进行急救知识的普及训练。

2) 搬运。经过初步现场处理后,必须把伤员患者及时转送到合适的医院进行进一步急救处理。在这转送过程中,搬运做得及时、正确不仅可减少患者的痛苦,还可有利于防止造成新的损伤而导致残疾或死亡。

3) 监护运送。现代急救医学改变了过去认为运送急诊患者是交通部门或医务人员的事的观点,而把医疗急救运送看成是院前急救的重要组成部分。

院前急救目前尚存在的主要问题是:①急诊、急救网络不全。②呼救反应时间较长,抢救半径过大。③急诊科条件差,设备不完善。很多地方120救护车仅仅是一个运输工具,相当一部分医院用于急救的救护车状态不良,抢救器械陈旧或不全,无通信设备,急诊科缺乏专业急救人员。④宣传不够,公众对急诊医学服务体系及急救常识所知甚少。

二、急诊工作特点

1. 时间性强

急性患者大多发病急骤、病情突变或遭受意外事故伤害等对生命具有严重威胁的病症,因此要及时抢救、有效救治,尽全力挽救患者的生命。为实施有效的院前急救,通信系统必须24小时有人值守,并连续运转,与政府的电信部门建立紧急查询的机制。车辆要保持随时待发的良好状态。

2. 随机性大

急诊患者的人数、病种、来诊时间、来诊方式、危重程度都是难以预料的,尤其是遇有突发事件或灾难,如车祸、中毒、地震等情况时,患者的随机性就更大,并通常是集体就诊。要求医院急诊科要随时做好充分应急准备,完善各种诊疗操作常规,健全各种管理制度,完备各种通信呼叫器械。

3. 病种涉及面广

由于我国目前实行"无限制性急诊",所以急诊患者病种不但广而且杂。急诊患者尤其是遭受意外事故伤害的患者往往需要多个科室的共同抢救,所以急诊工作特别强调团结协作。

4. 对医务人员要求高

要求急救人员具有高度的责任心、精湛的技术水平和强健的体力。对于专职急救人员应有专门严格的急救训练,从观察伤情、判断处理到固定搬运的

每一个细节都应十分规范,这样才能保证人员在混乱的灾难现场,沉着熟练地按医学程序进行有条不紊的抢救。此外,急救人员应有严格的纪律和职业道德。

三、急诊科室设置和管理体制

急诊科的设置有两种:一类是把急诊工作作为医院门诊的一部分,在门诊部内设急救室,属于门诊部管理。急诊室的管理由门诊部主任主管,医院成立急诊领导小组,由医务处、门诊部、急诊室护士长、各临床科室主任组成。另一类是与门诊部并列的急诊科或急救中心。急诊科管理体制是院长领导下的科主任负责制,主任通常由具有较高急诊医学业务能力和一定管理能力的专业人员担任。

目前,我国县以上综合医院绝大多数设有急诊科(室),一些省市级医院扩建为急救中心。急诊科一般设有诊疗室、抢救室、治疗室、手术室、观察室,其他科室如药房、化验、放射科、挂号室、收费处等由有关科室值班人员配合工作,形成一个独立单元。

急诊诊疗工作应以急诊科医护人员为主实行抢救,根据工作需要,可请有关专科人员参加,必要时将患者转入相应专科住院治疗。急诊室(科)实行24小时连续接诊,要合理安排值班人员。

四、急诊工作的规范管理

1) 急诊病历制度。凡来急诊室(科)就诊的患者一律要有完整的急诊病历,根据病情需要随时记载详细的诊断、治疗和抢救经过,并具体到分钟,因急诊抢救,未能及时书写病历的,有关医务人员应当在抢救结束后6小时内据实补记,书写时应注意区分记录时间与抢救时间。

2) 严格急诊交接班制度。急诊值班必须24小时不间断,上下班人员必须进行面对面的交接患者,记录抢救经过,交接各种抢救药品器材,办理交接班簿或必要手续。

3) 规范急诊抢救流程,提高有效抢救率。制订各种危重症的抢救程序,防止手忙脚乱。

4) 建立留诊观察和隔离观察制度。明确留诊和隔离观察的对象、观察的时间、观察期间诊疗程序及有关防止交叉感染等,详细填写留察期间病情记录,留诊观察时间一般不超过24小时,但病情危重不宜移动者要等病情稳定后方可入院。

5) 建立严格抢救药品、抢救设备管理制度。定期检查抢救药品是否齐全、数量是否充足,抢救设备

是否处于完好备用状态,是否存放在固定位置,仪器、药品是否有严格交接班制度。

五、急诊范围

急诊范围主要包括:体温在 38℃(腋下)以上者;严重喘息伴呼吸困难;各种急性出血者;各种急性炎症;高血压脑病、脑血管意外;急性心力衰竭、心肌梗死、心律失常;急性泌尿道疾患、尿闭、血尿、急性肾功能衰竭;急腹症;昏迷;各种原因所致休克;癫痫发作;各种急性外伤、烧伤;各种急性中毒;各种意外(电击伤、溺水、自杀、异物等);急产、难产、难免流产、产前及产后大出血。

六、急诊抢救装备

急诊抢救用的基本装备和药品必须优先保证,现代急诊常备器械、仪器和药品简要介绍如下:

1) 救护车。车载急救设施应包括氧气输入、复苏、辅助呼吸、除颤、担架、骨折固定器械、产妇器械、照明设备及各类急救、护理器具,包括便盆、呕吐袋都应备全,并且要建立严格的逐日清点和检查制度。

2) 抢救室。抢救室应装备能够有效地抢救严重心肺功能衰竭所必需的仪器和药品器材。主要设备有气管切开及气管插管器械、麻醉机、动静脉输血器械、止血切开器械、自动洗胃和灌肠装置、心脏除颤起搏装置、自动人工呼吸装置、供氧和吸引装置等。

常备急救药品大致有如下几类:中枢神经兴奋剂,镇静剂,镇痛剂,抗休克、抗心力衰竭、抗心律失常、抗过敏药,各种止血、抗凝血药,急救用的激素,生物制品,解毒类药,纠正水电解质紊乱及酸碱平衡类药以及各种液体等。

第五节　医院医技科室管理

医技科室是医院的重要组成部分,它的设置规模大小和技术水平高低直接影响着对疾病预防、诊断和治疗的效果,对医学科学研究和教学工作也具有重要作用,随着科学技术迅猛发展,医技科室在医院的功能和作用上已经发生了巨大变化,并以其专业种类多、学科跨度大、工作范围广、技术更新快和投入产出多为特点,直接影响医院的整体水平和技术进步。因此,作为医院领导和职能部门,要充分认识医技科室的地位、作用以及发展潜力,要重视和加强对医技科室的管理。

一、医技科室的发展现状

大量现代化的高、精、尖医疗设备如 CT、MRI、PET、SPECT、伽玛刀、DSA 等相继应用于临床,极大地提高了医院的诊断、治疗和教学科研水平,人们对疾病和人体的认识,在层次上已从整体、细胞水平深入到分子、亚分子水平,诊断上已从模糊、臆断到准确定位、定性、定量,技术效应趋向快速、准确、超微量和无损伤,技术操作趋向程序化、数据处理自动化、稳定性和重复性好,仪器设备已从单纯检查趋向诊断、治疗的整合。随着现代医疗仪器设备的应用,医技科室的知识结构和人才结构也发生了明显的改变。从人才知识结构来讲,仅仅有临床医学、预防医学、护理学的技术人才还满足不了医院发展的技术要求,必须吸收大量工程技术、计算机等方面的人才,才能保证医技科室工作顺利开展。

二、医技科室的编设及管理体制

医技科室的设置应考虑医院的规模、医院开展的业务范围、医学科学技术发展需要、医院技术力量和装备条件、专业特点等因素。目前,我国各级各类医院医技科室的结构组成、学科专业设置不尽相同,没有固定统一的模式,但大致分为四类:一是为临床提供诊断依据为主的科室,如临床检验科、病理科等;二是既能为临床提供诊断依据又能对一些疾病独立完成治疗的科室,如放射科等;三是为临床提供治疗手段为主的科室,如康复科、理疗科、针灸科、放疗科、激光科、营养科等;四是为临床提供医疗物质保障为主的科室,如供应室等。

目前综合医院设置的医技科室有:检验科、放射科或医学影像中心、药剂科、病理科、麻醉科、手术室、康复理疗科、特检科、供应室等。各医院根据条件设置放射性同位素科、血库、腔镜室或腔镜中心、高压氧治疗中心等。其中,检验科包括门诊检验和住院检验,有的临床科室设立实验室,住院检验一般包含生化检验室、细胞检验室、微生物检验室、体液检验室、免疫血清检验室、血库等;药剂科包括门诊西药房、门诊中药房、住院药房、西药库、中药库、制剂室、药监室;特检科根据所拥有的仪器设备设置,包括 B 超室、心电图室、电生理检查室、脑电地形图室等;放射科又可根据专业分神经放射、胸部放射、腹部放射、介入放射,或根据仪器分为 X 射线、CT、MR、核医学及介入放射等。

医技科室应按专业划分来组建科室,实行科主任负责制,下设若干个组长。医技科室技术人员应由初级、中级、高级卫生技术人员及工程技术人员组成,各级各类技术人员应按专业分工按相应职级实行岗位责任制,技术人员要定向培训提高,做到专业化。

多,并需配备专门的人才及房屋建筑设施,因此管理者在引进高、精、尖设备时要进行可行性论证,制订使用计划。医学技术高度发展使医疗设备的更新周期缩短,管理者要注重投入与产出的效益管理。

三、医技科室工作的特点

1) 技术专业化和相对独立性。医技各个科室作为一个整体构成医院的组成部分,但其所含各个科室如放射、检验、B超等专业性强,有各自的特点和工作要求,每一个科室或每一个专业均有各自不同功能的仪器设备,即便是同一专业同一功能的仪器设备,往往也是型号不一、形体各异,工作人员都具备一定的专业特长,相互间不可替代,有其独立性。因此医院管理者不但要注意整体的共性,而且要考虑各自专业的个性,尤其要重视人才知识结构和专业特长。

2) 为临床诊疗提供客观依据,也指导临床工作。医院医技科室的工作大多是为各临床诊疗科室提供诊疗依据,帮助临床医师明确诊断,制订合理的治疗方案,也为开展全院的科研和教学服务。临床诊疗越来越依赖各种仪器设备的检查结果,因此医技科室仪器设备的先进程度、技术人员的专门技术能力、工作质量优劣,是否准确、及时,直接影响医院全院医疗、科研、教学工作的效果。医技科室对临床的指导作用是提高医疗技术水平和保证医疗质量的重要方面,现代医院的药剂科已不仅是调剂、供应药品的机构,而且要开展临床药学工作,指导各临床科室合理用药,并建立临床药理实验室,深入参与和指导临床药物治疗。

3) 技术发展既高度综合又高度分化,需要理、工、医复合型人才。医学科学技术的飞跃发展和新兴边缘学科的不断出现,使医技科室的发展呈现出不断的综合与分化,这种特点有利于各学科形成特色,集中人力和物力完成医疗、教学、科研等任务。医技科室对医疗仪器设备的依赖程度大,是人-机结合的复杂系统,因其工作的特殊性和技术的复杂性,需要有合理的人才结构完成工作。

4) 服务方式从辅助检查职能转向治疗职能。医技科室辅助临床医师明确诊断和治疗的基本职能没有改变,但随着医学科学技术的进步,各种治疗型的仪器设备不断涌现,医院出现了新型组织即各种诊疗中心,这些诊疗中心都利用各种先进设备,配备训练有素的技术人员和临床医师,共同完成对患者的治疗工作,如血液透析中心、碎石中心、介入治疗中心等。

5) 投入成本高,管理上要注重质量和效益。医技科室集中了医院大部分先进仪器设备,投入资金

四、医技科室质量管理

1) 各医技科室应逐步建立切实可行的单项质量考核指标。如诊断符合率、照片与报告符合率、照相合格片率及废片率和生化、微生物临检等检验项目单项质量控制情况,以及尸检率、切片合格率、病理报告合格率等。

2) 诊断要准确,一时不能明确做出肯定诊断的要提出建议。重要诊断,由上级医师或科主任签名。

3) 报告单书写必须规范,应确切、全面、客观描述所发现病变的位置、大小、形态、性质和特征,对临床诊断有帮助的阴性征象也应记载,数据准确,计量单位采用法定计量单位。各种检查按报告时限及时报告。

4) 制订各项技术操作常规,各类仪器设备保管保养制度和各种物资管理制度。制订采用新技术、开展新诊疗方法以及改革新仪器的经济技术效果评价标准。

第六节　医院病案管理

病案是指医务人员记录疾病诊疗过程的文件,它客观、完整、连续地记录了患者的病情变化、诊疗过程、治疗效果及最终转归,是医疗、教学、科研的基础资料,也是医学科学的原始档案材料,是考查医疗质量、人员素质和医院管理水平的依据,也是法律的证据,因此要科学管理病案,充分挖掘和开发病案信息资源,提高病案利用率。

一、病案管理的机构设置和人员要求

卫生部于 1989 年颁布的《医院分级管理》中规定:一级医院设病案室为医技科室,二级医院设信息科为职能科室,三级医院设病案科为独立的医技科室或业务科室。我国现有医院的病案管理多数与医院统计、医院计算机网络管理结合形成信息科,信息科是医院的一个业务部门,是医院技术档案的信息中心,设立科长(或处长),直接接受业务院长的领导。病案室工作人员按床位 1∶120～1∶150 的标准配置,并要求具备档案学、医学基础知识、卫生统计学、医院管理学、医学名词学等相关知识,能熟练操作计

算机和中英文打字,掌握书法基本功,还要受过较好的品德教育,在取得国家规定有关任职资格条件下方可从事病案管理工作。

病案管理还涉及病案质量管理委员会,这是一个非正式组织,其成员由各临床科主任或高年资主治医师、护理部主任、医务科科长、病案科科长、病案质量控制师等组成。为了保证归档病历合格,大多医院在病案室设立高年资医护人员作为病案质量控制师,有的在临床各科设立兼职质检员。病案质量管理委员会负责制订本院病案管理的规章制度,全面掌握本院病案质量的好坏,定期组织病案质量检查等。质检师检查归档前的病历,查出的问题及时反馈到临床科室。

病案室要有相应规模的办公室、病案库、病案阅览室、计算机室、储藏室等工作场地和各类病案架、病案橱、卡片柜等工作设置,条件好的医院可配备复印机、缩微机和缩微阅读机等装备,方便借阅。

二、病案管理的基本任务

病案管理的基本任务包括:①制订病案管理的各种规章制度。②每天按时收取全院出院患者的全部病历资料,检查病案内容的完整性和书写格式的规范性。③负责病案的整理、编目、索引、装订、归档和上架,死亡患者应专门进行死亡登记和死亡患者编目。④负责供应和及时回收医、教、研用病案和其他使用病案的调用,提供基本的统计分析信息,定期准确地向上级主管部门报出日报、月报、季报、年报以及逐年发病率对比等表报。配合做好随诊工作。⑤负责病案存放的安全和保密,并保证病案的完好,做好病案室的管理工作,保持清洁、整齐、通风、干燥,防止霉烂、虫蛀和火灾。⑥严把病案书写质量,定期做出病案书写质量统计分析,提出改进意见,提高病案书写质量。

三、病案业务管理

1) 病案管理的规范化。为完善病历质量,加强病历档案的管理,配合《医疗事故处理条例》的出台,卫生部颁发了《病历书写基本规范(试行)》、《医疗机构病历管理规定》,修订了住院病案首页,要求各级各类医院认真执行,将病案管理提高到了一个新的高度。按照卫生部对病案管理工作的要求,所有在医院就诊的患者(包括门诊患者)都应建立完整的病案,每一患者在院内只能建立一份病案,病案号必须唯一,重复住院患者其病案按时间顺序装订在一起。住院病历包括现诊病历和出院病历,现诊病历是指患者在住院期间医护人员处理病情的文字记载,出院病历是指患者结账出院后交病案室的档案。但许多医院限于条件没有将门诊患者档案统一存放,而是由患者自行保管。

2) 病案的编排。病案排列顺序在患者治疗期间和出院后不一样,归档时的顺序为:①目录页。包括诊断、手术、出入院日期等,由病案室填写。②首页。由病案室填写,其余项目由住院医生填写。③相片。按摄影日期先后顺序。④住院前的门诊病案。⑤病历。包括入院记录、病史主诉、现病史、过去史、家族史、地方史、婚姻史、体格检查、初步诊断、拟诊讨论。⑥病程记录。包括治疗过程、进程记录,均按日期先后排列,分为病程记录、转科记录、会诊记录、X线片报告、透视报告、超声检查报告、麻醉记录、手术记录、手术后记录、心导管检查报告、磁共振报告、CT报告、脑造影报告、内镜检查记录、出院记录、死亡记录,以及其他一切有关病程进展的记录。⑦治疗图表。包括整个治疗过程,如糖尿病记录表、白血病记录表、物理治疗表等。⑧治疗计划。⑨各种化验报告。按日期先后从上而下地粘贴并将结果书写于外露的右角上。⑩病理检查报告。⑪特别护理记录。⑫体温脉搏图。⑬医嘱单。⑭入院证、尸体处置单、手术签字单等。⑮护理病历、液体出入量记录。⑯随诊或追查记录。⑰来往信件、有关患者疾病治疗证明书。⑱尸体病理检查报告。

3) 病案管理方法。病案以编号管理比较简单易行,有利于保管和供应,也便于检索。编号管理方法有一号集中制、两号集中制、两号分开制、三号分开管理制、大排号制等,各医院可根据自身实际情况选择合适的方法,目前我国大多数医院采用的是两号分开制,即门诊病案和住院病案采用两个系统分开编号。

4) 病案利用管理。病案管理的根本目的是有效利用,在庞大的病案库中要尽快找到所需的病案,必须编制各种检索工具。目前经常应用的有两种方法:一是按患者姓名索引,编制患者姓名索引是病案管理中最基本的工作,目的是用患者姓名查找病案;另一个方法是按疾病分类和手术分类索引,此法是病案管理中的基本工作,是医学统计的基础工作,可为评价和反映医疗卫生事业的发展提供统计资料,《国际疾病分类法》已到第10版,简称ICD-10,同时病案首页已被输入电脑,简化了工作。

5) 病案的保存。根据卫生部病案管理制度规定,住院病案原则上永久保存。门诊病案虽然没有明确规定,但一般不得低于30年。所有病案不一定都有同等保存价值,应当进行选择性地处理淘汰。对有价值的病案,如医教研典型病案、疑难病例、典型病例、罕见病例或者终身难治的病案应长期保存;对于使用价值不大的病案,应采用标记表来区分,以便在一定时间内进行销毁。

四、电子病案的管理与使用

国际上对电子病案还没有形成一个明确的定义,美国国立医学研究所将其定义为"电子病历是基于一个特定系统的电子化患者记录,该系统提供用户访问的完整的数据、警告、提示和临床决策支持系统的能力。"随着科学技术的发展,计算机已全面应用于医院管理的各个环节,电子病案是信息技术和网络技术在医疗领域的应用。它不仅包括了纸病案的内容,而且还包括声像、图文等信息。其完整的资料数据处理、网络传输、诊疗支援、统计分析等是传统的纸张病案无法比拟的,它减轻了人工收集和录入数据的工作量,使统计数据快速准确。

1)电子病案增强了检索功能。传统的挂号,建立索引卡片都靠人工来完成,费时、费力,还占地方,实行计算机挂号与录入,首先可以严格把住收费关,计算机不仅与挂号而且与门诊收费、取药、划价、检查、住院相联网,这就杜绝了看病不挂号,取药不交钱的做法,增强了就诊的规范管理。

2)更好地为医、教、研服务储备了完整的信息。从门诊开始检查、放疗、化疗到患者出院,都有一套原始、准确、完整的病案资料记录。因此,无论是各种数据统计,还是医疗管理、人才的培养、科研教学的需要,都可以随时进行智能化的检查检索,提取相关、完整的病案资料,并确保信息的正确性。

3)加强对电子病案的管理,保证网络安全。病案信息管理进入计算机网络后,要采取切实有效的措施,比如,对不同的人员及部门设置不同的权限,以防止未经许可的用户在不同位置对服务系统复制、删改及应用电子病历,同时要经常检查网络和布线情况,防止由于网络不稳定,布线不合理等给病案管理安全带来的问题。应注意以下几点:①加强计算机的管理,防止各类非指定人员进入机房,明确规定上机人员的操作内容和权限,对密码严格保密,定期更换密码,定期检查和保养计算机硬件设备。②定期做好备份工作,保证数据的安全与完整,以防止意外和人为的错误而造成数据的丢失,并对重要的数据进行加密,从而防止重要的数据信息泄漏。

病案作为记录患者病情发生、发展变化、治疗转归的系统医学档案,不但是医、教、研的宝贵资料,也是衡量医院管理水平和医务人员专业水平的标准。

随着我国法制建设的不断健全,病案的法律作用也日趋重要,纸介质病案转成为电子病案后,就成为不可更改的病案。作为司法机关判定法律责任的书证或仲裁机构解决事故纠纷的权威性文件,就进一步显示出提高病案书写质量和内涵的必要性。近年来,各地医院医疗纠纷不断增多,医护人员要以强烈的责任心,高尚的职业道德,认真书写好每一份病历,确保病案资料的真实,保护医患双方的合法权益。

本章小结

本章首先概述了医院的医疗管理,医疗管理是医院管理的核心内容,包括门诊管理、急诊管理、住院管理、医技科室管理、病案管理共五个方面。接着做出具体阐述:门诊主要采用业务副院长领导下的门诊部主任负责制,负责门诊、急诊、院前急救工作,是全院医疗工作的第一站;急诊室是抢救急重患者生命的场所,主要任务是处理各种急性病、慢性病急变及急性创伤、意外事故发生、急性器官功能衰竭的治疗和抢救等问题;住院诊疗管理是医疗管理的核心,病区是患者接受诊疗的场所,是医院全面开展医疗、教学、科研工作的基地。随后重点分析了医技科室的管理和病案管理,医技科室分工日益精细,趋向高度专业化,病案是医疗、教学、科研的基础资料,是医院管理的信息来源。

本章思考题

1. 医院医疗管理包括哪几个主要部分?
2. 门诊医疗工作的基特征有哪些?
3. 试述住院管理的内容。
4. 试述严格的病案书写与防范医疗风险的关系。

案例分析

门诊诊疗案例:患者,女性小学教师,55岁,因发热、咳嗽、咳痰三天来到呼吸门诊。当时为上午10时左右。患者持挂号单到呼吸科候诊,当班医师未按挂号顺序诊疗候诊者,使患者等了近一个小时(患者心理上不悦,认为门诊管理存在问题,医生或分诊护士应该进行解释原因,并进行道歉)。在接诊过程中,医师病史询问简单,未进行血常规、胸透等检查(患者对接近下班前的这种医疗行为产生极度地不信任感。这种不信任感不利于疾病的正确诊断与治疗),开具"左氧氟沙星"静脉输液3天。第二天患者双上下肢出现少量皮疹,患者来到该院门诊询问另一名呼吸科医师,医师未予正面回答,要患者下次再找上次的接诊医师（患者得皮疹，感到非常焦虑，由于没能得到医师及时而负责任的答复，对医疗服务质量进一步产生不满）。次日上午患者全身皮疹、瘙痒难忍、结膜充血，皮肤科门诊就诊，诊断为"药物性皮疹"，给予停用"左氧氟沙星"、使用激素、外用药物等处理，3天后皮疹消退（皮肤科没有具体解释使用"左氧氟沙星"的副作用是皮疹，而单纯停用的处理方式让患者对"左氧氟沙星"产生怀疑，怀疑可能原因是药品质量问题或者是开药医师故意所为，因而更加不满），患者对门诊管理及呼吸科医师服务质量及药品质量提出质疑与投诉。

（资料来源：医院管理 10 例．海峡医药网．http://www.hxyjw.com/New_Inf-70-3648.html．2008-03-10.）

案例思考题

1. 请列举案例中该门诊诊疗活动中凸现的医院管理问题。

2. 如果你是医院管理人员，如何处理该投诉，并说明对以后工作的启示。

第七章 医院护理管理

（资料来源：易利华.2005.医院管理创新.北京：中国协和医科大学出版社）

学习目标

1. 掌握医院护理管理的概念以及特点；医院护理质量管理的特点；护理质量评价的原则。

2. 熟悉医院护理管理的基本职能，以及护理质量管理的基本方法。

3. 了解护理管理的发展趋势；护理业务技术管理的范围。

引导实例

江苏省人民医院的"舒心示范病房"

2004年起，江苏省人民医院消化科、脑外科、产科、胆胰外科、冠心病诊疗中心相继开展了"舒心示范病房"活动。在舒心示范病房，实行的是陪而不护、护士必须对所分管的患者负全责的全程优质护理服务模式。护理工作改变了过去坐办公室的现象，责任护士除了取物以外，其余时间都在病房，患者有任何需要，如洗头、喂饭、退药、做检查等，护士都及时予以解决。

在舒心示范病房，护士要特别地"耐心"，不厌其烦地做好每一项具体工作。例如，要耐心聆听患者的倾诉，在患者住院治疗的全过程中都要给予最大的安慰。护士在病房里除了各种治疗、观察病情变化等以外，要给患者做各种健康知识宣教，如术前术后、产前产后指导，饮食指导等；舒心示范病房的护士变"被动"为"主动"，从"有事找我"到"我经常来看你"，从"完成常规工作"到"对患者的一切负责"。把时间真正还给患者，护士们用自己的行动真正做到了"一切以患者为中心"，"使患者以舒畅的心情接受治疗"。一句"一切只要为了患者好"是这里所有护士的心声。

舒心示范病房，陪而不护，让患者舒心、家属省心、使患者家属从传统的陪护中彻底解放出来，真正摆脱了"一人生病，全家受累"的困境；而限制陪人，是为了给患者创造一个安静、整齐、清洁、舒适、安全的环境，保证患者的休息，保证病区空气质量，促进患者康复。

第一节 医院护理管理概述

医院护理管理是管理科学在护理工作中的具体应用，它是结合护理特点，研究护理的规律性，为实现护理学科目标提供的一种重要手段及根本保证。从医院管理的学科体系来说，护理管理是医院管理的重要组成部分，属于医院管理的应用管理部分。

（一）护理管理概念

世界卫生组织（WHO）提出，护理管理是为提高人们的健康水平，系统地利用护士的潜在能力和有关其他人员或设备、环境和社会活动的过程。我国将护理管理定义为：应用现代管理理论，紧密结合我国卫生改革的实际和护理学科的发展，研究护理工作的特点，找出其规律性，对护理工作中的人员、技术、设备及信息等进行科学的管理，以提高护理工作效率和效果，提高护理质量。其目的就是要运用最有效的管理过程，保证提供良好的护理服务。从一定意义上讲，护理管理水平高低决定了护理质量的高低。所以，护理管理是保证、协调、提高护理工作的关键。

（二）护理管理的内容

护理管理的内容可分为行政管理、业务管理和教育管理三部分。

护理行政管理指护理组织机构为达到既定目的，制定完备而周密的工作计划和方案，配合适当的人、财、物所建立的合理化组织，用有效的领导方式、正确而积极的激励方法推行工作，谋取各单位、人员之间的协调和意见的沟通，不断评估和改善管理手段和方法，圆满地实现护理组织的总目标，给患者提供高质量的护理服务。

护理业务管理是为保持和提高护理工作效率和质量而进行的业务技术管理活动，包括护理规章制度、技术规范、质量标准的制定、执行和控制，及新业务、新技术的开展和推广，以及护理科研的组织领导等。

护理教育管理是为提高各级护理人员的素质和业务水平而采取的培训活动的管理过程,包括护理专业学术的教学安排、新护士的岗前培训、在职护士的继续教育等。

(三) 护理管理的特点

1. 适应性

护理管理必须要适应医学科学的发展和进步,在医院的护理工作中,做到如何协调完成好护理患者和辅助医生诊治的双重任务;在护理工作的分工和人员训练上,要适应实施整体护理的需要,要培养和保持护士的良好素质以适应护理工作的特殊要求。

2. 综合性和实践性

护理管理的理论基础是管理学。管理学是一门综合性应用学科,影响管理活动的因素多种多样,要做好管理工作,必须考虑医院组织系统内外多种错综复杂的因素。在护理管理中,来自系统内外的影响因素是十分复杂多变的,如政策、法律、环境设备、技术水平、组织机构、目标、人员状况等,所以护理管理也要综合考虑多方面因素,综合利用多方面的知识和理论。

护理管理的理论只有应用于实践,才能真正发挥出作用。因此,在医院的护理管理过程中,应注意总结和结合我国的实际情况,建立符合我国国情、院情的护理管理规范。

3. 广泛性

医院护理管理的广泛性主要表现在护理管理对象与范围和参加护理管理的人员两个方面。在护理工作中,实际上每一位护理人员都参与了病房管理、病员管理、物品管理等,都要进行一定的管理活动。一位称职的护理人员应具备一定的管理经验和能力。护理管理的广泛性不仅要求管理人员掌握更多的管理理论和知识,也要求管理知识更加普及。

护理管理工作的这些特点,要求各级领导有针对性地加强管理工作,关心护理人员的身心健康,为护理人员提供良好的环境保证其安心工作,不断提高工作效率和质量。

(四) 护理管理的发展趋势

1. 深化系统化整体护理,提高护理服务水平

整体护理体现以患者为中心,增进护士与患者的交流,对于提高护理质量和患者满意度,能够起到重要作用。医院实施整体护理,将有利于在竞争中取胜。

2. 注重护理伦理学知识的学习

随着医学模式的转变,对护理工作和护理人员的要求越来越高。护理人员在为提高人民的健康水平、防病治病、促进康复和减轻痛苦的护理工作中,不仅要有精湛的护理技术和良好的护理道德,而且还会遇到越来越多的伦理难题,需要扮演多种角色,处理不同利益所引起的冲突和纠纷。因此,仅靠护理人员日常的伦理判断已不可能应付,必须学习伦理学知识,用伦理学的基本理论和基本原则来指导护理实践。

3. 加强护理人力资源管理

改变护理队伍整体素质偏低、人力资源编制不足的现状,通过对在职护士的继续教育和培训,促进护理人员业务技术水平以及各方面能力和整体素质的提高,是护理与不断革新变化的医疗技术共同向前发展的保证。

4. 护理质量管理更为科学化、标准化

护理质量管理是护理管理的核心。随着护理模式的转变,护理质量的内涵在不断扩展,护理质量管理也逐步走向科学化。护理质量管理的方法之一是标准化管理法。标准化管理法要求把科学的制定标准和执行标准贯彻于管理全过程,以增进系统整体效能为宗旨,以提高质量和效率为根本,是一种科学管理方法。

5. 护理管理思想及管理方法科学化、现代化

随着我国医院现代化及护理学科发展的需要,护理管理人员的科学选拔及护理和管理专业的学历任职资格要求,以及护理人员岗前培训等,将促使护理管理队伍结构和综合素质更为合理。管理科学将更广泛地与护理工作相结合,各种现代科学的管理技术和方法将成为护理管理人员追求质量和效率的重要工具。

6. 巩固和发展高等护理教育,注重教学改革

现已有约百所高等院校招收大专以上多层次、多轨道学习的护理学生,高等护理教育发展迅速,但仍需进一步巩固、提高和发展,解决护理教育结构变化带来的一系列问题,如师资力量短缺、教学内容的合理等,特别是要结合实际,确定不同层次护理教育的培养目标。

7. 发展卫生改革中急需解决的护理经济学问题

护理经济学方面的研究将增加,护理管理人员将参与制定体现护理人员技术劳务价值的定价体系工作,护理人员在病房工作和社区卫生工作中也将承担医药费用收支和成本核算工作,帮助患者少花钱多办事、办好事,减少患者住院费用,提高患者满意度。

8. 护理信息系统的发展和应用

随着医院信息系统的开发和广泛使用,护理信息系统已经成为医院信息系统的重要组成部分。护理信息系统(nursing information system, NIS)是一个可以迅速收集、储存、处理、检索、显示所需护理动态资料,并且能够进行对话的计算机系统。

9. 关注护理创新管理

管理体制不能生搬硬套,而应结合实际的具体情况进行创造性应用。许多高科技护理产品和反映现代护理理念的发明创造,有利于提高医疗效果,方便患者,大大节约护理人力,提高工作效率,减轻护士劳动量。这些都是护理管理关注和发展的方向。

10. 加大护理研究力度,加强护理学科建设

加大力度,培养研究水平更高的科研人才,开展学术交流和研究成果推广应用,深入开展专项、专科护理业务研究,创造和发展适用于我国的护理理论,加强护理学科建设。

11. 发展中医护理

以提高中医护理技术、发挥中医护理特色和优势为主线,注重中医药技术在护理工作中的作用。要根据中医护理防重于治、注重养生的思想,发挥中医护理在老年病、慢性病防治和养生康复中的作用,突出中医整体观和辨证施护,加强中西医护理技术的有机结合,促进中医护理的可持续发展。

12. 护理管理范围进一步扩大,服务内容和模式多样化

随着护理教育逐步由以患者为中心的教育转向以预防疾病、促进健康为主的教育,护理管理工作也将因此从医院扩展到向初级保健、社区服务、家庭护理和临终关怀、老年护理、日间病房等多样化的社区护理服务发展。护理人员可以在社区健康服务中心、老年护理院、社区心理卫生所、护理诊所、家庭护理、学校卫生、临终关怀院等机构提供多层次、多样化的护理服务。

(五) 中医护理管理

中医护理是以整体护理为观念,辨证施护为特色,在医疗保健、康复中发挥着重要作用。为了使中医护理更快地适应现代医学模式与人类健康发展的需求,满足当前中医护理临床、教学、科研、管理及对外交流的需要,必须深入研究中医护理的理论知识和护理技术,促进中医护理向标准化、规范化和制度化发展。但由于历史原因,中医长期处于医、药、护融于一体的状态,使得中医护理在内涵和管理上存在较多模糊概念和薄弱环节。可以通过培养专业素质人才、突出中医特色、加强质量控制等途径促进中医护理管理的建设、发展和完善。

第二节 护理管理的基本职能

一、护理管理的计划职能

(一) 计划的基本概念

1) 计划是指工作或行动之前预先拟订的方案,包括工作的具体目标、内容、方法和步骤等。

2) 计划职能。广义的计划职能包括制订计划、执行计划和检查计划执行情况三个紧密衔接的工作过程;狭义的计划职能仅指制订计划,也就是根据实际情况,通过科学的预测,权衡客观的需要和主观的可能,提出在未来一定时期内要达到的目标,以及实现目标的途径。

(二) 计划工作在护理管理中的意义

计划工作可以确定工作目标和实现目标的途径。它有助于减少工作的失误,有助于护理管理人员把注意力集中于目标,从日常的事务中解放出来,有效地促进护理组织目标的实现。也可以用共同的目标促进不协调的分散活动,合理地组织人力、物力,以目标、指标为标准,及时检查和评价下级完成工作的情况,以保证目标的完成。

(三) 计划工作的内容和程序

1. 计划工作的内容

计划工作的内容可概括为 6 个方面:

1) 做什么(what to do)。即明确所要进行的活动的内容及要求。

2) 为什么做(why to do)。即明确计划工作的原因和目的。

3) 何时做(when to do)。即规定计划中各项工作的起始时间和完成时间。

4) 何地做(where to do)。即规定计划的实施地点。

5) 谁去做(who to do)。即规定由哪些部门和人员负责实施计划。

6) 怎么做(how to do)。即制定实现计划手段和措施。

以上 6 个方面简称为"5W1H"。

2. 计划工作的程序

计划职能是管理的最基本职能。由于管理的环

境是动态的,管理活动是发展变化的过程,计划作为行动之前的安排,必须是一种连续不断的循环。灵活的计划必须有充分的弹性,计划——再计划;不断循环,不断提高。管理者在编制任何完整的计划时,实质上都遵循相同的逻辑和步骤,依次包括:估量机会、确定目标、考虑计划工作的前提、确定可供选择的方案、比较各种方案、制定派生计划以及通过预算使计划数字化等内容。计划工作的程序可用流程图方式如图7-1所示。

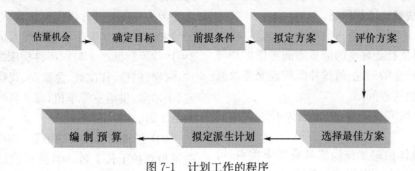

图 7-1　计划工作的程序

(四) 计划工作的方法

计划工作的方法有滚动计划法、干特图法、线性规划法、投入产出法、目标管理法等。这里主要介绍目标管理法(management by objective, MBO)。20世纪50年代中期目标管理法出现于美国,以泰罗的科学管理和行为科学管理理论(特别是其中的参与管理)为基础,形成了一套管理制度。

目标管理在护理管理中的应用,主要是配合组织系统将护理部整体的目标逐次地转变为各层次、各部门、各单位、各个人的目标,建立护理服务或管理的目标体系,最后促进具体行为的发生。护理管理在应用目标管理时应注意对各级护理管理人员和工作人员进行相关知识的培训、教育,选择恰当的目标,定期检查和考核实施进度。

二、护理管理的组织职能

(一) 组织的基本概念

社会学将组织定义为人类社会的群体之一,它是高度制度化和正规化的群体。从管理学角度给组织的定义是:人们为了合理、有效地达到特定目标而有计划建立起来的结构比较严密的制度化的群体。例如,护理管理组织系统有卫生部护理中心、中华护理学会、医院护理部等组织形式。

(二) 护理工作的模式

护理工作的模式随着护理临床工作实践和护理理论研究的不断深入而发生变化,同时也受到经济状况的影响。常见的护理工作模式主要有以下几种。

1. 个案护理

个案护理是以患者为中心,一个护理人员负责几个患者进行身心护理的方式。这种形式需要较多的人力和物力,一般用于危重患者的特护,不宜普遍采用。

2. 功能制护理

功能制护理是按照注射、处置、用药、检温、配餐、巡视等业务项目和岗位来分配护理人员。它将护士分为主班、治疗班、临床护理班、药疗班等,每1~2周换一次班,以基本护理业务为中心进行专项作业,可以提高效率,责任明确,有计划性,可节约人力和物力。但这种护理模式患者不固定,对患者缺乏系统和完整的掌握,难以进行心理护理,护患关系不易密切。

3. 责任制护理

责任制护理属于纵向护理,是以患者为中心,由责任护士对患者身心健康实施有计划的、系统的整体护理。1名护士可负责4~6名患者,从患者入院到出院,有目标、有计划、有依据地进行24小时包干护理,并进行效果评价。1名责任护士可领导一个由2~3名辅助护士组成的护理小组。其优点是能了解患者治疗、护理的全过程,以便掌握患者的病情、思想变化和生活习惯,从而提高护理质量,增强护士责任感。缺点是需要较多的护理人员,工作效率偏低。

4. 整体护理

整体护理是一种指导护理行为的观念。它是以现代护理观念为指导,以护理程序为基础,并把护理程序系统地运用到临床护理和护理管理中去的指导思想。它的目标是根据人的生理、心理、社会、文化、精神等多方面的需要,提供适合个人的最佳护理。整体护理概念应包括以下几个方面:

1) 把患者看成是一个整体的人,全面地从各个因素来分析健康行为所反映的问题,并应用护理程序,通过护理手段解决这些问题。

2) 把护理工作看成是一个整体。从护理质量、护理管理、护理教育、护理科研等方面统筹考虑问题,并通过科学的方法解决这些问题。

3) 把护理的环境当成是一个整体。人是生活在社会中的个体,要从社会环境的诸多方面考虑护理与外界环境作用而产生的问题,通过社区护理服务及其他决策手段来解决这些问题。

4) 人的一生均需要护理,护士应关心人生命过程的整体。

一般认为,整体护理工作模式具有以下优点:可提高护理质量及护理水平;转变护理观念,以患者为中心,最大限度地满足患者对护理服务的需求;能促进医院辅助支持系统工作进一步完善;能提高护理人员的综合素质;能使护士的劳动得到患者和社会的认可,可体现价值观,增强护士的责任心;能推动医院的整体发展,提升医院的信誉度和知名度。

除上述 4 种常见模式外,整体护理还有小组包干制护理、混合制护理、特殊包干制护理等模式。

(三) 护理人员的编制

目前,我国大多数医院还是根据卫生部规定的编制原则确定护理人员的编制。但随着医学科学技术的进步,临床新技术的开展,各种新仪器、新设备的应用,以及专业分工和管理系统的改革,需要医院主管部门,特别是护理管理人员研究设计新的编制方案。

1. 按卫生部的编制原则计算

表 7-1 是 1978 年卫生部制定的《综合医院组织编制原则(试行草案)》规定的护理人员与床位的比例。

表 7-1　综合医院护理人员编制表

计算基数/床位	护理人员与床位之比	护理人员数
100	1:2.11	46~49
200	1:2.13	91~97
300	1:1.94	149~160
400	1:1.92	201~216
500	1:1.68	288~306

(1) 病房护理人员的编制。护理人员包括护士(含护师)和护理员,护士和护理员的比例以 3:1 为宜。每名护理人员担当的病床工作量如表 7-1 所示。病房护理人员担当的工作量不包括发药及治疗工作,发药及治疗工作每 40~50 张床位编配护士 3~4 名。

(2) 非病房科室护理人员的编制。门诊护理人员与门诊医师之比为 1:2;急诊室护理人员与医院总床位之比为 1:100~1.5:100;观察室护理人员与观察床之比为 1:2~1:3;注射室护理人员与病床之比为 1.2:100~1.4:100;住院处护理人员与病床之比为 1:100~1.2:100;婴儿室护理人员与婴儿床之比为 1:3~1:6;供应室护理人员与病床之比为 2:100~2.5:100;手术室护理人员与手术台之比为 2:1~3:1;助产士与妇产科病床之比为 1:8~1:10;病房、门诊、住院处、急诊室、观察室、婴儿室、注射室、手术室、供应室等单位,每 6 名护理人员增加替班人员 1 名。

(3) 护理指挥系统的编制。300 张床位以下的医院可设总护士长 1 名;300 张床位以上的医院可设护理副院长,兼护理部主任,副主任 2~3 名;病床不足 300 张,但医疗、教学、科研任务繁重的专科医院,设护理部主任 1 名,副主任 1~2 名;其他 300 张床位以下的县和县以上医院,设总护士长 1 名;在 100 张床位以上的科室可设科护士长 1 名;门急诊、手术室等任务重、工作量大的科室均可设科护士长 1 名;护理部还应设夜班总护士长,根据床位和病房数目,可设 1~2 名或 2~3 名,也可由科护士长或病房护士长轮流值夜班,以代替夜班总护士长进行工作。

2. 按医院实际护理工作量计算

影响医院护理人员编制的因素很多,应依据医院的类别、专科特点、质量要求等因素,通过直接或间接的护理工作测量确定实际工作量,再进一步计算出护理编制人员数和设置比例。

由于医院护理工作的环节较多,随机性大,互为条件的复合型劳动多,因而尚无统一的、精确的计算实际工作量的方法。下面介绍一种根据分级护理所需时间,求得工作量作为制定编制依据的方法。

例如,某医院病房,患者总人数为 40 人,其中一级护理 10 人,每人需 4.5 小时护理,二级护理 20 人,每人需 2.5 小时护理,三级护理 10 人,每人需 0.5 小时护理。已知间接护理平均为 800 分钟,即 13.33 小时,试问该病房需要多少护士(机动数按 20% 比例计算)。

所需护士人数的计算公式为

$$护士人数 = \frac{各级护理所需时间总和(小时)}{每名护士每天工作时间(小时)} \times (1 + 机动比例)$$

$$护士人数 = (4.5 \times 10 + 2.5 \times 20 + 0.5 \times 10 + 13.33)/8 \times (1 + 20\%)$$

$$= 16.92 \approx 17(人)$$

所以,所需护士数为 17 人。

三、护理管理的领导职能

（一）领导的基本概念

领导是一个对组织内的部门或个人的行为施加影响，以引导完成组织目标的活动过程。

护理管理中的领导职能就是将领导过程应用于护理工作中，是护理领导者运用创造力和影响力引导和影响护理人员的行为，共同完成护理目标，为患者提供高质量护理服务的过程。

（二）领导者的影响力

影响力是指一个人在与他人交往中，影响和改变他人心理与行为的能力。管理心理学认为，领导者的影响力包含两个成分：一个是权力性影响力，由合法权利产生的；一个是非权力影响力，由领导者自身素质和行为对他人影响产生。

1. 权力性影响力

权力性影响力通过正式授予而获得，通过职权体现。权力性影响力对于被领导者具有强制性和不可抗拒性，常以奖惩等方式起作用。这类影响力属外推力，由外界授予，随地位而产生，被领导者的心理、行为主要表现为被动、服从，因此影响有限。

1）传统因素。传统因素是建立在人们对领导者传统认识基础上，即认为领导者不同于普通人，他们有权、有才干，比普通人强，从而产生对领导者的服从感。这种观念不同程度地影响人们的思想和行为，是传统观念赋予领导者的力量。

2）职位因素。职位因素与个人在组织中的职务和地位相关，是以法定权力为基础的力量。领导者职位越高，权力越大，此影响力就越强，令人产生敬畏感。这种影响力与领导者个人素质无关，是社会组织赋予领导者的权力。

3）资历因素。资格和经历也是领导者产生影响力的因素。资历的深浅在一定程度上决定着领导者的影响力。一般来说，人们对于资历较深的领导者更为敬重。

2. 非权力性影响力

非权力性影响力是由领导者个人素质和现实行为形成的自然性影响力。非权力性影响力既没有正式规定，也没有合法权利的约束力，但其产生的基础比权力性影响力更广泛、更持久，多为潜移默化的作用，被领导者更多地表现为顺从和依赖，愿意追随。构成非权力性影响力的主要因素有以下几个：

1）品格因素。它主要包括道德、品行、人格、作风等。具有优秀品格的领导者会对被领导者产生巨大的感召力和吸引力，成为"榜样"，受人尊敬。优秀的品格是领导者应具备的基本素质，也是构成领导影响力的主要组成部分。

2）才能因素。领导者的能力主要反映在工作成效和解决实际问题方面。领导者的才能大小是其影响力大小的重要因素。一个有才干的领导者为组织目标实现提供重要保证，使人产生敬佩感，使人们自觉、主动地接受领导。

3）知识因素。在科学技术高速发展的社会，人们越来越依赖知识创新和高水平技术力量实现组织目标。领导者掌握丰富的知识和具有技术专长可以更容易赢得被领导者的信任和配合。

4）感情因素。人与人之间建立了良好的感情关系，相互之间的吸引力就大，彼此影响力就高。感情交流是最高交流，可以使人产生亲切感。领导者与被领导者关系融洽，影响力就大。聪明的领导者应通过感情沟通获取最大的影响力。

在领导影响力中，非权力性影响力占主导地位。领导者要提高影响力，要注意正确使用权力性影响力，做到审慎、无私、授权、指导，关键是提高非权力性影响力。

（三）医院护理领导者

县及县以上医院设护理部，实行院长领导下的护理部主任负责制。要求500张床位以上的医院积极创造条件配备护理副院长、护理部主任，另设护理部副主任2名；300～500张床位，或不足300张床位，但医、教、研任务繁重的医院，可设护理部主任1名，副主任1～2名；300张床位以下的医院，设总护士长1名。

目前我国医院普遍实行护理部主任、科护士长、护士长三级管理或总护士长、护士长两级管理系统（图7-2）。

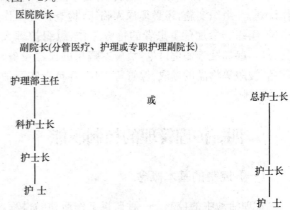

图7-2 我国医院护理管理体制示意图

1. 护理部主任

护理部主任在院长或护理副院长的领导下,组织和管理护理部,负责全院的护理业务和行政管理。具体负责内容包括:负责制订护理工作的长远规划和根据医院中心任务安排具体计划,并组织落实;负责制订和修改全院护理规章制度、护理常规、技术操作规程、质量标准等,并组织实施;建立和健全护理组织系统,合理配备人员,负责护理人员的调动、任免、晋升、奖惩;实施护理人员教育与业务技术训练,提高护理管理人员和护士的素质;生活中关心护理工作人员,帮助解决实际问题,工作中多给予激励,充分调动其工作积极性;检查、评价护理质量,防止差错、事故的发生;组织护理科研和技术革新,并结合临床总结经验,开展学术交流等。

2. 科护士长

科护士长是护理领导系统中的中层骨干力量,科护士长在护理部主任的领导和科主任的业务指导下,负责全科护理组织管理和业务技术管理工作,解决本科护理工作中的疑难问题和护理人员的培养教育。科护士长应根据护理部工作计划,制定全科护理工作计划并组织实施。应经常深入病房督促、检查工作以研究、改进和提高科内护理工作水平。

3. 护士长

护士长是病房或其他护理单位护理工作的具体领导者和组织者,在完成病房管理和护理业务技术中,起着主导作用。护士长的思想觉悟、业务技术水平、管理水平都直接影响护理质量和医疗质量的高低。因此,护士长不但要掌握熟练的护理技术和专业理论知识,还要具有一定的领导艺术和科学的管理方法,既敢于管理,又要善于管理,要充分发挥人力、物力、财力和时间的最大效能,以保证护理质量的不断提高。

护士长不但要根据科内计划制定本病房护理工作计划,并组织实施,还必须深入临床,检查护理工作质量,组织和参加危重患者的抢救工作,组织护理人员查房,参加疑难病例讨论,负责本病房的仪器设备、药品、被服等物品的领取、保管等工作,并负责实习护士的安排。

四、护理管理的控制职能

(一) 控制的基本概念

管理活动中的控制是一种监视工作活动的过程,用来保证工作按计划完成并且纠正出现的任何显著的偏差。此概念包括:①控制是一种有组织的动态过程。②控制是对系统的信息进行分析、比较、判断的过程。③控制是一种系统联系和信息处理多次往返的过程。

(二) 控制的重要性

控制职能是质量管理的基础,质量管理靠对质量形成过程中出现的偏差进行控制,富有成效的控制是任何工作取得成功的关键。控制的重要性还在于它监督目标是否按计划实现和监督上级的权力是否被滥用。控制工作在管理的各项职能中是一个关键职能,它不仅可以维持其他职能的正常活动,而且在必要时可以改变其他职能的活动,此外,在现代管理中,控制不仅是管辖、监视,还包含持续改进的意思。

(三) 护理管理控制职能的基本观点

1. 重视职业道德的观点

护理人员应当把职业道德放在首位,热爱护理事业,具有为护理工作献身的崇高精神,对患者不应该因身份、职务、民族、贫富的差别而在服务中有亲疏之别和冷热之分,要一视同仁,做到语言文明、举止端庄、技术上精益求精。

2. 安全的观点

安全性是护理质量管理的重要特点之一。护理人员在为患者提供护理服务时,必须要把安全性放在重要位置,时时、事事把关,保证患者在诊疗过程中安全,不出现不可抗拒性的意外情况。

3. 实事求是的观点

护理工作是严肃认真的,不能在工作过程中弄虚作假。不能掩盖、缩小或夸大事情的本来面目,不能瞒上欺下。工作中发现偏差,应该面对现实,及时给出调整和解决的方法,以求最大限度地减少损失。

4. 分层控制的观点

医院控制组织可以由决策层(院级领导)、控制层(质量控制小组)、协调层(职能部门)、执行层(科级领导)和操作层(全体工作人员)组成稳定的控制组织层次。要落实好分级负责制,这是做好控制工作的基本要求。建立、健全控制组织,根据医院质量控制总体要求,制定具体的、可操作的控制计划,明确分工,确定各级质量控制职责、任务以及各种相关制度,做到各负其责。

5. 树立全面质量管理的观点

护理服务对象是患者,在工作中的任何疏忽和不当处理,都会给患者造成不良甚至严重后果。所以在护理工作过程中,应加强作为控制手段的基础质量和环节质量的控制,真正实施全过程的控制。

6. 持续护理质量改进的观点

持续质量改进(continuous quality improvement, CQI),主要强调对质量持续不断的改进、提高。在我国医院中有实施以患者为中心的整体护理中应用持续质量改进的做法,并使整体护理不断深入、质量逐渐提高的案例。

第三节 医院护理业务技术管理

医院护理业务技术管理是护理管理工作中的重要内容,是衡量医院护理管理水平的重要标志,护理业务技术的质量直接影响医疗效果。因此,抓好护理业务技术管理对提高护理工作水平,促进护理学科的发展具有重要作用。

一、医院护理业务技术管理概述

(一)医院护理业务技术管理的概念

医院护理业务技术管理是对护理工作的技术活动进行计划、组织、协调和控制,使这些技术能准确、及时、安全、有效地用于临床,以达到高质量、高效率目标的管理工作。

医院护理业务技术管理的研究对象是医院基础护理工作和各不同专业护理工作的工作任务、工作特点、主要内容、技术要求和组织实施方法。

(二)医院护理业务技术管理的意义

护理工作的服务对象是患者,除了有良好的服务态度外,主要靠护理技术。这就要求护理技术服务有别于其他生产技术工作,除了要先进、高效外,还要及时、安全、可靠,要协调性和连续性好。随着护理科学的发展,现代科学技术成果广泛应用于护理工作领域,护理工作的科学技术性要求越来越高。这就不仅要求护理人员本身要不断提高技术水平,而且也要求护理业务技术管理提高水平。护理技术水平在某种意义上讲对提高护理质量有决定性作用,护理技术水平的提高必须靠技术管理。只有对护理工作实行科学的组织管理,才能调动和发挥护理人员的积极性,合理使用技术力量,密切协同配合,以提高护理工作质量和效率。有效的、高水平的护理技术管理是实现帮助患者获得最佳健康水平这一护理工作基本任务的重要保证,也是提高护理质量的重要保证。

(三)医院护理业务技术管理的特点

1. 科学性和技术性

护理学是一门独立的学科,它的理论知识、护理技术操作、护理程序等均以医学科学理论为依据,并有一定的质量标准要求。

护理技术不是简单的生产工序,它是在全面掌握医学护理知识的基础上,经专门训练、反复实践而获得的一种技能,未经系统学习和专门训练的人不允许在患者身上进行技术操作。因此要抓训练,抓引进新技术。

2. 责任性

护理技术工作的对象是患者,护理人员对维护、促进和恢复患者的健康负有责任。护理技术工作一旦发生失误,可能会增加患者的痛苦,甚至造成残疾乃至死亡。因此,不论从医学道德上或法律上都要强调其责任性。管理上要加强护理人员的责任心教育,健全各种岗位责任制。

3. 服务性

护理工作是为患者提供护理服务的,应当树立全心全意为患者服务的思想,以患者利益为重。护理技术管理要明确为谁服务的问题,为了练技术而不顾患者痛苦,或只顾经济效益不管患者利益的行为都是不允许的。

4. 社会性和集体性

医疗护理技术管理受社会环境、人际关系等各方面因素影响,而且受经济规律制约。同时,由于现代医学的发展,医院中的各种工作不可能由一个人去完成,而是需要多学科、多部门相互配合密切协作。护理业务技术管理必须协调好内部和外部的关系。

二、医院护理业务技术管理的范围

医院护理技术管理要充分发挥护理技术力量和仪器设备的效能,使护理工作逐步做到管理制度化、工作规范化、操作程序化,更好地为患者服务。常用护理业务技术管理内容有以下十个方面。

1. 护理诊疗操作技术管理

在为患者诊疗过程中,有大量的技术操作要护士承担,如洗胃、导尿、给氧、灌肠、各种皮试和注射、各种引流等。对这些操作技术的管理,要抓好基本功的训练,通过练兵提高操作水平。对完成各项技术操作,主要靠制订各种技术操作规程和严格检查、监督执行情况来加以控制。

2. 基础护理技术的管理

除上述诊疗护理技术外,还有患者的基础护理工作(晨晚间护理、褥疮防治技术等)、饮食治疗和营养、病情的观察、各种医用剂量统计的基本换算方法、各种护理文件的书写等。在管理中首先要注意加强责任心,提高对基础护理的认识,使基础护理工作能以岗位责任制的形式落实在临床护理工作中。各级护理管理人员要经常检查、督促,对薄弱环节和普遍存在的问题要加强指导,并对基础护理完成的质量进行控制。

3. 专科疾病护理技术的管理

专科护理技术是结合专科疾病的特点而形成的,临床各专科的护理工作范围广、内容多,近几年来,各专科分科越来越细,新业务、新技术不断涌现。一般护理人员需要掌握本专科的护理技术。高水平的护理人员应在掌握常见(内外妇儿)专科技术的基础上,再重点掌握本专科的疾病护理技术。在管理上首先要抓好疾病护理常规的制订和检查执行情况,还要抓好人员培训和科研学术活动,认真学习有关的诊疗知识,以提高护理人员的能力和水平。

4. 急诊抢救技术的管理

医院常有大量急诊抢救患者就诊,护理人员必须掌握抢救技术。抢救技术的好坏直接影响患者的生命安危,对这类抢救技术的管理,除了常规和标准化管理及技术训练外,还要经常组织技术演练和实践考核,抓应急能力的培养,抓医护之间和各科室之间的协调配合,抓组织管理能力的培养,护士长要能做到善于调配人力、物力,善于做好患者和家属的工作,善于与有关部门进行工作协调。

5. 消毒隔离技术的管理

各种消毒和隔离技术的管理是防止医院内感染的基本措施,也是护理工作中最常用的基本技术。掌握这项技术并不难,关键是管理要严格,制度要积极维护,执行要认真彻底、一丝不苟。

6. 危重症监护和其他监护管理

随着医学科学技术的发展,尤其是先进医疗仪器设备的引进,危重症监护有了较快的发展,如 ICU、CCU、RCU、NICU 等,对各种监护病房中患者的诊治,在从以往的以医生为中心改为以患者为中心的系统中,护理人员的作用很大,护理技术发展也很快,除了要求护理人员有良好的护士素质、扎实的基本功外,还要有较系统的专科知识和技术水平,有敏捷的分析判断能力,以适应工作的需要。一些先进的仪器设备的使用,也要求护理人员不仅要具备一般的护理知识和技能,而且要具有相关学科的知识,了解仪器的原理、结构,掌握操作方法,才能充分发挥仪器设备的作用。监护病房护士要接受专门训练,以适应工作需要。监护病房应建立一套完整的规章制度,如岗位责任制、消毒隔离制度、交接班制度、仪器使用保养维修制度、抢救工作制度、监护记录和资料保管制度等。监护患者时护士应根据其病情,制订全面、系统的护理计划,并认真实施。要每日进行查房,根据病情修订监护和抢救计划,详细交接班。

7. 整体护理技术管理

整体护理是一项综合护理技术,它除了要求护理人员全面掌握上述各项技术和运用护理程序外,还要求了解心理学、伦理学、社会学、管理学等方面的知识。护理人员不仅要有良好的愿望和态度,而且要掌握一定技术、技巧和方法,并对有关的护理诊断进行探讨。开展整体护理首先要组织有关人员学习,引导广大护理人员进行观念上的转变,提高认识;其次还必须注意更新知识,认真学习整体护理、护理程序有关理论,准确把握其内涵,才能使整体护理与模式病房沿着科学的轨道发展。

8. 新技术的引进与开发

这是护理技术不断发展的源泉,各级护理管理人员应把新技术的引进开发作为管理重点,组织理论水平较高的护理人员,进行研究、开发,了解、介绍国内外护理技术的进展情况,开展护理技术革新。

9. 护理信息档案管理

它包括临床护理资料、护理技术资料、护理业务技术档案、护理业务工作档案和护理信息档案资料,应设专人做好收集、登记和保管工作。

10. 护理技术的基础建设

这主要包括护理队伍的技术素质建设、器材设备的保障和建立护理科研和技术实验室,引进开发新技术,以及加强医德医风教育。

第四节　护理质量管理

一、护理质量管理概述

(一)护理质量管理的概念

护理质量管理就是要求医院护理系统中各级护理人员层层负责,用现代科学管理方法,建立完整的质量管理体系,满足以护理质量为中心的护理要求,一切从患者出发,保证质量的服务过程和工作过程。

对护理质量实行控制的目的,旨在使护理人员的业务行为活动、职业道德规范各方面都符合质量的客观要要求和患者的合理需要。通过质量控制,阻断和改变某些不良状态,使其始终能处于对工作、对患者有利的、良好的、符合质量标准要求的状态,用最佳参数、最短时间、最好的技术、最低的成本,达到最优化的合理效果,使患者得到康复。以往的医疗护理评价也是属于事后质量评价,从一般性的质量总结检查发展到质量管理,从质量管理发展到全面质量管理,又从全面质量管理发展到 ISO 9000 国际质量管理体系标准,这是护理质量管理工作的重大进步和提高。

(二) 护理质量管理的意义

1. 护理质量管理是护理工作必不可少的 重要保证

质量是医院的生命,质量保证是护理工作开展的前提,因为护理服务的对象是患者,护理工作质量的优劣直接关系到患者生命的安危,所以,护理工作必须保证质量。救死扶伤、实行革命的人道主义、全心全意为人民服务的宗旨就具体体现在质量管理工作中。

2. 提高护理工作质量是护理管理的核心问题

在整个医疗系统中,护理工作是一个重要的组成部分,它不仅占有很大的人员比例,而且涉及整个医疗工作的各个环节,护理质量是医疗质量的组成部分,良好的护理质量是取得良好的医疗效果的重要保证。通过实施质量管理、质量控制,可以有效地保证和提高护理质量。

3. 建立质量管理体系是现代化护理管理的 重要标志

随着现代医学科学的发展,护理工作现代化也势在必行,现代医学模式要求护理工作能提供全面的、整体的、高质量的护理,以满足患者身心各方面的需求,这就不仅要求护理人员要掌握大量的知识,提高水平,而且要有现代化的质量管理手段,所以,护理质量管理不仅对现实开展护理工作具有重要意义,而且对于促进护理学科的发展和提高护理人员的素质也具有深远意义。

(三) 护理质量管理的特点

护理质量管理作为医院质量管理的一个重要组成部分,有其自身的特点。其具体特点有以下三个方面。

1. 护理质量管理的广泛性和综合性

护理质量管理具有有效服务工作量、技术质量、心理护理质量、生活服务质量及环境管理、生活管理、协调管理等各类管理质量的综合性,其质量管理的范围是相当广泛的。因此,不应使护理质量管理局限在临床护理质量管理范围内,更不应该仅是执行医嘱的技术质量管理。在整个医院的服务质量管理中,几乎处处都有护理质量问题,事事都离不开护理质量管理。这一特点充分反映了护理质量管理在医院服务质量管理方面的主体地位。

2. 护理质量管理的协同性与独立性

护理工作与各级医师的诊断、治疗、手术、抢救等医疗工作密切不可分;同时与各医技科室、后勤服务部门的工作也有密切的联系。大量的护理质量问题,都是从它与其他部门的协调服务和协同操作中表现出来的。与各部门协同得好不好,是护理质量的主要表现。因此,护理质量管理必须加强协同质量管理。但是,护理质量不只是辅助性的质量问题,而有其相对独立性,护理质量必须形成一个独立的质量管理系统。

3. 护理质量管理的程序性与联系性

护理工作是整个医院工作中的一个大的环节。在这个大环节中,又有若干工作。例如,中心供应室的工作就是一道完整的工作程序;手术患者的术前护理和术前准备工作是手术工作的一道工作程序。工作程序质量的管理特点,就是在质量管理中承上启下,其基本要求就是为确保每一道工作程序的质量进行质量把关。不论护理部门各道护理工作程序之间或是护理部门与其他部门之间,都有工作程序质量的连续性,都必须加强连续的、全过程的质量管理。

二、护理质量管理的基本方法

(一) 护理质量管理的基本工作制度

护理制度是护理人员在长期护理工作实践中的经验总结,是临床护理工作客观规律的反映。科学、有效的护理管理制度在保证服务对象接受安全有效的护理服务、维持医院正常工作秩序、检查和落实各项工作标准及防范护理差错等方面发挥着重要作用。护理制度分为岗位责任制、一般护理管理制度以及相关护理业务部门的工作制度。

1. 岗位责任制

岗位责任制是护理管理制度中的重要制度之一。它对各级护理人员的岗位职责和工作任务进行了明确的规定,把职务责任落实到每个岗位和每一个人。目的在于使人人有专责,事事有人管,使工作忙而不乱,做到既有分工又有协作,从而有利于提高工作效率和质量,促进各项护理工作的顺利开展。

护理岗位责任制是按护理人员行政职务或业务技术职称制定的不同职责范围和行为的规范。按照行政职务制定的职责包括:护理副院长职责、护理部主任职责、护士长职责、副护士长职责、专业护士职责、辅助护士职责等;按照业务技术职称制定的职责有:主任护师职责、副主任护师职责、主管护师职责、护师职责、护士职责、护理员职责等。值得注意的是,岗位职责不是一成不变的,它随着护理工作内涵的延伸及医院管理的不断发展而变化。

2. 一般护理管理制度

一般护理管理制度是指护理行政管理部门和各科室护理人员需要共同贯彻执行的有关制度。医院根据不同的等级及工作需要制定相应的一般护理管理制度,主要包括:患者出、入院制度;值班制度;交接班制度;查对制度;分级护理制度;护理工作制度;抢救工作制度;消毒隔离制度;医疗文件管理制度;特殊药品管理制度;饮食管理制度;护理查房制度;探视、陪伴制度;会议制度等。各级各类医院标准不同,要求也不同,具体制度有差异。

3. 相关护理业务部门的工作制度

相关护理业务部门的工作制度是指具体部门的护理人员需共同遵守和执行的有关工作制度,主要包括病房工作制度、门诊工作制度、急诊工作制度、手术室工作制度、供应室工作制度、烧伤病房工作制度、重症监护室工作制度、治疗室工作制度等。

(二)护理质量的标准化管理

护理质量标准是护理质量管理的基础,护理目标提供护理人员工作的方向,标准则提供达到目标的途径。护理质量标准根据护理工作流程、服务对象、护理管理要求、护理人员特点以及工作特点来制定。护理质量管理的标准化,就是制定或修订质量标准、实施质量标准、进行标准化建设的工作过程。

目前我国将护理质量标准分为以下四大类。

1. 护理技术操作的质量标准

护理技术操作的质量标准是指护理技术操作中的基础护理技术操作和专科护理技术操作。

质量标准为:严格"三查七对"(治疗前查、治疗中查、治疗后查;查对姓名、床位号、药名、剂量、时间、浓度、用法);正确、及时,确保安全、省力、省时、省物;严格执行无菌操作原则及操作程序,操作熟练。

2. 护理管理的质量标准

护理质量标准主要包括预先质量标准(包括患者

和工作人员的准备、物品和环节的准备等)、过程质量标准(包括现场操作中的各个环节)、终末质量标准(即操作结束所达到的效果)三个部分。传统的医院质量管理主要关注的是终末质量管理,现代医院质量管理转移到过程质量管理,重在预防为主。

3. 护理文件书写质量标准

护理文件书写是反映护理工作质量和护理人员工作态度及专业水平的重要标志之一。其内容包括体温单、交班本、医嘱单、医嘱本、特护记录单、护理病历等。对护理文件书写统一规定表格、符号、名词、术语,不仅有利于目前的护理管理工作,而且为在护理管理中使用计算机创造了基本条件。

4. 临床护理质量标准

临床护理质量标准主要包括9个方面:
1) 责任制护理效果评价。
2) 特级、一级护理合格率。
3) 急救物品完好率。
4) 基础护理合格率。
5) 消毒隔离合格率。
6) 护理差错发生率。
7) 陪住率。
8) 输液反应率。
9) 输血反应率。

(三)护理质量管理工作循环

质量管理工作循环(PDCA 循环)是 20 世纪 50 年代由美国著名的质量管理专家戴明(W. E. Deming)提出,又被称为戴明循环,简称"戴明环"。PDCA 循环就是计划(plan)实施(do)、检查(check)和处理(action)循环。

1. PDCA 循环的特点

1) 大环套小环,互相促进。整个医院是一个大的 PDCA 循环,那么护理部就是大 PDCA 循环中的小 PDCA 循环,各个护理单位(门诊、病房、手术室、供应室、急诊室等),又有各自的 PDCA 小循环。大环套小环,直至把任务具体落实到每个人。反过来小环保大环,从而推动质量管理不断发展提高。

2) 不断循环,不断提高。PDCA 循环不是停留在一个水平上的简单重复,而是螺旋式上升。在质量管理上,经过了一次循环,也就解决了一些质量问题,质量水平和管理水平就有了新的提高。

2. 护理质量的循环管理

护理质量管理是医院质量管理工作中一个重要组成,也是一个相对独立的质量管理系统。护理质管理是医院管理大循环中的一个小循环,并与医疗、医技、后勤、行政等部门小循环组成医院管理的大循环。在护理质量的循环管理中应注意:①PDCA循环是一个循环而不是终结。②注意各科室工作相互协调。③PDCA循环和医院其他工作是一个整体不能独立。

三、护理质量评价

护理质量的评价是护理管理一个重要的环节。它是衡量所订标准或目标是否实现或实现的程度、效果如何,即对一项工作进展快慢,工作好坏、成效大小、正确与否等做出判断的过程。

(一)护理质量评价的概念

护理质量评价是判断预定护理目标取得进展的数量和效果的过程,它包括 4 个内容:①制定目标。②阐明目标取得进展的客观标准。③测量与说明取得进展的程度。④对今后工作提出建议。

(二)护理质量评价的原则

1. 实事求是

护理质量评价应建立在事实的基础上,将实际执行情况与原定的标准和要求进行比较。这些标准必须是评价对象能够接受的,并在实际工作中能够衡量的。

2. 评价标准适当

对比要在双方的水平、等级相同的人员中进行,因此,所确定的标准应适当,具有可比性,不可过高或过低。过高的标准不是所有的护士都能达到的。

3. 避免片面性和局限性

护理工作涉及面广,工作量大,可采用随机抽样的方法通过样本量推测和分析整体质量状况,避免片面性和局限性。

(三)护理质量评价的内容

1. 基础质量评价

基础质量也称之为预先质量,它是建立在护理组织结构和工作计划上的评价内容,重点在执行护理工作的基础条件方面,包括组织结构、人员配备、资源、仪器设备以及提供护理人员的质量等。这些方面是构成护理工作质量的基本要素,也是提供高质量护理的重要保证。

2. 过程质量评价

过程质量也称之为环节质量,对它的评价着眼于护理工作的过程,可以评价护理行为活动,评价各项护理管理工作、技术工作和思想工作对护理质量的保证。主要实施评价的内容有:执行医嘱的准确率;病情观察及治疗结果的观测;对与护理有关的其他部门的联系与管理护理报告;各种文件书写质量;应用和执行护理程序的步骤和技巧等。

3. 终末质量评价

终末质量评价是评价护理工作的最终结果。如患者伤口的护理情况和是否保持干燥,反映护理效果的褥疮发生率、输血输液事故发生率、静脉穿刺一次成功率、护理差错事故发生情况、一级护理合格率、患者对护理服务的满意度、陪住率等。这是从患者角度评价所得到的护理效果与质量。

护理结果评价标准的选择和制定受很多因素的影响,有些结果不一定能反映护理的效果,还应与其他医疗辅助诊断、治疗效果及住院时间等因素综合考虑。

护理结构、过程、结果三方面的综合性评价,基本上反映了护理的整体质量。这三个方面的质量标准是不可分割的整体,它们反映了护理工作的全面质量要求。这三者之间的关系是:进行护理要素质量评价,可掌握质量控制的全局;具体护理过程环节质量评价,有利于落实措施和保证护理工作的正常进行;终末护理质量评价,可反馈控制护理质量。

(四)护理质量评价的方法

1. 产生有能力的评价人员

大型的全面评价,要求评审员经过统一培训,学习评价标准、方法以及应注意的问题,以使评价准确科学。

2. 制订评价标准

评价标准的产生是关键步骤,标准一般由评价人员根据评价目的制定。理想的评价标准应是详细说明要求的行为情况或看得见的成果,就是标准必须具体,要使得被评价对象能做得到、能测量、能被考察,并且明白易懂,符合实际情况,符合患者受护理的要求。

3. 收集资料与标准相对照

可以通过病历记载、交班报告、医嘱执行记录中收集信息、检查实物、现场调查分析、患者反应、观察等方面的资料与标准对比,看看完成了多少、没完成多少、结果怎样,所以平时要注意积累和保管。完整、准确的记录是促使评价准确的必要条件。

4. 判断、分析、反馈

评价的最终判断应是对事物结果的描述,可划分为合格与不合格,也可划分为优秀、良好、及格、不及格等不同等级。各种指标特征都可统一成一种判断标准,可用定性标准也可用定量标准,统一判断、分析,看整个评价工作是否客观和适宜,如标准是否完整、合适,收集的信息是否可靠,判断中使用的标准是否统一等。对评价的结果应如实地反馈给被评价者,肯定评价结果中的成绩部分,指出存在的问题,以达到评价的真正目的。

5. 评价中的注意事项

1) 防止偏向。护理工作的评价内容,很多是定性资料,所有容易有人为因素,应提高管理人员素质、能力,做到客观地评价。

2) 标准适当。即有一定先进性。

3) 重视反馈。要评价效果的目的是改进工作,所以对评价的信息应采取多种方式及时反馈,指出改进方向及措施。

4) 培训人员。全面质量管理意义之一就是全员参加,所以要强调护理人员的质量意识,平时即应按"要求"工作,加强自我控制能力,才能最大限度地消灭缺陷,保证最佳的护理服务。

本章小结

1) 医院护理管理是医院管理的重要构成,通过研究护理工作的特点,找出其规律,对护理工作中的人员、技术、设备及信息等进行科学管理,以提高护理工作效率和效果,提高护理质量。其内容包括行政管理、业务管理和教育管理三部分,具有适应性、综合性、实践性、广泛性的特点。

2) 护理管理有计划、组织、领导、控制4大职能,四者紧密联系,不可分割,共同促进护理管理的有效。第二节还详细介绍了整体护理的工作模式和医院护理管理的领导者以及护理管理控制职能的基本观点。

3) 医院护理业务技术管理是护理管理工作中的重要内容,是衡量医院护理管理水平的重要标志,护理业务技术的质量直接影响医疗效果。第三节介绍了医院护理业务技术管理的概念、特点及范围。

4) 提高护理工作质量是护理管理的核心问题。第四节介绍了护理质量管理的概念及特点,护理质量管理的基本方法,以及护理质量评价的概念、原则、内容与方法。

本章思考题

1. 护理管理的定义和特点是什么?
2. 整体护理的概念和优点是什么?
3. 护理质量评价的原则有哪些?
4. 护理管理的发展趋势是什么?
5. 简述医院护理业务技术管理的特点。

案例分析

患者,女,76岁。咳嗽、憋气及发热2个月入院。初步诊断为慢性支气管炎并发感染,肺心病及肺气肿。入院后由护士甲为其静脉输液。甲在患者右臂肘上3厘米处扎上止血带,当完成静脉穿刺固定针头后,由于患者的衣袖滑下来将止血带盖住,所以忘记解下止血带。随后甲要去给自己的孩子喂奶,交护理员乙继续完成医嘱。乙先静脉推注药液,然后接上输液管进行补液。在输液过程中,患者多次提出"手臂疼及滴速太慢"等,乙认为疼痛是由于四环素刺激静脉所致,并且解释说:"因为病情的原因,静脉点滴的速度不宜过快"。经过6个小时,输完了500毫升液体,由护士丙取下输液针头,发现局部轻度肿胀,以为是少量液体外渗所致,未予处理。静脉穿刺9个半小时后,因患者局部疼痛而做热敷时,家属才发现止血带还扎着,于是立即解下来并报告护理员乙,乙查看后嘱继续热敷,但并未报告医生。

止血带松解后4个小时,护理员乙发现患者右前臂掌侧有2厘米×2厘米水泡两个,误认为是热敷引起的烫伤,仍未报告和处理。又过了6个小时,患者右前臂高度肿胀,水泡增多,而且手臂发紫,护理员乙才向医生和院长报告。院长组织会诊决定转上级医院,因未联系到救护车暂行对症处理。两天后,患者右前臂远端2/3已呈紫色,只好乘拖拉机送往上级医院。为等待家属意见,转院后第三天才行右上臂中下1/3截肢术。术后伤口愈合良好。但因患者年老体弱加上中毒感染引起心、肾功能衰竭,于术后一周死亡。

[资料来源:闻菊芸.2007. 护理过失与医疗纠纷(附案例分析). 现代医院,(10):133.]

案例思考题

请分析患者死亡的原因,并从护理管理者的角度分析如何避免类似事件的发生。

第八章　医院质量管理

学 习 目 标

　　1. 掌握医院质量管理的基本概念,熟悉我国医院质量管理的现状和主要内容。
　　2. 掌握医院质量管理的基本方法。
　　3. 掌握医院质量管理的常用工具。
　　4. 掌握医院质量评价的内容,熟悉质量评价的目的、对象和指标,了解质量评价的方法。

引 导 实 例

解放军总医院以质量管理为核心的发展战略

　　2005 年,解放军总医院将医院质量管理置于医院战略的核心地位,提出只有加强全面质量管理,才能在激烈的竞争中立于不败之地。该医院重点从以下五个层面强化了医院质量管理工作。

　　1. 加强环节质控,实施环节管控

　　全方位质量管理是医院质量管理的发展方向。该医院把 2005 年确定为质量建设年,成立了质量建设领导小组,使质量建设落实到医院工作的每一个环节上,落实到医院医疗服务的整个流程中,全面提升医院质量建设水平。该院从服务主体抓起,强化全员的质量意识;加强了医疗环节的质量检查制度,对薄弱环节采取针对性的改进措施;规范了医疗文书的质量等。

　　2. 层层有制度,层层有人管

　　微观质控与宏观管理相结合的多层次质量管理是医院质量管理的必由之路。解放军总医院实行医疗质量考评委员会、机关、临床部和科室四级管理考评体系,在初级质量监控上由科室对每个岗位及每个人员进行考评;在环节质量控制上由临床部以检查、夜查房等形式强化医疗质量和安全管理;在终末质量监控上由机关及质管科对临床部和科室进行检查、考评,确保质量管理的针对性和有效性。

　　3. 执行制度奖惩分明,从严治院不放松

　　提高医院质量必须紧紧抓住从严治院不放松。

该院加大了对医疗缺陷责任人的惩处力度,除明确对医疗事故主要责任人按规定给予行政处分外,还将受到延缓晋职和晋级,暂停处方权,一定时期内不能外出参加学术活动、进修、出国考察等处罚,并承担一定的经济责任。对全年无差错、无医疗纠纷的,年终给予表彰奖励。对医疗作风粗疏,发生过失医疗纠纷、索取红包回扣、私自外出会诊及手术的,医院认真调查、从严处理。严格化的质量管理使该院的质量水平不断提高。

　　4. 质量管理精细化,细节反映水平

　　该院陆续制定了各级医师担任手术主刀分级标准和临床有创操作资质准入标准,建立了普通会诊、急诊会诊、高干会诊制度及大手术、新技术应急处理预案等,并要求落实"五不",即不能带问题进手术室,不能带疑点做手术,没有把握的不盲目做,没有参加术前讨论者不得擅自做,术前准备不充分的不仓促手术。这些措施减少和避免了医疗问题的发生。

　　5. 人文关怀,为患者提供整体服务

　　随着医学模式的转化,医疗服务已不局限于传统的单一系统,多学科、多部门的协作渐成常规化,医院的服务要从单维服务向人性化服务转化。解放军总医院各部门按照其职责和作用,建立和健全模块化管理体系,是全面质量管理深化发展的重要标志。该医院在解决为患者全方位服务方面注重模块化运作,做了许多配套式的建设工作,如实行弹性工作制解决患者看病难问题,安排流动餐车解决患者及医生误时用餐等。整体服务构成了完整的服务模块,各个方面的工作都围绕着为患者提供满意的服务,提升了医院整体医疗服务质量和水平。

　　启示:医院质量管理是医院管理的核心,是医院管理的永恒课题,在市场经济体制下,医疗服务质量是影响医院声誉的根本问题,是决定医院生存和发展的战略问题。

　　(资料来源:http://www. by120. net. cn/news. php?id＝326)

第一节　医院质量管理概述

　　随着医疗市场的逐步开放和全民医保的逐步落

实,患者的医疗保健需求层次日渐趋向复杂化,医疗行为和医患关系的内容也变得错综复杂,医院质量的内涵已从单一的临床医疗质量转变为临床疗效、服务、费用等诸方面的综合质量,其中技术是医院质量的灵魂,服务是医院质量的保证,费用是医院质量的尺度。如何建立有效的医院质量管理体系,提高医疗质量,达到患者期望的"疗效高、服务好、时间短、费用低"的要求,这是新时期医院立足、发展的根本点。

一、医院质量管理的概念

1. 狭义的医院质量管理

医院的传统质量管理即医疗质量管理,是一种狭义的质量管理概念,其主要特征为:①以临床医疗科室作为主要的质量管理单位。②主要由医生通过执行医疗制度、常规和自我评价进行医疗质量控制。③以传统的医疗指标作为医疗终末质量统计评价指标。④局限于医疗技术和医疗效果的质量管理,基本不涉及服务质量及医疗费用管理。这种狭义的质量管理范围,虽然逐渐地扩展到护理部门和各医技科室,但仍是医疗业务部门分别进行的局部质量控制,而不是系统化的质量管理概念。

2. 广义的医院质量管理

广义的质量管理是指医院在确定质量方针、目标和职责,以及在质量体系中进行的诸如质量策划、质量控制、质量保证和质量改进等措施,使医院提供的服务质量达到规范要求和患者满意的全部管理职能活动,其涵盖了基础质量、环节质量和终末质量,以及医疗技术质量和服务质量的全方位、系统化的质量管理。

这种概念包含了以下基本观点:①把医院质量管理作为医院管理的首要管理职能,作为与医疗管理、运营管理、科技管理同等重要的独立管理专业。②质量管理由院长亲自领导,行使质量决策职能,而不只是推给其他领导干部或行政职能部门去管。③各级、各部门管理者承担各自相应的质量管理职责。④质量和质量管理同每一位职工密切相关,他们的工作都直接、间接地影响着医疗服务质量。⑤医院以医疗质量管理为重点,还必须十分重视服务质量和降低医疗成本,以医院各项工作质量保证医疗服务质量。⑥医院质量管理应成为全院整体的系统性活动,必须在质量体系建设上下工夫,通过质量策划、质量控制、质量保证、质量改进,开展质量可持续提高的管理活动。⑦医院质量管理不是满足于现已达到的某些质量指标,而应树立质量和质量管理永无止境的信念。

二、国内外医院质量管理现状

(一) 我国医院质量标准化管理与医院评审制度

医院质量标准化管理是指医院的职能管理部门,为了保证各项工作按照质量标准进行的全部质量管理活动。我国的医疗质量标准化管理大致分为三个阶段:第一阶段是 20 世纪 80 年代以前制订的医院工作制度、各级人员职责、各类技术操作常规以及诊断、治疗、护理等技术检查标准;第二阶段是 80 年代初以解放军沈阳军区开展的标准化管理为标志,并编写了《医院标准化管理》(中国医院管理杂志社,1985 年),中国人民解放军总后勤部卫生部于 1979 年和 1985 年第二次和第三次修订了《医疗护理技术操作常规》,1998 年第四次修订了《医疗护理技术操作常规》并出版,全国不少省、市相继出版了医院工作标准和质量管理标准;第三阶段是 90 年代初开始的医院分级管理,是以卫生部组织众多专家学者吸收国外先进经验制订的《综合医院分级管理办法》(1989 年制订)为标志,此后卫生部于 1995 年又颁发了《医疗机构评审办法》和《医疗机构评审标准》,全国开始大范围实施医院评审制度,从此结束了我国同级医院没有统一标准的历史,标志着我国医院管理标准化的重大进步。2005 年 3 月 17 日,卫生部以"医院管理年"为契机,制定和推出《医院管理评价指南(试行)》,要求各地医院按照指南要求加强内部管理。

卫生部制订的评审标准内容主要包括:①医院的规模和功能(包括床位、建筑、人员配置、机构及科室设置等)。②技术水平。③设备状况。④管理水平(包括管理体制、规章制度、人事管理、信息管理、预防感染、资源利用)。⑤质量保障。⑥安全及环境管理。⑦文明服务等。评审中采取千分制办法对医院进行科学评定,合格医院按所得总分的分数段来评定等次。其中,甲等为分等标准考核达 900 分以上(含 900 分)者;乙等为分等标准考核达 750~899 分者;丙等为分等标准考核在 749 分以下(含 749 分)者。

(二) 临床路径

临床路径(clinical pathways, CP)管理产生于 20 世纪 90 年代的美国,是一种新兴的临床诊疗规范化管理方式,它是一种综合了多学科、多专业主要临床干预措施的疾病医疗服务计划标准,由医院有关专家依据可获得的最好的临床科学证据而制定,通常表现为以时间为序的表格式诊疗或路径图,包含诊断、化验、检查、教育指导等多方面的内容。自 1996 年引入我国以来，临床路径目前尚处于研究和应用的起步阶段，一些医院已将临床路径运用于医院的医疗管理、护理管理、运营管理、药学管理，但大多为理论性研究，实践总结及经验推广的力度还不大，进入临床路径的病种多涉及外科手术疾病的管理。在我国目前还存在的问题为：开展的范围小，进入的病种少；起步晚，研究的深度不够；医疗费用控制不理想；普及面临较大阻力；可操作性不强等。

（三）持续质量改进

持续质量改进（continuous quality improvement，CQI）是在全面质量管理的基础上发展起来的、更注重过程管理和环节质量控制的一种新的质量管理理论。早在 20 世纪 20 年代，美国学者 Shewhart 就提出了持续质量改进的概念。50 年代，持续质量改进开始运用于工业，80 年代初，才被应用于医疗服务质量管理。

顺应国外研究发展的大趋势，国内也开始了医院质量管理的持续性改进探索，如将持续质量改进应用于护理质量管理、科室质量管理、医疗质量管理。我国医院在具体运用中还存在着如下主要问题：一是全员质量意识淡漠，医务人员对质量的价值认识不足决定了对质量管理的态度消极和医疗行为的被动；二是医院管理的信息化程度不高，部分环节容易遗漏，难以实现全程医疗质量管理；三是管理能力不足，参与质量管理的人手不够，素质不高，缺乏发现深层次管理问题的能力，对存在的问题没有及时有效的办法，质量管理形同虚设。

（四）医院质量实时控制

医院质量实时控制是运用控制论和信息论的基本理论，采用决策技术、预测技术和模拟技术，把医院质量管理与计算机技术结合起来，建立一种新型医院质量管理模式，即通过综合医疗过程的前馈控制、反馈控制和现场控制的医疗质量实时控制系统，实现医院决策层、管理层和执行层对医院质量实时信息的有效检测和控制。它克服了传统质量管理只注重"治"的缺点，能建立一个既可"治"又可"防"的质控系统，通过加强过程管理，发挥"预防"作用，以达到更有效地提高医院质量水平的目的。在我国，关于医院质量实时控制的研究正在逐步深入并在一些信息化程度较高的医院中得以应用，取得了较好的效果，为医院质量的持续改进提供了更好的方法保证。但鉴于医院质量实时控制对医院信息化系统的依赖程度较大，对质量管理人员的要求较高，对很多医院而言是可望而不可即的，目前

在我国医院中并未得到很好的应用。

（五）JCI《医院评审标准》

医疗机构评审联合委员会国际部（Join Commission International，JCI）是美国医疗机构评审委员会于 1998 年成立的机构，其目的是为了在全球范围内推广先进的医疗服务国际统一标准，并依据标准对世界医疗领域进行评审的机构。JCI《医院评审标准》包括以患者为中心的标准和医疗机构管理标准两大部分。第一部分是以患者为中心。医疗机构必须为患者提供医疗服务、医疗护理、健康教育、患者及家属的权利保障等的详细标准；第二部分是针对医疗机构管理质量制定包括质量改进、医疗安全、医院内感染控制、设施管理、部门管理、信息管理及员工教育等方面的标准。

JCI 作为新生事物，体现的是一种全新的质量管理理念，能够从根本上提高医院管理的质量，而目前引用这种标准的医院还很少，仍需要不断地探索和完善。

（六）ISO 9000 质量体系

ISO 9000 族标准是国际标准化组织（ISO）所制定和颁布的质量管理体系通用要求和指南。它总结了工业发达国家先进企业的质量管理实践经验，对推动组织的质量管理、实现组织的质量目标、消除贸易壁垒、提高产品质量和客户的满意程度产生了积极的影响，得到了世界各国的普遍关注和采用。医院要加强质量管理、开拓市场、赢得患者的满意，需要引入企业的这种先进管理思想和方法，建立医院质量保证体系，推动医院医疗行为以及医院质量管理的标准化、规范化。

目前，我国已有数百家医院相继通过了论证，其应用比较广泛，对于改进和提高医院的医疗服务质量具有一定的积极作用，受到广泛好评。然而，ISO 9000 族标准毕竟是以管理企业为基础而诞生的，缺少对医院的针对性，其原标准在医院管理范围内的等同理解尚待进一步深入，同时也迫切需要制定一个适用于医疗行业的质量体系标准。ISO 9000 标准主要侧重于机构内部质量体系和质量过程的规范，对于医疗服务行业的一些关键需要，如患者权益保护、医疗安全控制、医疗风险控制和管理等特殊要求还无法进行规范和提出要求，另外，医院开展 ISO 9000 质量体系认证的经验仍不成熟，需要不断地总结。

三、医院质量管理的主要内容

医院质量管理主要是围绕医院的日常工作进行，

其主要内容包括以下七个方面。

1. 制定医疗服务质量方针

医院的医疗服务质量方针是指导医院质量管理工作的核心,这项工作要求负有执行职责的医院管理者以书面的形式加以体现。医院的医疗服务质量方针要在医院组织内正式发布,并阐明医院质量方针、质量目标的内涵,为使这些内容能够被全体员工理解和支持,医院应对所有员工进行培训,使他们都能理解医院的质量方针和目标以及医院为实现这些目标所做的承诺。

质量方针规定的内容应该简洁和精确,质量目标必须满足以下要求:①切实可行,能够落到实处。②质量目标应该是在规定的期限内通过努力是可以达到的。③质量目标必须是可以测量的,或是可以定性的。④目标之间不可以互相矛盾,宜按优先次序对目标进行排列。⑤能随时根据大环境的变化修订质量目标。

为了满足医院质量目标的要求,医疗质量管理者应制定并随时根据需要修订质量计划。管理者可以通过以下活动,验证和考察其质量目标是否适合医院的质量方针,并确保质量方针的落实:

1) 确保医院员工理解并实施质量方针。

2) 确保医院员工具有与医院整体目标相一致的质量目标。

3) 推动质量方针、目标的实施,将质量方针、目标落实到医院各工作环节和岗位中,对质量方针、目标实施的情况进行跟踪。

4) 不允许医院内部的任何部门或任何个人有偏离质量方针的现象发生,对偏离方针的行为应坚决抵制。

5) 为保障质量体系的建立和实施,医院应提供相应的资源和人员,并对人员进行培训。

2. 明确医院质量管理者的职责和权限

医院内所有涉及医院服务质量的管理人员、执行人员和检验人员都应明确他们被授予的职责和权限,特别是要明确对控制医院服务质量体系的所有要素和过程负有决定职责和权限的人员,规范他们的工作要求并形成文件。这些内容应该在医院的质量体系组织结构图、质量体系要素与各部门职能的关系表和岗位职责中体现出来。这些工作重点体现以下工作内容:

1) 采取预防措施,防止医疗服务、过程或质量体系中可能出现的服务差错。

2) 记录医疗服务过程中出现的质量问题和患者投诉,并畅通地反映到质量管理部门。

3) 确保医院质量体系中采取的各种质量保障措施和办法行之有效。

4) 查验改善质量的办法是否被执行,解决的结果是否能预防不规范事件的再次发生。

5) 监督和控制不合格的医疗服务,直到不满意的状况得到纠正。

3. 合理配置和使用医疗资源

为了实现医院的质量方针和目标,满足患者的需要和期望,医院管理者应根据质量要求科学配置并合理使用资源。明确达到医院既定质量目标对资源的需求,包括医院的建筑要求、环境要求、仪器设备、服务设施、服务流程、人员培训的内容和形式、员工的作业指导和工作方式,并据此制定相应的资源配置计划,按计划加以实施。为此,管理者应考虑以下内容:

1) 培训从事医疗服务质量策划、管理、执行和检验活动的人员,使之具备相应的质量管理技能和经验,能够胜任其从事的质量管理工作。

2) 提供实现质量目标必需的资源、技术和方法。资源是医院建立质量管理体系、实现质量方针和质量目标的必要条件,它包括人力资源、仪器设备、基础设施和工作环境等。

3) 对医院的服务流程和工作程序进行策划,以保证提供的服务符合质量要求。

4. 监控医疗服务过程

质量管理体系的每一个过程都直接或间接地影响医院服务的整体质量,因此必须采用适当的措施对医院的服务过程进行监控和评价,以确保医疗服务过程的准确和高效。对医疗服务过程进行监控的目的是为了保证医疗服务按照预定的流程和规范运行,及时发现可能存在的质量隐患,并采取措施加以改进。由于质量管理体系中需要监控的过程很多,而且不同的过程有不同的特点,因此对过程的监控应采用不同的监测方式和监测指标,并确保这些方法和指标是有效的。

5. 持续改进质量

医疗服务质量的持续改进是医院质量管理的重要工作。持续改进的对象可以是质量管理体系、过程和医疗服务等,质量的持续改进体系可以在医院的各个过程中使用 PDCA 循环的方法实现。对于医院出现的特定质量问题,可以组成质量改进小组进行专项研究,提出改进意见。

6. 建立和完善医院质量管理文件

医院质量管理文件是指导和规范医院医疗服务和管理工作的指导性文件,包括各项标准和规范,这些文件是医院质量管理体系正常运行的保证。在医院质量管理中要规定对哪些医疗服务过程、医院工作形成文件,以及形成文件的形式、载体等内容,以文件的形式对医院质量管理体系中的内容进行固定。医院质量管理文件的类型通常有国家和行业制定的标准和规范、医院的质量管理计划、医院质量管理过程中形成的程序、作业指导书、质量记录等。

7. 医院质量的成本考虑

医院在提高医疗服务时要讲究质量成本,它包括质量管理成本和质量管理失误产生的成本,在满足患者需要的前提下,不应盲目追求高质量,而宜根据患者的需求为其提供适度质量的医疗服务。在对医疗质量进行评价时,不仅要求其技术上具备科学性和先进性,而且要求经济上也是合理的。医院提供给患者的医疗服务不能脱离社会的经济发展水平和居民的经济承受能力孤立地谈论医疗服务质量的水平。医院医疗服务质量的定位一定要根据医疗服务市场和患者的需求来确定,定位过高会导致需要治疗的患者无法承受,定位过低会导致患者对医疗质量不满意,从而失去患者。

医疗质量成本主要由质量管理成本和质量管理失误产生的成本两部分组成。质量管理的成本包括医院实施质量规划、质量过程控制、质量数据的收集和分析、员工的质量培训、服务个性化、质量管理系统的完善、质量问题报告、质量改进措施等质量管理活动形成的成本。质量管理失误产生的成本包括内部失误造成的成本消耗,如医疗服务过程中出现的浪费、由于服务质量达不到要求造成的返工、工作失误造成重复检查、仪器设备损坏、医疗差错、额外的住院天数等,以及外部失误造成的成本,如医疗纠纷的处理、法律诉讼等。

第二节 医院质量管理方法

一、全面质量管理

(一) 全面质量管理的概念和特点

全面质量管理(total quality management,TQM)是通过专门的组织制订质量计划,在系统内开展连续的医疗服务改善活动,使医疗服务的质量满足患者的期望。其特点是:①"三全"的管理特点,即"全员参与、全部门控制、全过程控制"。②运用多种方法、手段进行质量管理,如统计质量管理、检验质量管理、质量经营、质量文化等。③顾客满意、质量第一的特点,将顾客满意作为质量管理的最终追求目标。④预防为主的特点,重在过程(环节)质量控制。⑤系统化的特点,运用系统论的理论和方法去研究、调查、解决质量问题。

(二) 全面质量管理的内容

1. 全面质量管理组织

医院质量管理组织一般分为3层:医院质量管理委员会(高层质量管理层)、质量控制办公室(中层质量控制层)和科室质量管理层(基层质量控制操作层)。随着全面质量管理的发展,高层质量管理者在医院全面质量管理中显得越来越重要,医院主要领导要对医院质量全面负责,院领导应把全面质量管理作为医院的核心工作来抓。中层质量管理者是质量管理的职能部门,负责质量管理的设计、策划、指挥、协调、控制和评价等。基层质量管理者是医院质量管理的操作层,绝不能忽视,要重点开展好群众性质量活动,落实到每一个人,这样才符合全面质量管理精神。

2. 质量管理的标准化

全面质量管理是科学的质量管理方法,同时也是标准化的管理。它包括:①制定的医院质量标准参数统一化,其衡量质量的标准、尺度、检查、评价方法一样。②根据医院情况设计符合国家、部级、省级及本院的标准。③质量标准必须是有利于同级医院的横向比较、评价,从而能促进医院质量的不断提高。

3. 全面质量管理的范围

全面质量管理的范围包括:①人员素质。②技术管理。③专科质量。④服务质量。⑤环境质量。⑥饮食,特别是治疗饮食。⑦各项医疗指标的管理。⑧医德医风建设。⑨设备管理。⑩信息管理。

4. 质量改进

全面质量管理最基本的是连续不断地进行质量改进。质量改进不等于工作改善,改善属于事后性质,而质量改进是事前进行的,全面质量管理的目的、内容就是不断地提高医疗技术或服务质量,增强医院的竞争力,但最重要的还是持续地进行质量改进。

二、三级质量管理

三级质量管理是指基础质量管理、环节质量管理和终末质量管理,这三级结构密切联系,基础质量贯穿于质量管理的始末,终末质量是基础质量和环节质量的综合结果,而终末质量又对基础和环节质量起反馈作用。

1. 基础质量管理

基础质量管理是指对满足医疗工作需求的各要素所进行的质量管理,包括人员、技术、设备、物资和信息5个方面。目前,已经形成了较为系统的5个方面的质量管理内容,如设备质量管理从采购到入库、使用、维护、报废等方面均需进行。基础质量管理工作主要通过思想政治教育、质量教育、管理规章制度的落实来进行。

2. 环节质量管理

环节质量管理是指对医院各环节的具体工作实践所进行的质量管理,包括从就诊到入院、诊断、治疗、疗效评价及出院等各个医疗环节的管理。广义的环节质量管理还包括从职能部门到科室,从技术服务到生活服务各部门,从医疗到科研教学、后勤行政等方面的工作质量管理。目前,环节质量管理主要集中在一些关键性环节和重点对象上,如三级检诊、会诊、查房、大手术、急危重患者抢救、疑难患者会诊、病历书写、新技术应用、医疗安全以及容易出问题的工作人员和特殊操作等。对重点环节和对象可采用全面检查、抽样检查或定期检查,也可用数理统计方法分析并采取相应控制措施;一般环节质量管理,常采用现场控制,发现问题及时纠正。

3. 终末质量管理

终末质量管理主要是以数据为依据综合评价医疗终末效果的优劣,发现问题,并解决质量问题。通过事后检查,可以不断总结医院工作中的经验教训,并反馈控制医疗过程,促进医院质量循环上升。目前,常用的评价终末质量的指标有入院与出院诊断符合率、三日确诊率、平均住院日、医疗费用、治疗结果(治愈率、好转率、病死率)、院内感染率、有无并发症等。

三、PDCA 循环

(一) PDCA 循环的概念

PDCA 循环是美国著名的质量管理专家戴明(W. E. Demting)博士于 20 世纪 50 年代初提出来的,所以又叫"戴明循环",简称"戴明环"。PDCA 循环分成 4 个阶段,P 阶段是制订计划的阶段,D 阶段是贯彻执行计划阶段,C 阶段是检查计划执行情况的阶段,A 阶段是总结处理阶段,并为下一阶段制定提供资料和依据(图 8-1)。

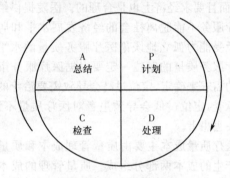

图 8-1 PDCA 循环图

PDCA 循环的主要特点:①综合性循环,4 个阶段紧密衔接,连成一体。②大环套小环,小环保大环,相互促进。③不断循环,不断提高,螺旋式上升(图 8-2)。

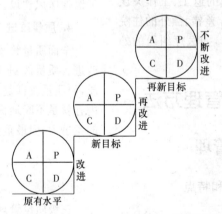

图 8-2 PDCA 循环螺旋式上升示意图

(二) 医院 PDCA 循环管理的过程

1. 计划阶段

1) 发现问题。发现问题是实施 PDCA 循环管理的基础性工作,也是每一次循环的起点,主要有以下途径:①患方途径,即患者投诉或医疗纠纷等暴露出来的问题。②医方途径,即通过医院质量检查、考核以及科间协调、医护之间协作等存在的问题。③在实施 PDCA 循环管理过程中新出现的问题。

2) 查找原因。对发现的问题进行详细分析,找出各种问题存在的原因以及影响医院质量的主要和次要因素。

3) 确定目标。根据上级交给的任务,结合本医院、各科室的具体情况,对各种资料和问题进行分析,确定本次循环的医院质量管理目标。

4) 制订计划。确定目标后,要着手制定医院质量的详细计划,计划要详尽,指标要具体,责任要明确,奖惩要分明。

2. 实施阶段

计划的实施执行是管理循环的关键,要按照计划和实施方案组织实施,并提出时间、数量、质量等要求,落实到各个部门和人员,按时、按质、按量完成任务。但由于实施对象的多样性、复杂性、因素的可变性和关联性,实施中绝不是机械地"执行",而是在PDCA循环中寻找、摸索、对比、判断,从而在排除各种困难后,收到实效。

3. 检查阶段

检查阶段是对已实施任务的检查、验收阶段,要根据实施方案进行检查,重点是根据原始记录、统计资料、有关标准检查,把实际完成任务情况与预测目标对比,分析进展情况,分门别类地进行登记、归类、统计、打分,并对检查结果做出初步意见。

4. 处理阶段

处理阶段是本轮循环管理的终点,同时又是下一轮循环管理的起点。PDCA作为不间断的质量管理过程,绝不可能通过一次循环一蹴而就,要把PDCA循环中的问题归类小结,转入下一循环。医疗工作中,要把一年中的问题找准,根据下年度工作任务,处理好本年度医疗工作中存在的问题。

四、目标质量管理

1. 医院目标质量管理的概念

目标质量管理是根据医院外部环境与内部条件,综合平衡地确立医院在一定时期将要达到的质量成果,制定出质量总目标,并为实现质量目标而采取有效组织、激励、控制和检查等管理措施。

2. 目标质量管理的内容与步骤

1)确定目标:①调查研究,即弄清制定目标的意义、时期、任务及医院发展现状、医疗市场需求与竞争情况,写出调查报告;②依据PDCA循环的原则制定好各级目标。目标要分层,职责要明确,总目标要统揽分目标,分目标要服从总目标。

2)制定目标的原则:①国家、社会利益优先的原则;②质量第一原则;③患者满意原则;④医疗市场需求原则;⑤调动医务人员积极性原则。

3)目标的分类项目:医院质量计划目标、医院质量改进目标、医疗指标目标、质量升级目标、医疗费用目标、质量安全目标等。

4)目标管理程序:①一个中心,即以医院目标质量管理为中心统筹安排工作,通过质量目标统一思想

认识,加强目标意识和系统整体观念;②两项结合,即质量管理与经济管理相结合,医院质量管理必须走质量效益型道路;③三个阶段,即制定医院质量综合目标阶段(计划阶段)、组织实施医院质量综合目标阶段(执行阶段)、检查考评总结医院质量综合目标阶段(总结阶段);④四个环节,即制定标准环节、掌握标准环节、环节(过程)质量控制、及时纠正存在的问题环节;⑤五个重点,即在目标质量管理过程中要有重点地抓好人员的素质、专科及技术水平、设备、质量改进和患者的满意度;⑥十项工作,即包括目标信息、目标内容、分解目标、目标落实措施、目标责任、目标检查、反馈控制、环节讲评、实施奖惩、目标总结。

第三节 医院质量管理的常用工具

一、排 列 图

排列图是意大利经济学家帕雷托(Vilfredo Pareto)首先采用的,故也称帕雷托图,它反映了"关键的少数和次要的多数"的观点,在影响质量的因素中,少数一些关键问题重复发生,成为管理者迫切需要解决的问题。排列图就是寻找这些少数关键因素的方法,主要分五个步骤进行:

1)收集一定时期的质量数据。

2)把收集的数据按原因分层,并计算各种原因重复发生的次数,即频数。计算不同原因发生的频数和累计频数,作排列图整理表。

3)绘制排列图。

4)寻找少数关键因素,采取措施。

排列图一般由两个纵坐标、一个横坐标、几个直条图和一条曲线(帕雷托线)组成。左边的纵坐标表示频数,右边的纵坐标表示累计频数,横坐标表示质量的项目,或者是影响质量的各种因素。用直条图表示不同因素频数的多少,由左到右按大小依次排列于横坐标上。帕雷托线是在各因素上累计频数点的连线(图8-3)。

排列图绘制完毕后,在右边纵坐标累计频数的

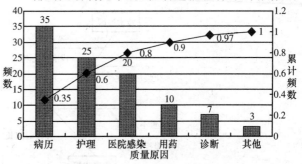

图8-3 某医院医疗质量缺陷排列图

80%和90%处画一横线,把图区分为 A、B、C 三个区域,0~80% 为 A 区域(病历、护理和医院感染),80%~90% 为 B 区域(医院感染和用药),90%~100% 为 C 区域(用药、诊断和其他)。落入 A 区域的累计频数点所对应的因素即为关键因素,一般关键因素不要超过 3 个,否则就失去了找主要矛盾的意义。

二、流程图

流程图是通过图示的方法将医院的各项工作程序和医疗服务的完整过程表示出来。建立医院工作和医疗服务流程图可以有效地帮助医院质量管理人员优化服务过程,提高医院服务质量。

流程图是由具有特定标识和意义的图标所组成(表 8-1)。

表 8-1　流程图的标识和意义

标识	含义	定义
◯	执行节点	某工作或服务在某地完成
⇨	方向/传递	提案动向
⊃	延误节点	在预先计划好的工作中出现暂停或干扰现象
▭	审查起点	决议接受某一提案
▽	储藏量	在服务开始、进行中或完成后的预计储藏量
⬭	数据库	存储数据
▭	终止节点	流程终止

在绘制和分析流程图时必须考虑以下问题:

1)某些操作过程能否被省略或合并?

2)某些操作能否由其他人员执行(在有适当的培训前提下)?

3)操作地点、操作人员、仪器设备或其他资源能否变动?

4)流程能否省略或简化?

5)是什么原因引起工作或服务延误、如何减少或消除?

6)工作或服务中的重复操作或核查能否省略?

7)目前流程中的"瓶颈"有哪些?是如何发生的?发生的时间和地点。

8)完成各项服务程序所花费的平均时间是多少?其变异程度有多大?

9)是否存在时间、材料或步骤的浪费?

三、因果分析图

因果分析图是日本东京大学石川馨教授提出的有效的管理方法,因此又叫石川图,又因其形状而称为鱼刺图或树枝图。因果分析图主要是为了寻找产生某种质量问题的原因,采用召开相关人员调查会的方式,集思广益,将员工的意见反映在因果图上。探讨质量问题产生的原因要从主要原因到次要原因,从大到小,从粗到细,寻根究底,直至能采取具体措施为止。其形式如图 8-4 所示。

绘制因果分析图的步骤如下:

1)确定分析对象,明确问题,即针对具体质量问题寻找因果关系,最好能用定量的方法。

2)召开有关人员的质量分析会,把影响质量问题的特性原因都列举出来,并找到能采取的具体措施。

3)把影响因素进行分类,形成次要原因和主要原因,从主要原因层层深入,找到具体关键环节。

4)绘制因果分析图。

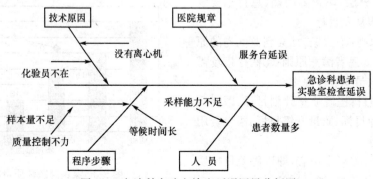

图 8-4　急诊科实验室检查延误因果分析图

四、控　制　图

控制图又称管理图,是由美国贝尔电话实验室休哈特博士于 1924 年提出来的,之后被广泛用于质量控制中,效果明显。利用这种画有控制界限的图形来反映医疗服务过程中的质量监控指标的动态变化,可以及时了解医疗服务质量情况,以便发现问题,分析原因,采取措施,进行控制,对医疗服务过程中出现的异常情况起到控制和警示的作用。

1. 控制图的基本原理

控制图是坐标图,纵坐标表明质量特性值,横坐标是时间顺序或采样号,坐标中的三条横线是控制界限。中线是实线,表示样本数据的平均值;控制上限是虚线,表示平均值加上 2 或 3 个样本数据的标准差;控制下限也是虚线,表示平均值减 2 或 3 个样本数据的标准差。控制图就是把数理统计学原理应用于质量管理,反映医疗过程中质量的中心趋势与离散程度的变化,以便及时发现超限的异常状态,从而起到质量控制作用。

2. 制作控制图的基本步骤

1) 选取要控制的医疗指标的历史资料,对资料可靠性进行分析。

2) 计算控制图中线,计算指标的均数或中位数。

3) 计算离散指标,一般用求标准差和极差的方法,计算出的指标样本标准差和极差应进行无偏修正。

4) 计算上下控制界限,用标准差、极差和移动极差计算,或用百分位数法计算。

5) 先作分析用控制图,再作管理用控制图,管理用控制图使用的数据资料,必须排除以往数据中的极大和极小数据,在比较规律的数据基础上计算和绘制。

图 8-5 中收集了某医院 1996～2005 年次均住院费用的质量控制图,从图中可以看出 1999～2001 年该医院的次均住院费用高于控制标准,通过对控制图的分析,可以有针对性地对这三年患者的住院情况进行检查,进一步找出费用过高的原因,加以改正,从而达到控制医疗费用的目的。

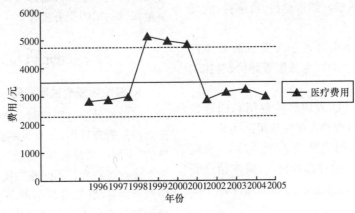

图 8-5　医院次均住院费用质量控制图

五、分　层　图

分层(又叫分类)是进行数据整理的一种重要方法,也是分析影响服务质量原因的一种基本方法。其目的是通过分层把性质不同的数据以及错综复杂的影响质量的原因及其责任划分清楚,找出解决的办法。分类不是简单地对收集的数据进行分组,而是把收集的数据按照不同的目的区分开来,按照造成质量问题的原因或其他规律,把性质相同或相似的数据归并在一起。这样可以使数据反映的事实、原因、责任等变得更明了、更突出,便于找出影响医院医疗服务质量的问题症结,对症下药。

分层图的形式和做法,同排列图一样。对数据进行分层时,应抓住事件的主要性质进行分类,通常可以按照以下几种方式划分:①按不同时期或不同原因等进行分层;②按不同工作岗位、不同部门进行分层;③按不同工作人员进行分层;④按使用的仪器、设备进行分层。

第四节　医院质量控制

医院质量控制是应用控制论的理论和方法,来研究、分析医院质量工作的控制,是对人们进一步深化质量管理工作,进一步主动地、积极地、创造性地对医院质量进行控制。医院质量由基础质量、环节质量和终末质量三级结构组成,它的形成与获得需要在医院服务过程中做好各种形式的控制工作,也就是我们通常所说的质控工作。

一、医院质量控制的内容

1) 医疗质量控制的内容。①门诊质量,包括初步诊断、医技检查适应证等;②急诊科质量,包括患者到院后处置时间、抢救能力、抢救效果等;③临床科病案质量,包括入院病历书写时间、诊断准确率、治疗方案、三级检诊制度落实、医嘱执行情况、患者出院后病案及时归档情况等;④医务人员的服务态度;⑤手术患者质量,包括待手术时间、术前准备、术前术后记录等;⑥医疗收费合理程度;⑦临床合理用药情况;⑧基础质量情况,包括检查手段、治疗方法等;⑨环节质量,包括患者门诊和住院过程中的质量;⑩终末质量,包括诊断是否正确、及时、全面,治疗是否及时、彻底、有效,疗程长短、患者康复、医院感染等。

2) 护理质量控制内容。有护理技术操作、护理文书书写、基础护理的落实和整体护理的落实等。

3) 有关医技科室质量。如检验科、药剂科、病理科和放射科等工作质量。

4) 患者满意度。如患者对医院质量的总体评价、对医护人员工作评价、对门急诊服务评价、对住院服务评价等。

5) 医疗费用情况。如人均住院费用和门诊费用、单病种费用、药费、检查费占住院费用比例等。

6) 医务人员职业道德情况、医疗教学质量、医院人力资源结构情况、患者治疗饮食情况、医院信息服务质量、医院基础设施与现代医疗环境质量等。

二、医院质量控制层次

医院质量控制是医院质量管理的基本手段。根据医院质量形成的特点和医院质量管理组织的层次,将完整的医院质量控制从医务人员个体质量控制、临床科室质量控制和职能部门质量控制三级层次展开,形成一个完整的三级质控体系。

1. 个体质量控制

这是指医院临床医护人员,包括医技科室人员的个性自我控制,它是构成医疗质量管理的最基本形式。医护人员作为医疗质量形成的具体实施者,其职业责任、敬业精神、学识、技能和经验占有相当重要的作用。医院进行个体质量控制,一靠各级人员职责,二靠规章制度、工作程序、技术规程,三靠作风养成,靠扎实的日常工作,形成一个既有自我约束作用,又

有相互监督作用的协调约束机制。

2. 科室质量控制

医疗质量的形成过程主要在各个临床科室,除同行专家评审外,作为一般业务行政职能部门是没有能力直接控制医疗质量形成的全过程的,而医疗服务的环节质量控制和终末质量检查、评价是科主任的职责和经常性工作。因此,除为了某项科研目标、专项临床研究、开展高新技术,通常情况下,不宜另设质量管理小组,要减少层次环节,明确责任,注重效果。

3. 职能部门质量控制

医院医务科、护理部或质管科、质控办等是医院医疗服务质量管理的职能部门,在医院质量管理中起着组织、领导、指导、协调和控制的作用。职能部门主要通过日常业务活动进行质量组织、检查和协调;根据医院的质量计划和标准,定期组织实施全院性的医院质量检查,进行医院质量分析、评价;针对医疗工作中或质量检查时发现的医疗缺陷和问题进行跟踪检查分析,并制定改进措施;注意掌握和控制各专业质量管理的关键点和关键部门或岗位的情况;做好医院质量保障的组织服务工作。

三、医院质量控制方法

1. 医院质量全过程控制

医院质量全过程控制又称系统质量控制,是根据全面质量管理思想,针对医院质量的形成过程实行系统的、全面的质量控制,也就是患者从入院到出院的整个医疗过程实行不间断的质量控制,对这一过程中所涉及的各部门、各环节的各项检查、诊断、治疗、护理和其他医疗生活服务工作进行连续的全面质量控制,实行标准化、程序化、规范化和制度化的管理。

全过程控制的关键是对医疗服务过程中的质量关键点进行重点控制,质控的关键点是指对医院质量影响较大的关键环节和重点对象,如检诊、查房、病历书写、会诊、大手术危重患者抢救等。诊疗中的重点对象一般是指危重、疑难、抢救、监护和大手术患者。在全过程控制方法中要抓住重点环节,选准关键点,及时发现、处理与关键点相联系的情况,使质量控制形成一个相对封闭的良性循环。

2. 医院质量信息控制

医院质量控制建立在大量医疗信息的基础上,信息的收集、整理和分析是医院质量控制最重要的基础工作,全面、准确、及时、可靠的信息反馈是医院质量管理的重要保证。因此,医院应加强信息管理的组织和业务建设,创造条件,应用电子计算机有效处理医

疗信息。同时,质管部门必须重视现场控制,因为医疗质量控制在许多情况下是无法计量的。

通常采用的医院质量信息控制的方法有:①前馈控制。医院质量信息前馈控制是对医院质量实行预先控制,强调"预防为主",即加强对医院基础质量的有关要素(人员、技术、物资、时间和规章制度)等进行有效的控制,通过对影响医院质量的基础因素和薄弱环节采用预防性管理方法,从而消除质量隐患,保证医院服务的高质量。②现场控制,即在医院质量形成的过程中实行实时控制,重点是对医院环节质量的重点单元、重点环节,进行重点监控,以保证产生高的医院质量。③反馈控制,即是通过医院质量结果的检查,发现问题,找出原因,进而提出改进措施,纠正工作中的偏差,也称事后控制或回顾性控制。

3. 医院质量实时控制

医院质量实时控制指患者在住院期间对医疗过程质量进行控制。其特点有:质控对象是住院患者而不是出院患者;质控类型是医疗过程的环节质量而不是终末质量;质控是通过通信与信息技术来实现的。

实时控制主要是运用持续质量改进(CQI)原则,采用CQI的FADE方法,即选择重点(focus)、进行分析(analyses)、提出措施(developed)和实施改进(execute),把医疗全过程作为质量控制系统,采用选择关键要素、分析医疗过程、建立医院质量实时控制模式和实施医院质量实时监控的四大步骤。

1) 选择关键要素。根据国家有关医院管理的法律法规和医院规章制度条款进行层层分解至最小、最基本要素,分析各相关因素,寻找有效管理途径,制定管理流程,实现要素管理;采用统计学方法对影响医院质量的因素进行分析,将医院质量管理与控制置于医院质量的基础质量上。

2) 分析医疗过程。患者门诊诊疗和住院患者诊疗的全过程构成质量环,将全过程细化分解,直到质量环过程的最基本单元,从最小单元的质量问题进行研究、改进;关注医疗过程的所有相关部门。

3) 建立实时控制模式。依据医院质量要求制定相应控制办法,主要通过现场控制、反馈控制和前馈控制三种模式,将以往的评价出院患者的医疗质量变为评价在院患者医疗质量的实时信息,建立分析评价的控制系统,以实现医院质量实时控制的目标。

4) 建立医院质量实时监控计算机系统。由于医院质量实时控制需要大量的信息,需要采用信息技术和计算机手段建立起医院质量实时控制计算机系统。该系统的功能有监测、控制、报警、提示、反馈和统计辅助等。

第五节 医院质量评价

一、医院质量评价概况

伴随着医院质量和医院质量管理内涵的延伸和发展,医院质量评价的目的、内容和评价指标都有了相应的变化。

1. 医院质量评价目的

伴随医院质量及其评价内涵的发展,医院质量评价的目的也继续向纵深发展。医院质量评价不再仅仅局限于用来考核医务人员、医疗机构工作优劣的程度,而是成为考核一个国家、一个地区卫生系统绩效的重要内容和重要参考指标。另外,随着医疗服务模式的转变,健康成为医疗服务产出效果的唯一标准,关注健康结果的产出也就成为医院质量评价的侧重点。

进行医院质量评价的直接目的包括:①发现医疗服务过程中的薄弱环节,全面提高医疗水平,使患者得到正确的诊断和治疗;②医院质量评价是考核医院综合绩效的重要指标,也是区域卫生规划中重要的参考依据之一;③医院质量是医院核心竞争力的重要内容,也是增加医院知名度与美誉度的重要保证,医院质量评价是对外展示医院形象的重要手段。

2. 医院质量评价的对象

1) 以医疗科室、医护人员为评价对象。它是以医务人员为主体的三级质量控制网络结构,随着医学模式的转变,医院工作开始转变为以患者为中心。

2) 以病例为评价对象。它以病例(患者)的诊疗经过和结果作为评价医院质量的依据,以病历和其他医疗记录作为资料,按诊疗过程和结果来进行判断,将实际的结果与预计的合理结果进行对比,从而判定医院质量的优劣。

3) 以病种为评价对象。病种质量评价是一个非常重要的群体质量评价层次,病种是科室质量的重要单元,主要病种的医疗质量可以代表医院的质量水平。对医院质量的评价,以医院为单位,质量单元太大,以病例为单元又太小,只有病种处在中间位置,形成了宏观与微观质量管理的结合点。从统计学观点来看,病种质量评价是非随机性的统计抽样调查,既有较好的代表性,又有较高的可靠性。

4) 以患者满意度为评价对象。患者满意度就是医疗服务达到患者期望值的程度。患者满意度通常通过市场调查、问卷、电话咨询、意见箱、出院随访等方式,这些方法和评价技术在突出重点和应用实效方面已较为成熟。

5）以病种病例为评价对象。病种病例分型管理是医院医疗质量管理新的发展趋势，是根据患者病情、诊断和治疗情况的不同分成若干个不同的组别，科学地反映医院的医疗质量、工作效率及卫生资源利用的实际情况。

3. 医院质量评价指标

医疗质量评价指标是反映医院医疗工作质量特性的科学概念和具体数值表现的统一体。评价医院质量的指标按用途分为总量指标、质量指标和效率指标；按来源分有终末质量指标和环节质量指标。目前学术界倾向于使用环节质量指标评价医疗质量，但环节质量指标动态性强，获取较为困难。下面以我国三级医院分级管理标准为例介绍医院的质量评价指标（表8-2）。

表8-2　我国三级医院分级管理标准

1.入院诊断与出院诊断符合率≥95%	19.活产新生儿死亡率≤0.5%
2.手术前后诊断符合率≥90%	20.单病种术后10日死亡率低于规定病种平均水平
3.临床诊断符合率≥90%	21.麻醉死亡率≤0.02%
4.二级转诊患者重点专科确诊率≥95%	22.门诊处方合格率≥95%
5.CT检查阳性率≥60%	23.门诊病历书写合格率≥90%
6.大型X射线机检查阳性率≥50%	24.甲级病案率≥90%
7.核磁共振检查阳性率≥70%	25.X线片甲片率≥40%
8.临床化学室间质评实验室年均每次VIS<120	26.五处护理表格书写合格率≥95%
9.临床化学室内质控各项CV值在允许误差范围内	27.护理技术操作合格率≥98%
10.细菌质控（参考）	28.基础护理合格率≥90%
11.尸检率≥15%（新生儿尸检除外）	29.特级、一级护理合格率≥90%
12.单病种治愈好转率（在同级医院中）处于较高水平	30.常规器械消毒合格率100%
13.危重患者急诊抢救成功率≥80%	31.开展责任制护理≥20%
14.危重患者病房抢救成功率≥84%	32.陪护率≤5%
15.无菌手术切口甲级愈合率≥97%	33.治疗饮食就餐率100%
16.同一病例一周内再住院率（检查时确定病种，同级医院比较）处于较低水平	34.住院患者就餐率≥90%
17.单病种病死率低于同级医院平均值	35.院内感染率≤10%
18.住院产妇死亡率≤0.02%	36.无菌手术切口感染率≤0.5%
37.医疗事故发生次数0	44.副主任医师以上人员出普通门诊≥2次/周
38.医疗事故、严重差错定性处理正确100%	45.完成指令生任务100%
39.昏迷和瘫痪患者褥疮发生次数0	46.万元以上医疗设备、仪器完好率≥95%
40.年意外事故发生次数0	47.万元以上医疗设备、仪器使用率≥30h/周
41.病床使用率85%～93%	48.医务人员三基考核合格率100%
42.平均住院日≤20天	49.急救物品完好率100%
43.病床周转次数≥17次/a	50.一个一针一管执行率100%

[资料来源：中华人民共和国卫生部．综合医院分级管理标准（试行草案）．1989．]

医院质量评价指标的发展趋势是：①终末质量评价指标与环节质量评价指标相结合；②加强医院质量横向、纵向的可比性；③定性指标与定量指标相结合；④指标简单，信息完整，操作性强；⑤重视社会、心理医学及患者满意度方面的评价指标。

二、医院质量评价内容

1. 结构评价

医院质量的结构评价是反映医院提供医疗服务的基础、规模及其潜在的能力，包括医院组织机构设置是否合理、医疗资源情况、医疗技术水平的高低等。它是对医疗服务潜在质量的静态评价，是医院质量评价的基础环节，这种方法比较简便，且费用不高，但其评价的效度较低，因此并非是最有效的评价方法，医院评审实际就是这类评价。目前的趋势是弱化规模评价，强调内涵发展能力的提高，强化医疗资源配置的结构与比例的测量，针对医疗需要和需求变化的结构适宜性评价将会得到加强。

2. 过程评价

医院质量的过程评价是反映医院组织系统全部的医疗活动和辅助医疗活动。按照Donabedian的定义，医疗行为的过程指对患者做了什么，是对医疗工作顺序及其协调性进行考核，以检验治疗程序与专业标准是否相符合。这种评价方法所需资料容易获得，时间自由、成本低，其局限性在于健康结果的敏感性比较差，常出现相同过程、不同结果和不同过程、相同结果的情况。

3. 结果评价

医院质量的结果评价是直接从医疗行为的结果

出发,反映了患者的健康状况因医疗保健而发生的净变化。健康结果测量由原来的临床结果测量(中间指标)发展到最终结果测量(结果指标)。中间指标大多采用疾病专一性指标,包括疾病归因死亡率、各种转归、症状的出现和消除、平均住院天数等,这些中间指标易获得,测量的范围小,对医疗因素敏感,医务人员参与的积极性高,但是它忽视了过程质量和患者的生命质量。最终结果测量是着眼于患者接受医疗服务过程后的全程生命质量,通常采用健康状况的效用指标等,往往通过量表的方式获得,其对非医疗性因素敏感。

三、医院质量评价方法

1. 病例质量评价法

病例质量评价是把每个病例作为质量单元并且以终末质量为统计依据,它要求医护人员对分管的出院患者,进行质量等级评价,分出优质病例、一般病例和劣质病例。年终时,对每位医务人员一年内的分管病例数、优质病例数、满意病例数、超过费用标准的例数与被投诉的例数,进行统计计算,引导医护人员善待每一例患者,这种评价方法要根据评价的需要,设计好病例质量评价表。

病例质量评价的主要项目有:①诊断是否正确;②对患者的病情是否进行过讨论和会诊;③有无医院感染;④有无并发症发生,对这种并发症是否采取过预防措施;⑤临床诊断与病理诊断是否一致;⑥治疗结果是否与预想的一致;⑦其他医师和上级医师的意见如何;⑧是否存在医疗缺陷;⑨有无尸检等。

病例质量评价简单易行,但同时有其局限性,具体表现在:①评价重点不突出,全面检查的工作量大;②每一病例的病情不同,差异较大,因此,仅仅限于病历资料进行医疗质量评价,不够全面,缺少量化的概念,评价有时也不够准确;③病例质量评价法属于事后评价,被动管理,忽视了人的作用和医疗活动过程中的质量控制。

2. 病种质量评价法

病种质量评价是指对医院各专科的主要病种提出临床效果指标与平均费用指标,医院定期向科室及医务人员下发病种质量评价通报,主管部门定期进行病种质量公示。治疗有效率、平均住院天数和平均医疗费用是其常用的评价指标,通过病种质量评价,可以为医院管理者提供哪些病种没有达到预定要求的信息,同时可以计算达标率。

3. 医疗指标评价法

医疗指标评价指的是医疗服务终结时,对数字信息的收集、整理、计算和分步骤进行的科学的管理过程,它运用一些特定的指标来反映医院质量的优劣。在我国医院分级管理等级评审标准中,对各级医院统计指标有明确规定,一级医院39项,二级医院51项,三级医院50项。常用的统计指标有:

1) 工作效率指标。有病床使用率、平均住院日、病床周转率、日均诊疗人次、平均术前住院日、尸检率等。

2) 诊断质量指标。有门诊出院诊断符合率、入院出院诊断符合率、入院3日确诊率、临床病理诊断符合率、术前术后诊断符合率等。

3) 治疗质量指标。有治愈率、病死率、急诊抢救成功率、住院抢救成功率等。

4) 管理质量指标。有院内感染率、手术并发症发生率、处方合格率、甲级病案率、医疗事故发生率、医疗差错发生率等。

医疗指标评价法,属于事后的质量检查和评价,是医院目前常用的质量评价和控制方法。

4. 综合质量评价

综合评价值可以用来对病种、科室或医院的工作进行综合评价,可以帮助医院管理人员分析医院工作的情况,并对不同时期不同单位进行纵向横向比较。我国许多医院都提出了综合评价方案,其中的平衡记分卡就是一种综合评价的思路。综合评价的一般步骤是选择指标、确定权重、确定单个指标的评价等级、选择适当的综合评价方法,而主要的综合评价方法包括秩和比法、指数法、TOPSIS法、模糊综合评判法、层次分析法和密切值法等。为了减少评价中的片面性,评价不再单纯强调某个或某些指标,而是追求经济与非经济指标的平衡、当前成果与未来发展的平衡。医院的综合评价模型,应该把质量与效益、患者的利益与医院的利益整合起来。

5. 患者满意度评价

现代医院提供的各项医疗服务都是围绕患者展开的,因此我们在进行医院质量评价时,不仅要分析医疗结果和服务过程,更应该以患者为中心,考虑患者的主观感受。作为医疗服务的直接对象,患者满意与否是医院质量管理有效性的最终表象,医院可以通过对患者的调研,挖掘出在患者眼中医院质量到底意味着什么,这就为医院改进质量提供了方向和目标。

患者满意度评价一般通过自填问卷、电话或信函调查、访谈、内容分析(投诉信或感谢信)等方法收集信息,其内容包括医院服务环境、服务态度、医疗及护理质量、医疗费用等方面。

本章小结

　　医院质量管理是医院管理的核心,包括狭义和广义的概念。面对诸多的医院质量管理方法,各医院应根据自身情况综合选择,运用各种质量管理先进工具,严格管理和控制医院质量,同时科学、合理、有效地进行医院质量评价,对医院的健康、持续发展以及医院的管理决策均有着积极的作用。

本章思考题

　　1. 以案例的形式评析我国医院质量管理的现状以及存在的主要问题。

　　2. 医院质量管理的主要内容有哪些?

　　3. 如何运用 PDCA 循环对医院进行全面质量管理?

案例分析

深圳市宝安区人民医院把质量管理作为医院生命线

　　案情　深圳市宝安区人民医院始建于 1984 年,历经 20 年的时间实现了从无到有、从小到大,从弱到强的发展历程。今天的宝安医院已经成为科室齐全、技术力量雄厚、医疗设备先进、学术水平高的集医疗、预防、保健、康复、科研、教学于一体的现代化综合医院,成为南方医科大学附属医院。

　　1. 坚持正确的办院方针和宗旨

　　宝安医院坚持非营利性医院的发展方向,确立"社会效益第一"的管理思想,"优质、高效、低耗"的管理方针,把"改善就医环境,提高技术水平,提升服务质量,降低医疗费用,方便各阶层群众就医"为主要内容,以"宝安人有病不出宝安治"为目标。该院确立了精细化管理方法,不但要抓住关键要素,加强内部管理,不断把管理流程向合理化、严谨化、科学化方向调整,而且要从基础质量、环节质量、终末质量等各个环节入手,严格落实各项制度,完善监督评估体系,实现向管理要质量、向管理要秩序、向管理要纪律、向管理要效率、向管理要效益。

　　2. 把质量管理作为医院的生命线

　　(1) 建立严谨、智能、高效的质量管理体系。该院根据上级各种医院的质量控制标准与要求,特别是借助深圳市医疗服务质量评估体系,建立、健全了医疗服务质量监控体系。在此基础上,又导入了 ISO 90001:2000 质量管理体系,把 ISO 90001:2000 管理思想、原则贯彻到质量管理的全过程,把 ISO 90001:2000 的体系标准与卫生部、省、市、区行业内标准有机结合在一起,特别是《深圳市医疗质量整体评估管理办法》、《深圳市基本医疗管理制度》、《深圳市疾病诊疗常规》,使医院每个部门、每位工作人员、每项工作有明确的工作制度、岗位职责、业务流程、操作规程,并在工作中不断调整与完善。医院的每项工作有监督、有控制,形成了良好的运作模式。并不断完善质量管理体系,形成完整、健全、行之有效的质量控制网络体系。医院质量管理委员会、质控科、各临床科质控组构筑成严密的医疗服务质量监督机制,树立全员参与、人人重视的质量观,建立涵盖医疗、护理、设备、财务、后勤、安全保卫等全方位的质量考评标准,通过严格的检查、细致的工作和各种制度的约束,牢牢把住质量关。

　　(2) 建立、健全质量奖惩机制。该院注重量化医疗服务质量管理标准,与评优晋升、升职等直接挂钩;奖罚措施严格到位,并保证及时兑现。

　　(3) 持续不断地开展质量教育。该院定期对医务人员进行质量教育,强化医务人员的质量责任和法律意识,灌输忧患意识和高度风险意识,增强医务人员的高度责任感,探讨医疗环节中易出差错或导致医疗纠纷的因素,树立"以人为本"的技术宗旨和服务思想。

　　宝安区人民医院坚持公益性的办院方向,以质量为生命线,以技术为先导,以创建品牌为方向,以优质服务作为医院永恒追求的目标,有效地提高了医院的核心竞争力,为提高宝安人民群众的身体健康作积极的贡献。

　　(资料来源:高万良.2005.医院核心竞争力理论探索与案例分析.北京:世界图书出版公司)

案例思考题

　　宝安医院在质量管理中采用了医院质量管理中的哪些相关理论?

第九章 医疗安全管理

学习目标

1. 了解医疗安全的概念、影响医疗安全的因素以及医疗安全管理的重要性。

2. 掌握医疗纠纷的概念,了解当前医疗纠纷的分类及其产生的原因。

3. 掌握医疗事故的概念及其构成要件,熟悉医疗纠纷和医疗事故的防范措施,了解医疗事故鉴定程序。

4. 了解医疗风险预警机制的内涵,熟悉医疗风险预警机制的途径。

引导实例

患者张某,男,2004 年 10 月 10 日腰部外伤后造成剧烈腰痛,10 月 12 日入住某乡卫生院外科,入院诊断急性腹膜炎、消化道穿孔。行手术治疗,住院 9 天出院。出院后 19 天,因腹痛,右下腹引流口流出食物残渣,第二次来医院就诊,当日行剖腹探查术,术中发现腹腔广泛粘连,小肠水肿,腹腔污染较重,于空肠上段找到瘘口,并形成窦道,行肠瘘修补,回肠造瘘术。术后患者病情渐加重,于 2004 年 12 月 10 日转上级医院住院治疗。

专家分析:患者受伤后就诊不及时,延误了第一次最佳手术时机;术后在引流液比较多的情况下不应拔除腹腔引流管;第二次手术证实空肠有一瘘口,说明第一次手术过程中探查不全面,属漏诊;医患双方提供病历不一致,均有自相矛盾之处,说明医院病历管理混乱。

鉴定结论:二级乙等医疗事故,医方应负主要责任。

启示:医院应该加强医疗安全管理,防范医疗过失,预防和控制医疗风险。

(资料来源:http://www.hzws.cn/play.asp? id=491)

第一节 医疗安全管理概述

一、医疗安全与医疗安全管理的概念

医疗安全(medical safety)是指医疗机构在向患者提供医疗服务的过程中不发生与医疗服务相关的医疗伤害,确保患者得到正确、合理的医疗服务。医疗安全是保证患者得到良好医疗服务的先决条件,它是医院医疗质量的前提和最基本的要求,医疗安全在整个医院管理中具有重要的意义。

医疗安全管理(the management of medical safety)是指围绕医务人员在实施医疗行为、患者在接受医疗服务过程中不受任何意外伤害所进行的全部管理活动。包括临床医疗安全管理、护理安全管理、院内感染控制管理、药品安全管理、医技安全管理、后勤安全管理、仪器设备安全管理和医院治安管理等内容。医疗安全管理作为医院管理的重要组成部分,是医院生存和发展的基础,无论是对医院的社会效益还是经济效益都存在着重要影响。

二、影响医疗安全的因素

影响医疗安全的因素或称之为医疗不安全因素是多种多样的,根据其性质,可以将这些因素归纳为以下三个方面。

1. 医源性不安全因素

医源性不安全因素是临床上造成患者医疗不安全的主要因素,其引起的不安全后果也较为严重,主要是指医务人员在提供医疗服务时采用的不适当的诊断、治疗措施,不良的语言或不当的行为。针对医疗服务固有的风险性和不确定性,从管理角度讲,只能尽量把这些不安全因素的危害程度控制在最小,但无法根除;而对于医护人员技术水平或责任心不够等不安全因素,可以通过培训和管理避免。医疗技术不安全因素是指由于医务人员医疗技术水平低、经验不足或协作技术能力不高而对患者安全造成的影响。因医护人员技术水平不高而影响患者安全的现象在临床工作中比较常见,例如,由于技术操作不当引起的对患者身心的伤害;由于技术原因造成临床病例的漏诊、误诊;由于适应证判断不准确而错开刀等。

2. 药源性不安全因素

对于药物的毒副作用是众所周知的,因此临床用药就成为一个重要的不安全因素,特别是用药或药物

配伍不当都可能给患者带来危害,形成药源性伤害。如药物剂量过大、配伍禁忌药物同时应用或连续应用超限量药物导致患者伤害,有些伤害对机体是不可逆损伤,严重者会危及患者的生命。

3. 医院环境不安全因素

由于医院是患者集中的场所,患者通常都带有不同的致病菌或病毒,如果医院的消毒措施不当,极易在医院造成交叉感染,如术后感染、新生儿感染、输液感染等,特别是当传染病流行的季节,容易在医院引起局部爆发。此外,病房室内外的空气污染、供水污染都可能造成患者的交叉感染,影响医疗安全。

三、如何做好医疗安全管理工作

1) 强化医疗安全意识,严格执行规章制度和技术操作规范。医疗质量的要求,也是道德的要求,医疗服务的对象是"人"。面对这一特殊的服务对象,医疗、护理差错事故直接关系到患者的疾苦和生命安全,一旦出现差错事故,造成的损失是无法挽回的。"精益求精"、"细致入微"、"严格查对",必须要贯彻到医疗活动的始终。

2) 建立、健全安全管理机构。医院职能管理部门要认真地履行岗位职责,严格执行规章制度与操作规范,加强对执行规章制度的监督力度,重视医疗安全的重要性,尤其是高危科室,如外科、妇产科、小儿科、ICU、CCU 等。要加强医疗安全监管力度,尤其是在开展新的诊疗项目和技术的初期。

3) 建立、健全质量与安全管理体系。新形势下,医院质量与安全管理面临新的问题和新的情况,医疗安全的因素呈现多元化和复杂化,进一步强化质量与安全管理意识,加强职能管理部门之间的协调,建立、健全与新形势相适应的质量与安全管理体系是医院安全管理的基础。

4) 培养高素质的医疗技术队伍。随着时代的发展和医学技术的进步,对医务人员的要求越来越高。加强医务人员的技术与道德素质和修养,在新形势下,医务人员必须具有学习能力、合作能力、竞争能力、协调能力和处理各种复杂情况和局面的心理承受能力和应变能力。

第二节　医疗纠纷管理

一、医疗纠纷概念

医疗纠纷是指医院及其医务人员在向患者提供医疗服务时,医患双方出现的争执。广义而言,凡是患者及其亲属对医疗服务不满意,认为患者出现的痛苦增多、诊疗延期、伤残或死亡等不良后果是由于医务人员在诊疗护理过程中存在过错所造成的,要求追究当事方责任或要求赔偿损失的事件,统称为医疗纠纷。其特征是医患双方对医疗后果的认定有分歧,分歧的焦点是对医疗后果(主要指不良后果)产生的原因、性质和危害性的认识差距,患者及其家属要求追究发生不良后果的责任,并要求对造成的损害进行经济赔偿。要构成医疗纠纷必须满足:①纠纷的主体是医患双方;②是因不良后果产生的分歧;③不良后果是因为诊疗过程中的行为造成的。

二、医疗纠纷的分类

根据医疗机构与医务人员在诊疗护理过程中有无过失,可将医疗纠纷归为两大类,即有过失医疗纠纷和无过失医疗纠纷。

(一) 有过失医疗纠纷

有过失医疗纠纷是指患者不良后果的发生确属医务人员在诊疗护理过程中有过失所致,但由于医患双方对不良后果的性质、程度以及处理的意见等有分歧所造成的医患纠葛。例如,在诊疗护理过程中,确因医务人员诊疗护理过失,造成患者出现不良后果,医疗机构也认为属于医疗事故,但医患双方对造成不良后果的因果关系或属于何种等级的医疗事故等意见有分歧。根据是否构成医疗事故,有过失医疗纠纷又可分为医疗事故和医疗差错。

1. 医疗事故

医疗事故是指医疗机构及其医务人员在医疗活动中,违反医疗卫生管理法律、行政法规、部门规章和诊疗护理规范、常规,过失造成患者人身损害的事故。医疗事故是影响医疗安全因素中性质最为严重的情形,也是引发医疗纠纷最常见的原因。

2. 医疗差错

医疗差错是指由于医疗机构及其医务人员在医疗活动中,违反医疗卫生法律、法规,虽有过失情形但未造成患者人身损害,即损害没有达到产生不良后果的程度。

(二) 无过失医疗纠纷

无过失医疗纠纷是指患者不良后果的发生并非医务人员在诊疗护理过程中有过失所致,而患者或其家属认为医务人员在诊疗护理过程中有过失,以致产生纠纷。例如，医疗意外、医疗并发症与后遗症等。

1. 医疗意外

医疗意外是指在诊疗护理过程中，由于无法抗拒的原因，导致患者出现难以预料和防范的不良后果。医疗意外的发生并不是由于医务人员的失职行为或技术过失直接造成的，也并不是医务人员本身的和现代医学科学技术所能预防和防范的，而是由于患者自身体质变化以及某种特殊疾病突然发生而造成的。

> **信息框**
>
> 例如，对于青霉素使用前需要皮试，极少数的患者虽然经过皮试而且皮试阴性，但还是有可能发生了青霉素过敏死亡的情况，对于这种情况，不属于医疗事故，只能是因为患者体质的异常而发生的医疗意外。

2. 医疗并发症

医疗并发症是指在诊疗护理过程中，患者发生了现代医学能够预见但不能避免和预防的不良后果，这种不良后果的发生与医务人员的失职或技术过失没有直接的因果关系。

3. 后遗症

后遗症是指医疗行为终结后患者仍遗留某些身体功能障碍，严重者尚存在医疗依赖，需依靠医疗手段支持来维持身体的功能。这类后遗症不是医务人员的过失造成，而是在现代医学条件下不能避免或无法预料的。

三、医疗纠纷产生的原因

（一）医院方面的原因

1）医疗事故引起的纠纷。医院方面为了回避矛盾，怕承担责任，对医疗事故不做实事求是的处理而引起的纠纷。

2）医疗差错引起的纠纷。这类纠纷常常是因为患者和医生对是否是医疗事故的意见不一致引起的。

3）服务态度引起的纠纷。这类纠纷多是因为医护人员的态度生硬、对患者缺乏耐心、缺乏同情心或者语言不当等原因造成，特别是当患者出现不良后果时，即使不是医务人员的过失，也容易引发医疗纠纷。

4）不良行为引起的纠纷。医疗人员的不良行为如索要红包、开人情假等都可能造成医疗纠纷。

（二）患者及其家属方面的原因

1. 对医疗服务的要求和期望值越来越高

随着社会科学技术水平的进步，物质水平的提高，不少人对享有的医疗保健水平同其他生活水平一样有更高的要求无可非议，由于患者和家属没有真正考虑病情的严重程度、医学的未知性和诊疗过程的风险性等特殊情况，总认为既然花钱挂了主任、主治号，医院就有义务、更应该有相应的医疗技术医治好自己的疾病，达到预期的目的。患者普遍把就医作为一种消费，抱有付出后必须获得等值回报的心理，一旦没达到理想的治疗效果就会引发医疗纠纷。

2. 缺乏医学知识和对医院规章制度不理解

面对医院繁琐的就医程序、严格的规章制度，患者及其家属不能理解医院工作的特殊性，本能地从自身利益出发，认为这些程序、规章给自己带来了许多不便，总认为医院的服务不够人性化。

3. 不良动机造成的纠纷

极少数患者及家属企图通过吵闹来达到某些不良目的，再加上某些有失公允的媒体报道，使得普通群众加深了对医院和医务人员的不信任甚至是敌视的态度，目前这类医疗纠纷呈现不断增长的趋势。

四、医疗纠纷的防范措施

日益增多的医疗纠纷导致医患关系紧张，给患者及家属带来了痛苦，也严重影响和干扰了医院的正常工作。新的《医疗事故处理条例》已于 2002 年 9 月 1 日正式实施（以下简称《条例》），这为有效处理医疗纠纷提供了法律依据，对医疗卫生事业的健康发展和保持社会稳定具有重要的现实意义和应用价值。如何避免医疗纠纷的发生，给医院带来了新的研究课题和考验。

（一）加强医疗安全管理，提高医疗质量

加强医疗安全意识教育和医德医风教育，树立正确、积极的医疗风险意识，增强医疗安全责任感，克服自身及周围有关方面存在不安全因素的自觉性和主动性；加强组织医务人员认真学习文明服务规范，使其牢固树立以患者为中心的服务理念，尊重患者的合法权益，满足患者的需求，提高自身的人文素质。

建立、健全医疗管理制度，设立奖惩机制，培养医务人员的责任心；严格贯彻落实首诊负责制度、三级查房制度和疑难、危重病例会诊讨论制度，以及术前讨论制度、死亡病例讨论制度、"三查七对"制度、病历

书写制度等各项规章制度,做到恪尽职守,严防医疗事故的发生。

(二)强化法律意识,树立法治观念

加强法律学习,加大医疗法规的宣传力度,让医务人员懂得学法、守法的重要性,增强其法律意识,使其懂得如何用法律武器保护自己,更重要的是使医护人员具有纠纷防范意识、举证责任意识和自我保护意识,自觉地依法行医,避免医疗纠纷的发生。

1. 纠纷防范意识

随着患者法律意识和维权意识的提高,医院和患者之间的医疗纠纷不断,且呈上升趋势。从《医疗事故处理办法》到《医疗事故处理条例》,法律在向弱势群体倾斜,立法的进步体现了人文关怀。在这种形势下,医院及其医务人员应当更新观念,树立法律意识和纠纷防范意识,在诊疗活动中保持清醒的头脑,认识到自己的一言一行、一举一动若稍有不慎就可能侵害患者的利益,就有可能引发医疗纠纷。

2. 证据意识

2002 年 4 月 1 日起施行的《最高人民法院关于民事诉讼证据的若干规定》,在举证责任的分配上使医疗机构承担了更大的责任。该规定第四条第八项规定:"因医疗行为引起的侵权诉讼,由医疗机构就医疗行为与损害结果之间不存在因果关系及不存在医疗过错承担举证责任",即通常所说的"举证责任倒置"。在医疗诉讼案件中,原告只需证明自己曾在被告处接受过诊疗并在诊疗后出现了人身损害后果,就算完成了原告的举证责任。此后,举证责任的"皮球"就踢给了被告,由医院提供证据,来证明医疗行为与损害结果之间不存在因果关系及不存在医疗过错,如果医院不能提供充足有利的证据,即举证不利,将承担败诉的后果。

关于如何书写和管理病历,《医疗事故处理条例》、《医疗机构病历管理规定》和《病历书写基本规范(试行)》做了详细规定,医院和医务人员应注意以下几点:①病历应妥善保管,不得丢失;②病历记载要全面,防止漏记;③病历记载要及时,因抢救急危患者,未能及时书写病历的,有关医务人员应当在抢救结束后 6 小时内据实补记,并加以注明;④病历一旦形成,禁止更改;⑤病历记载内容应一致,避免前后矛盾;⑥该由患者签字的地方绝不能省略。

3. 自我保护意识

防止病历落到患者手中被涂改、毁弃或被偷梁换柱;防止患者利用假名从医院骗开证明;医务人员应该注意自己的言语,该说的说,不该说的不说;主观病历可以拒绝患者复印。

(三)加强医患沟通

构建和谐的医患关系需要医患之间加强沟通,需要医院、医务人员和患者三方共建理解和信任。医院应该始终坚持为人民健康服务的办院宗旨,彰显其公益性质,建立、完善并落实医患沟通制度、投诉处理制度,及时受理和处理患者投诉,定期收集患者对医院的意见,并努力加以改进;医务人员作为医疗服务的提供者,要转变服务理念,尊重和维护患者的知情权和选择权,体恤和同情患者,努力让患者获得最佳的治疗效果;同时,患者也要信任和理解医务人员,体谅他们的困难。

第三节 医疗事故管理

一、医疗事故概念与构成要素

《条例》将医疗事故定义为"医疗机构及其医务人员在医疗活动中,违反医疗卫生管理法律、行政法规、部门规章和诊疗护理规范、常规,过失造成患者人身损害的事故。"

医疗事故有以下 4 个构成要件。

1. 主体是医疗机构及其医务人员

医疗事故的主体必须是依法取得执业许可或执业资格的医疗机构及其医务人员。同时,医疗事故发生的场所及范围应当合法,即是依法取得执业许可或执业资格的医疗机构及其医务人员在其合法的医疗活动中发生的事故。未取得《医疗机构执业许可证》的单位和组织,以及未取得执业医师或护士资格的人,他们只能是非法行医的主体,而非法行医造成患者身体健康损害的,不属于医疗事故。另外,患者由于自己的过错造成的不良后果,也不能认定为医疗事故。

2. 行为的违法性

医疗事故是医疗机构及其医务人员在医疗活动中违反医疗卫生管理法律、行政法规、部门规章和诊疗护理规范、常规而发生的事故。这是导致发生医疗事故的直接原因,也是判断医疗事故的标准。

3. 过失造成患者人身损害

《条例》将造成患者死亡、残废、组织器官损伤导致功能障碍以及明显的人身损害的其他后果的,定为医疗事故。这里应当注意:一是对患者要有"人身损害"的后果;二是人身损害的后果是由"过失"造成的,

即是医务人员的过失行为,包括疏忽大意的过失和过于自信的过失,而不是有伤害患者的主观故意。

4. 过失行为与损害后果之间存在直接的因果关系

这是指患者人身损害的后果是由于医疗机构及其医务人员的过失行为直接造成的。虽然存在过失,但是并未给患者造成损害后果,不应该视为医疗事故;虽然存在损害后果,但是医疗机构及其医务人员并没有过失行为,也不能判定为医疗事故。这种因果关系的判定,还关系到追究医疗机构及其医务人员的责任,确定对患者的赔偿数额等。可见,是否存在因果关系是判断是否是医疗事故的一个重要方面,也是公正处理医疗事故的关键。

二、医疗事故等级与非医疗事故情形

1. 医疗事故等级

《条例》中规定:根据对患者人身造成的损害程度,将医疗事故分为四级。同年,卫生部制定了《医疗事故分级标准(试行)》方案,进一步将医疗事故划分为四级十二等。

1)一级医疗事故。即造成患者死亡、重度残疾的医疗事故,一级医疗事故又可分为甲、乙两等。

2)二级医疗事故。即造成患者中度残疾、器官组织损伤导致严重功能障碍的医疗事故,二级医疗事故又可分为甲、乙、丙、丁四等。

3)三级医疗事故。即造成患者轻度残疾、器官组织损伤导致一般功能障碍的医疗事故,三级医疗事故又可分为甲、乙、丙、丁、戊五等。

4)四级医疗事故。即造成患者明显人身损害的其他后果的医疗事故,其不再分等。

根据新的《条例》,医疗事故不再分责任事故和技术事故。

2. 非医疗事故情形

现代医学科学虽然有了很大的发展,但由于目前对人体的特异性和复杂性以及许多疾病的发病机理尚未完全认识,对某些治疗措施的结果也不能完全预测,因而有时尽管医护人员在诊疗护理过程中竭尽全力,但由于种种原因仍然不能使患者痊愈。因此,现行的《条例》明确规定了6种不属于医疗事故的情形:

1)在紧急情况下为抢救垂危患者生命而采取紧急医学措施造成不良后果的。

2)在医疗活动中由于患者病情异常或者患者体质特殊而发生医疗意外的。

3)在现有医学科学技术条件下,发生无法预料或者不能防范的不良后果的。

4)无过错输血感染造成不良后果的。

5)因患方原因延误诊疗导致不良后果的。

6)因不可抗力造成不良后果的。

三、医疗事故产生的原因

1. 医疗制度

1)医院的规章制度不健全,职责划分不明确,部门之间、个人之间对工作互相推诿、扯皮。

2)相关的医疗制度与规范落实不到位,如首诊负责制、查对制度、查房制度、请示汇报等制度等未执行或执行不严。

2. 医疗技术

1)医疗技术不熟练,医务人员经验不足,对新知识、新技术缺乏了解,容易造成漏诊、误诊和误治。

2)"三基"不扎实,如抢救危急重患者应急反应慢或综合实力不足。

3. 职业道德

医德修养差,责任心不强,粗心大意,不按技术操作规程工作,甚至违反诊疗常规,造成漏诊、误诊等。

4. 基础条件

1)医院建筑、自备电源等存在不安全因素,未能及时排除。

2)医疗设施陈旧、不完善,未处于应急状态以致贻误抢救最佳时机。

3)药品、医疗器械、医疗卫生材料等质量不符合要求、品种不齐全,不能及时供给。

四、医疗事故的处理

医疗事故原则上由当事的医疗机构与患者及其家属根据《条例》的规定协商解决。在实际工作中,大多数医疗事故是当事双方协商解决的。因此医疗事故发生以后,医疗机构应该主动找当事人了解情况,核实事故发生的情况,再向有关科室负责人了解患者的病情和治疗情况以及对事故原因的分析,掌握可靠的客观资料,拿出初步处理意见。

处理医疗事故,应该坚持以事实为依据,以法律为准绳,维护医患双方的合法权益。对于医患双方分歧较小,能够达成一致意见的,应尽快协商解决;协商解决医疗事故需要进行医疗事故技术鉴定的,由双方当事人共同委托负责医疗事故技术鉴定工作的医学会组织鉴定。对双方意见分歧较大的事故,可由患者或医院提请当地卫生行政主管部门申请医疗事故技术鉴定。

发生医疗事故,当事人申请卫生行政部门处理的,应提交书面申请,由医疗机构所在地的县级人民政府卫生行政部门受理。医疗机构所在地是直辖市的,由医疗机构所在地的区、县人民政府卫生行政部门受理。对于有患者死亡或可能为二级以上医疗事故的,县级人民政府卫生行政部门应当直接到医疗机构的报告或当事人提出医疗事故争议处理申请之日起7日内移送上一级人民政府卫生行政部门处理。

五、医疗事故技术鉴定

医疗活动具有专业性、技术性、风险性和结果不能完全预测的特点,为客观、科学、公正地处理医疗事故争议,切实保障医患双方的合法权益,促进医学科学的发展,《条例》对医疗事故鉴定的主体、人员及内容做了明确规定。

1. 鉴定主体及鉴定机构

《条例》将鉴定主体由过去的卫生行政部门设置的"医疗事故技术鉴定委员会"改为"医学会",医学会是一个独立的医学专业性社会团体法人,由其组织鉴定,为科学公正地鉴定医疗事故奠定了基础。

鉴定分首次鉴定和再次鉴定,首次医疗事故技术鉴定工作由设区的市级地方医学会和省、自治区、直辖市直接管辖的县(市)地方医学会负责组织;再次鉴定工作由省、自治区、直辖市地方医学会负责组织。必要时,中华医学会可以组织疑难、复杂并在全国有重大影响的医疗事故争议的技术鉴定工作。

2. 鉴定人员及办法

《条例》第二十三条、二十四条、二十五条对实施鉴定的人员及办法做了规定,负责组织医疗事故技术鉴定工作的医学会应当建立专家库。医疗事故技术鉴定,由负责组织医疗事故技术鉴定工作的医学会组织专家鉴定组进行。参加医疗事故技术鉴定的相关专业的专家,由医患双方在医学会主持下从专家库中随机抽取。专家鉴定组进行医疗事故技术鉴定,实行合议制。专家鉴定组人数为单数,涉及的主要学科的专家一般不得少于鉴定组成员的二分之一。这也是医疗事故技术鉴定体制上的一项重大改革,专家库的建立,避免了以前由少部分固定成员组成医疗事故技术鉴定小组的诸多不利因素,保证了医疗事故技术鉴定在程序上的公正性及公开性。

此外,《医疗事故技术鉴定暂行办法》规范了专家库的建立、鉴定的提起、鉴定的受理、专家鉴定组的组成等。

3. 鉴定内容

《条例》对医疗事故鉴定的内容在第三十一条做出了明确规定,包括:"医疗行为是否违反医疗卫生管理法律、行政法规、部门规章和诊疗护理规范、常规;医疗过失行为与人身损害后果之间是否存在因果关系;医疗过失行为在医疗事故损害后果中的责任程度;医疗事故的等级"等。

4. 鉴定费用

《条例》对医疗事故鉴定费用由谁支付在第三十四条做出了规定:"经鉴定属于医疗事故的,鉴定费用由医疗机构支付;不属于医疗事故的,鉴定费用由提出医疗事故处理申请的一方支付。

六、医疗事故的预防

1. 完善和贯彻落实各项规章制度

《条例》明确指出了医疗事故的预防措施,其第七条规定:"医疗机构应当设置医疗服务质量监控部门或者配备专(兼)职人员,具体负责监督本医疗机构的医务人员的医疗服务工作,检查医务人员执业情况,接受患者对医疗服务的投诉,向其提供咨询服务"。第十二条规定:"医疗机构应当制定防范、处理医疗事故的预案,预防医疗事故的发生,减轻医疗事故的损害"。发生医疗事故后,第十四条规定:"医疗机构应当按照规定向所在地卫生行政部门报告。发生重大医疗过失行为的,医疗机构应当在12小时内向所在地卫生行政部门报"。关于医疗事故上报的程序,第十三条明确规定:"医务人员在医疗活动中发生或者发现医疗事故、可能引起医疗事故的医疗过失行为或者发生医疗事故争议的,应当立即向所在科室负责人报告,科室负责人应当及时向本医疗机构负责医疗服务质量监控的部门或者专(兼)职人员报告;负责医疗服务质量监控的部门或者专(兼)职人员接到报告后,应当立即进行调查、核实,将有关情况如实向本医疗机构的负责人报告,并向患者通报、解释"。

司法裁判往往是解决医疗事故纠纷的最终方式,在重视诊疗操作规范的同时,鉴于病历在诉讼中的重要作用,对病历的书写与保管显得尤为重要。《条例》第十条明确规定:"患者有权复印或者复制其门诊病历、住院志、体温单、医嘱单、化验单(检验报告)、医学影像检查资料、特殊检查同意书、手术同意书、手术及麻醉记录单、病理资料、护理记录以及国务院卫生行政部门规定的其他病历资料"。

2. 贯彻知情同意原则

知情同意权,对患者是权利,对医务人员是义务。医患之间最早的"知情同意权"是"手术协议书",之后,不断外延。目前,医务人员在为患者做手术、特殊检查或特殊治疗等时,必须征得患者同意,而且要有签字。无法取得患者意见时,要取得家属同意并签字。无法得到患者签字同意或者其家属签字同意时,由医生写出医疗处置方案,医院负责人批准后实施。

> **信息框**
>
> 　　知情同意原则所保护的权利是患者的自主权和自我决定权。患者的自我决定权是一种人格权,是一种可从国家宪法文本中找到落脚点的宪法权利,是一种在强制医疗场合可对抗国家政府行为无合法根据侵入的自由利益,是一种消极面和积极面两面一体的权利。

3. 正确理解"举证责任倒置"的含义

最高人民法院发布的《最高人民法院关于民事诉讼证据的若干规定》是我国第一次以司法解释的形式规定医疗侵权适用"部分举证责任倒置"。它意味着患者提起对医院的侵权之诉只要证明自己受损害的事实和到医院就诊的事实即可,至于医疗行为的正当性、合法性和医务人员的主观过错及医疗行为和损害后果之间的因果关系则需要医疗机构证明。如果医疗机构不能说明以上问题,将有可能承担不利的法律后果。该《规定》也使医疗单位参与诉讼的概率大大提高,使医疗机构成为被告的风险增加。术前谈话、病情告知、病危通知书等,这些与诊治没有直接关系的环节,曾被认为不特别重要,目前,必须严格按程序处理,并做好详细记录。以术前谈话为例,以前只是简单地通知患者及其家属做好准备,现在,必须明确告知并在《手术同意书》上说明术中、术后可能发生的种种意外和并发症。因为,这既有可能成为医疗事故鉴定中重要的证据从而使医生免责,同时,患者的知情权也得到充分的尊重。值得指出的是患者与医疗机构之间是否存在医患法律关系,患者是否存在损害事实,是否存在实际损害以及损害大小等事项,其举证责任仍由患者承担。

第四节　医疗风险预警机制

因医疗行业的特殊性、医学科学的局限性、现行医学教育模式以及社会心理因素的共同作用,作为医务人员,应该清醒地认识到自身行为所面临的高风险性和日趋严峻的形势,在风险责任分散机制尚未健全

的条件下采取积极的应对措施,减少风险带来的损害,维护患者健康权利。作为医疗卫生事业的管理者,应根据我国医疗风险的特点及成因,把握风险防范和管理的发展方向,加强风险教育,建立和完善适合我国国情的医疗风险预警管理体系。

一、医疗风险预警机制内涵

(一)医疗风险预警概念

医疗风险是指在整个诊疗过程中客观存在的,可能会导致健康损失、经济损失等一切不良后果的不确定事件。医疗风险预警是指对医疗服务的全过程实施动态的监测,并对一切不安全事件,如医疗事故、医疗意外、医疗纠纷等进行分析、事先预测和防范的一种战略管理手段,是为医疗机构持续发展而建立的预测警报系统。医疗风险预警系统是由外部支持系统、内部决策系统、数据信息处理系统、预警结果输出系统等分系统所构成的有机体,是医疗风险管理的重要组成部分。它是建立在医疗风险识别与评价的基础上,并借助现代化科学分析方法的系统。

(二)医疗风险预警机制的目标

医疗风险预警机制的目标是根据医疗风险现状,构建符合我国医疗风险状况的医疗风险预警系统和风险防范化解机制,实现医疗风险管理的规范化、系统化和科学化,使医疗风险转换、减轻、避免和接受。

> **信息框**
>
> 　　美国国家质量论坛主席肯尼思·W.凯泽医学博士指出,医疗行业是高技术、高风险行业。我们难以改进医疗风险的原因,是我们缺少像航空界和核电界那种行业内早已建立的预防事故的保护机制。

(三)医疗风险预警机制的原则

1. 预防性原则

科学、机敏的医疗风险预警机制不仅能应对已然的问题,而且能预防未然的问题,能对隐形的问题做出准确判断和分析。

2. 及时性原则

能及时发现问题,对暴露或反映医疗风险的问题

快速做出回应,做到早知道、快反应、防微杜渐。

3. 针对性原则

坚持具体问题具体分析,严格区分问题的普遍性与特殊性、主观性与客观性,防止绝对化和一刀切。

4. 实效性原则

对有关医疗风险问题的信息一条一条地抓落实,做到件件有着落,事事有回音,保证医疗风险预警机制有序运行并取得实效。

二、医疗风险预警的基本过程

医疗风险预警基本流程如图 9-1 所示,首先设计或选择能反映医疗风险程度的敏感指标构成主要指标集,然后将其输入信息处理系统;在信息处理系统中,预先设计出指标的数据处理方法和指标的预警界限值,再对输入数据进行处理,进而得到风险等级,最后将风险等级用一定的方法表示出来。风险管理者参照风险等级结合医疗机构实际情况采取应对方案,最后还要对应对方案进行效果评价。由流程分析得知,构建医疗风险预警系统模型的重点应该是指标体系的构建及预警方法的研究(包括信息处理系统及预警结果显示等)。

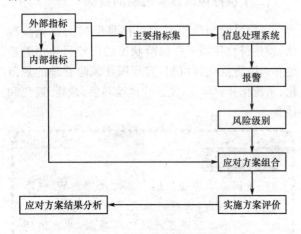

图 9-1 医疗风险预警流程图

三、建立医疗风险预警机制的途径

医疗卫生服务关系到广大人民群众的生命健康,防范医疗风险,既可保证和减少患者的人身安全不因医疗失误或过失而受到危害,也可防止或减少因发生医疗事故或医源性医疗纠纷而造成医院及当事医务人员承受的责任或风险。尽管医疗风险不可能消失,但大多数医疗不安全事件都可事先预防,具体可从以下几个方面入手。

(一)建立教育引导机制

1. 建立医疗风险教育制度

医疗机构所有工作人员都应学习、掌握医疗风险识别与防范技术,通过学习,树立医疗风险意识,提高防范和化解医疗风险的能力。

2. 建立学习有关法律法规制度

在医院工作人员中普及《执业医师法》、《献血法》、《医疗机构管理条例》、《医疗废物管理条例》等法律法规知识,这些法律法规从不同的层面,规范了医务人员行为。

3. 建立学习有关规章制度

重点学习卫生部制定的医院管理工作制度、各种诊疗规范、诊疗指南,这些制度都是对整个医疗服务过程的一种控制。

4. 建立"三基"培训制度

专业水平和能力是确保避免医疗风险的基石。实行持续的"三基"培训,打好防范风险的基础。一旦发生风险,使其具备较强的心理承受能力和应变能力。

(二)建立督导预报机制

1. 建立巡视督导制度

成立督导组织,聘请原则性强、有丰富工作经验和较高工作热情的人员,担任医疗风险督导员,对督导员进行适当分工,定期和不定期地到基层进行巡视,深入病区和社会了解情况,并向医疗服务工作人员提供指导,将巡视督导的具体情况及时反馈并汇报。有进修生、实习生的医院,须指派一名高级医院工作人员负责医院实习生的培训事宜。

2. 建立社会评议制度

定期对本医疗机构进行民意测验和满意度调查,了解公众的认可程度和存在的问题,并及时纠正。此调查可委托社会民调机构进行,以保持公正性。设立各种渠道,收集患者、患者家属及社会对医院服务的关注、投诉、不满及建议。由专人负责处理公众投诉,对投诉的案件提交投诉组织审议。投诉组织由职工代表大会成员及社会知名人士组成,以确保所有投诉均得到适当处理。邀请人大代表、政协委员对医院进行视察、检查,开展工作评议。

3. 建立医疗质量持续改进制度

医院建立医疗质量持续改进制度,以确保专业水平。所有科室部门都设有监测、预防及控制感染的机制;制订工作指导守则,为医务人员提供指导,并收集和讨论临床有关信息,以确保医疗质量;定期举行联席会议,对病死率、患病率及临床工作进行监察;医院确保医生可及时地对紧急召唤及患者治疗做出快速回应。

(三) 建立督查警示机制

1. 建立准入制度

对医疗服务的各个服务要素准入进行控制,包括医疗机构、人员、医疗服务项目、医疗技术等医疗服务的各个要素准入,以及药品和医疗器械的准入。各个准入要素进入医疗服务领域后,制定各种规则、规范,对整体医疗服务系统在提供医疗服务过程中的行为和服务全过程进行控制和规范。

2. 建立评价制度

根据《医院管理评价指南》,建立评价指标体系、评价方法、评价程序,逐步完善评价体系。通过评价来发现医疗风险问题,进行反馈和纠正。

3. 建立督察制度

卫生行政部门除了对医院管理进行督察,还应对包括市场、医疗机构和人员进行督察,以及对服务全过程进行监控。对违法违规的行为及时查处,发现问题,及时反馈,制定政策,修订有关制度。

4. 建立信息公示制度

对医疗服务过程中的信息进行收集、整理和反馈,并向新闻媒体、社会通报,以解决医患之间信息不对称的问题。

5. 建立医疗风险转移制度

与保险公司签订医疗执业风险保险,医院和医务人员按比例承担保险费,医务人员逐月缴纳的保险费将构成医务人员个人风险基金。一旦发生医疗风险,由保险公司和当事医生本人按比例赔付,化解医院和医务人员的执业风险。

(四) 建立内外部制约机制

1. 建立预警组织制度

医院设立医疗风险预警组织,建立一套规范、全面的预警管理程序和预警系统,加强医疗风险的识别、监控和预警管理。医疗风险预警组织是医院预警风险、分解风险、降低风险、化风险为优势的重要职能部门。

2. 建立医疗争议申报制度

这个制度旨在对所有涉及法律方面的医疗争议都要呈报。医院须向患者及其家属报告这类争议,进行讨论,所有申报的个案要进行调查。

3. 建立与新闻媒体联系制度

通过新闻媒体对违法违规和侵犯患者合法权益的医疗机构进行曝光,发挥社会舆论的监督作用;还可以通过给予患者权利,建立和完善患者维权机制,充分发挥广大患者的医疗风险监督积极性。

本章小结

本章旨在普及医疗安全方面的基本知识和相关法律制度,使学生初步了解有关医疗方面的法律知识并懂得在实践中如何运用法律知识维护自己的权益,对于医学相关专业学生而言,则可初步懂得如何防范医疗风险及医疗纠纷的发生。

本章思考题

1. 结合本章所述的医疗事故构成要件,分析下列情形是否属于医疗事故,为什么?

1) 一护士在诊疗过程中,未做过敏试验就给患者使用了应该做过敏试验且试验结果必须为阴性后方可使用的药物,发现后立即进行了密切观察,患者没有发生过敏反应,对患者没有造成不良影响。

2) 医务人员在用药前根据技术操作规章给患者做了青霉素过敏试验,且试验结果为阴性,注射后观察30分钟无不良反应让患者离院,患者在回家途中,发生了青霉素迟发过敏反应,出现严重过敏性休克死亡。

3) 一医院在向患者充分陈述了经过国家有关部门批准用于临床试验的药物的使用目的和可能发生的不良后果,征得患者本人同意并签字。使用之后发生了事先陈述中已告知的不良后果。

4) 一医务人员因和患者有私人恩怨,在开处方时故意加大了药物剂量,导致该患者出现不良反应。

5) 一位医生要求患者在手术前一晚禁食,但患者到了半夜两点,自己偷偷去吃"宵夜",结果手术时食物倒流阻塞了气管而死亡。

2. 试比较下列概念之异同:①医疗事故与医疗纠纷;②医疗事故与医疗意外。

3. 假设你是一名医院管理者,你认为当前医院减少和避免医疗事故的措施有哪些?

案例分析

一起因误诊而要求医疗事故赔偿的案例

案情 2004年1月9日,29岁的某A因停经33天下腹疼痛到医院急诊,被初诊为"腹痛待查:宫外孕"。经 B 超检查并进行阴道后穹隆穿刺检查,吸出 20 毫升不凝血,医院遂考虑宫外孕并将病情向 A 家属告知,暂保守治疗。住院后,A 被予以腹腔镜诊治术,术后病理诊断为:(左侧)卵巢黄体出血伴血肿形成。同年 1 月 25 日,A 出院,医院在出院小结诊断中注明为:左侧卵巢妊娠,并医嘱随诊。此后,A 又至其他多家医院检查,均被诊断为:早孕。A 遂诉讼并要求初诊医院进行医疗事故赔偿。

审理中,经该市医学会医学鉴定,结论为:①A 最后诊断应为:宫内孕合并左侧卵巢黄体破裂,此为妇产科罕见病例。医院出院诊断左侧卵巢妊娠存在误诊。②根据 A 停经 33 天,有腹痛、阴道出血;查体符合宫外孕体征;血、尿HCG 阳性;B 超显示:子宫内膜稍增厚,子宫后方偏左侧见 54 毫米×60 毫米不规则混合性回声区,腹腔内见中等量游离液性暗区;后穹隆穿刺抽出 20 毫升不凝血;经保守治疗效果不明显,医院行腹腔镜诊治术有手术指征,且是必要的。术中行左侧卵巢修补术是止血的需要。③医院在 A 出院前未做 B 超复查及诊刮术存在医疗缺陷。A 出院后至今已行经 2 次,无明显人身损害,医院的医疗缺陷与 A 目前情况不存在因果关系。④根据《医疗事故处理条例》第二条、第三十三条(等),不属于医疗事故。对此鉴定报告,A 与医院均未提出再次或重新鉴定的申请。

法院审理认为,A 在医院的诊疗过程经医学会技术鉴定,确认医院对 A 的诊治不属于医疗事故,而且 A 所患系宫内孕合并左侧卵巢黄体破裂,此为妇产科罕见病例。同时,医院对 A 进行腹腔镜诊治有手术指征,是必要的,手术中进行左侧卵巢修补术是止血的需要。虽然医院出院诊断 A 左侧卵巢妊娠存在误诊,同时医院在 A 出院前未做 B 超复查及诊刮术存在医疗缺陷,但法院认为,尽管作为医疗单位的医院有义务对 A 做出正确诊断,但鉴于 A 所患病症系罕见病例,因而不能单纯苛求医疗单位对所有病症均能得出必须完全正确的结论。本案的关键在于,A 出院后至今已行经 2 次,并无明显的人身损害后果,而且医院的医疗缺陷与 A 目前情况不存在因果关系,因此,初诊医院对 A 不承担责任。综上,A 要求医院赔偿损失的诉讼请求,法院不予支持。但考虑到本案的实际情况,鉴定费用由医院负担为宜。该案宣判后双方当事人均服判,均未提出上诉。

案例分析 根据国务院颁布的《医疗事故处理条例》第四十六条"发生医疗事故的赔偿等民事责任争议,医患双方可以协商解决;不愿意协商或者协商不成的,当事人可以向卫生行政部门提出调解申请,也可以直接向人民法院提起民事诉讼。"本案中,A 有权对其认为的医疗事故侵权提起诉讼。

《医疗事故处理条例》第二十二条同时规定,"当事人对首次医疗事故技术鉴定结论不服的,可以自收到首次鉴定结论之日起 15 日内向医疗机构所在地卫生行政部门提出再次鉴定的申请。"本案中医学会鉴定委员会做出鉴定结论后,双方均未在收到该鉴定书之日起的 15 日内提出再次或重新鉴定的申请,应视为双方对此结论的认可。虽然 A 后又在法庭上认为该鉴定书有失实之处,但依据最高人民法院关于民事诉讼证据规则的有关规定,法院仍应对该鉴定书予以确认并采纳该专业鉴定意见。

本案中,医院对 A 确实存在误诊,但针对 A 的病情所做的 B 超检查基本对症,对 A 的诊治也未造成不良后果或副作用,且对 A 的病情履行了如实告知义务。基于医疗服务的特殊属性(如 A 又到多家医院多次就诊后,经一系列检查才确诊的事实,也可反映医疗服务的特殊性),且 A 所患"宫内孕合并左侧卵巢黄体破裂",为妇产科罕见病例,特别是虽有误诊行为,但该诊治行为无明显人身损害,医院的医疗缺陷与 A 目前的情况不存在因果关系,也非医疗事故。根据《医疗事故处理条例》第四十九条规定:"医疗事故赔偿,应当考虑下列因素,确定具体赔偿数额:①医疗事故等级;②医疗过失行为在医疗事故损害后果中的责任程度;③医疗事故损害后果与患者原有疾病状况之间的关系。不属于医疗事故的,医疗机构不承担赔偿责任。"因此,法院做出医院对 A 不承担责任、A 的诉讼请求不能成立的判决是正确的。

此案提醒我们,当前社会上有一种错误观点,即患者到了医院,医院就应当负责正确诊断出具体的病情并要负责将病诊治好,这种将医疗风险和责任完全推向医疗机构的做法是不科学,也是不负责任的。这也是当前,患者要求医院医疗事故赔偿的一大成因之一。但众所周知的是,医疗服务业是一种高风险的专业行业,与一般性的服务行业有着本质的不同,在医疗实践中尚有许多未知领域,这是人类在社会发展中不断发现自我、认识自我的一个漫长的过程,这是一个需要高度科学积累和探索的领域。我们不能苛求医生在初诊时就做出完全准确的结论,将初诊的不确定性列入赔偿范围,会使医务人员采取消极防范措施,降低医疗效率,从而导致医生在门诊接诊时都不敢下结论,唯恐被起诉。客观上来讲,医院的初诊失误是正常现象,如果因为初诊失误让医院承担了赔偿责任,将医疗风险完全让医疗机构承担,势必违背了法的基本价值,得不到社会的公认。从而使社会价值观失衡,这绝非科学地认识世界的观念,更不能用法的形式来支持。

当然,如果患者所患疾病属于医院正常诊疗职责情况下,应当做出正确诊断并治疗的病情(非本案的罕见病例),医院却做出误诊,即使不构成医疗事故,也应当根据民法通则的规定,由医院承担相应的民事责任。

(资料来源:http://www.fyxwk.com/view.asp? id= 77)

第十章 医院感染管理

引导实例

医院内很多环节、场所、设施存在医院感染的隐患，对患者、医务工作者乃至社会构成潜在威胁，以下几个例子，足以说明医院感染的危害性。

1) 20世纪90年代，我国发生的几起新生儿医院感染暴发事件：

A. 1992年9月，昆明市某医院发生26名新生儿痢疾杆菌感染，死亡10名。

B. 1993年3月，黄山市某医院发生14名新生儿柯萨奇病毒感染，死亡9名。

C. 1993年9月，沈阳市某医院发生44名新生儿柯萨奇病毒感染，死亡15名。

2) 还有几起医源性感染的暴发事件：

A. 1996年、1997年，四川省两起医源性感染暴发事件，每起近百名患者注射部位化脓性感染。

B. 1998年4~5月，深圳市某医院共做剖宫产手术292例，发生手术切口龟形分支杆菌脓肿亚型感染166例(56.85%)。

3) 医务人员发生的医院感染暴发事件：2003年"非典"的肆虐和流行，不失为一个例子。

A. 截至2003年6月24日10时，全国内地累计报告非典型肺炎临床诊断病例5326例(其中医务人员累计1002例、占18.8%)，治愈出院4901例，占病例总数的92%；死亡347例，病死率为6.5%。

B. 天津市共收治"非典"患者175例、疑似"非典"患者101例，其中医务人员"非典"患者67例(38.28%)、疑似"非典"患者34例；一线医务人员2300名，感染发病率为4.39%。

(资料来源：邵先林. 医院感染. 泸州医学院网站，http://www.lzmc.edu.cn,2005-2-22)

医院感染是当前医学界十分重视的问题，它随着医院的形成而产生，随着医院的发展而变化，是感染性疾病领域内一个具有挑战性的难题。医院感染学是研究在医院获得的一切感染的发生、发展、控制和管理的一门学科。其基础学科包括流行病学、传染病学、预防医学、消毒学、临床微生物学、临床疾病学、免疫学、抗生素学、卫生统计学、护理学和医院管理学等。

现代医院感染的研究在国外起步较早，1847年，塞姆尔维发表了"产褥热的病原学观点和预防"而成为医院感染研究的先驱。1867年，英国外科医生李斯特提出了消毒观点，并加以应用，使手术感染率由45.7%降至15%。美国于20世纪60年代末开始组建医院感染监控网，出版了一系列医院感染控制指南。

我国医院感染管理工作起步较晚，但发展迅速。20世纪80年代中期，卫生部医政司成立了医院感染监控协调小组并组建了我国第一个医院感染监控网。1987年卫生部发布了《关于建立健全医院感染管理组织的暂行办法》；1989年卫生部将医院感染管理工作作为医院分级评审的一项重要内容；1994年颁布了我国第一部《医院感染管理规范》，保证了我国医院感染管理工作向规范化、标准化方向发展；2001年制定了《医院感染诊断标准》；2002年修订了《医院消毒技术规范》；2006年发布了《医院感染管理办法》。并在医院感染管理组织、技术建设和学科发展方面，加速了我国医院感染管理工作进程，大大缩短了我国与国际先进水平的差距。目前，各级各类医院，已将医院感染管理作为医疗质量管理的重要组成部分，纳入医院管理工作。

第一节 医院感染概述

一、医院感染的定义

医院感染按照世界卫生组织的定义是指"凡住院患者、陪护人员或医院工作人员因医疗、护理工作而被感染所引起的任何临床显示症状的微生物疾病，不管受害对象在医院是否出现症状,均视为医院感染"。

医院感染(nosocomial infection ,NI)是指住院患者在医院内获得的感染,包括在住院期间发生的感染和在医院内获得出院后发生的感染,但不包括入院前已开始或者入院时已处于潜伏期的感染。医院工作人员在医院内获得的感染也属医院感染。

二、医院感染的分类

根据病原体的来源不同,医院感染分为外源性感染和内源性感染。

外源性感染(exogenous nosocomial infection)也称交叉感染(cross infection),即病原体通过一定的媒介传给患者,使之发生感染,也就是说病原体来自患者以外的地方。可以来自其他住院患者、医务人员或陪护亲属,也可能来自医院环境或医疗器械的污染。外源性感染可呈暴发性。此类感染可以通过消毒、灭菌、隔离等措施及加强卫生宣传教育得到预防和控制。

内源性感染(endogenous nosocomial infection)也称自身感染(autogenous nosocomial infection),即病原体存在于患者自身体内,由于易位或菌群失调而使患者发生感染。内源性感染多发生于机体抵抗力较低的患者,其影响因素复杂,所以,内源性感染的预防,除了采取常规的措施外,主要在于提高患者的机体免疫力及改善患者的微生态环境。外源性感染呈散发性,目前,多数内源性感染尚无有效预防措施,发病的比例逐年上升,成为医院感染控制的难点和热点。

三、医院感染发生的原因

目前导致医院感染发生的因素虽然很多,但是归结起来主要有以下几个方面。

1. 危险因素的变化增加了医院感染的可能性

1)医院治疗水平提高。一是各种侵入性(包括介入性)诊治疗法的广泛应用(如各种内镜的使用)形成了感染传播的直接途径;二是免疫制剂的使用降低了患者的抵抗力,增加了易感性;三是大量抗生素的使用导致患者正常菌群失调,这是造成内源性感染的直接外因。

2)病原体的变化。抗生素等药物的使用使医院内感染的病原体有了明显的改变,革兰阳性菌造成的感染下降,革兰阴性菌造成的感染上升。

3)病原体耐药性的增强。大剂量抗生素的使用使医院内定植的病原微生物大多是对抗生素耐药的菌株,给感染预防性治疗带来困难。

4)医院带菌者增加。医院环境的变化和耐药菌株的定植使医务人员中的带菌者明显增加,这也是医院内感染增加的原因之一。

2. 对医院感染的危害性认识不足

这主要是医院领导和管理人员对医院感染造成的损失和带来的危害没有足够的认识,对医院感染管理的迫切性、重要性认识不足,认为进行医院感染管理投入多而没有经济效益,因此忽视这项工作,造成有的医院感染管理无人负责、规章制度不落实的问题。

3. 医院感染管理机制不健全,医务人员感染
知识缺乏

医院的医务人员缺乏医院感染知识,消毒隔离、无菌观念淡漠,不知道何谓医院感染者大有人在,发生医院感染后控制失当(如隔离、消毒和治疗均不及时和到位)。加上有的医院的感染预防措施和制度缺乏或不健全,医院领导不重视医院感染管理制度与知识培训,少数医院迄今没有设立相应的组织机构,某些医院的组织机构归口不合理,感染管理科没有发挥应有的作用,有的即使制定了规章制度也因缺乏有效的督促、监测手段和措施而往往流于形式,这些都造成了医院感染的隐患。

4. 人为因素增加医院感染的发生率

1)抗生素使用不合理。医务人员抗生素使用知识的不足和使用抗生素规章制度不全造成不合理使用抗生素的现象,从而导致耐药菌株的增加。

2)无菌观念不强,消毒隔离措施不当。如有些医务人员不会洗手甚至不洗手,器械消毒不规范、不彻底,手术室管理不善等。

3)违背医护常规的各种操作行为。如实施各种穿刺术表现出随意性,不适当地置(插)管诊治术,以及后续护理的失当等。

四、医院感染管理的重要性与必要性

随着现代医学科学的发展,诊疗技术不断推陈出新、侵袭性操作的不断增加、抗生素广泛应用,再加上种种人为因素等各种原因,使得医院感染的发生呈日益增加的趋势。有资料表明,美国因医院感染每年额外支出的费用超过40亿美元,延长住院日750万个。医院感染不仅严重威胁患者的身心健康和预后,增加病死率,而且使患者医疗费用增加,住院时间延长,造成卫生资源的严重浪费。同时,医院感染也是医院高新技术开展的主要障碍之一。一旦发生医院感染暴发流行,将直接影响社会的安定及医院的声誉。医院感染管理工作关系到医患人员的切身利益,医院感染控制的成效一定程度上反映了一个医院的医疗质量。医院感染不仅增加了患者的痛苦和经济负担,严重时甚至威胁患者生命,同时也影响了医疗护理质量,增加了医务人员工作量,影响医院经济效益。如果能有效地预防医院感染,便能提高治疗和手术的成功率,减少患者痛苦,提高床位周转率,还能减轻医疗护理工作负担与国家和个人的经济负担。因此,医院感染管理显得非常重要。

医院感染管理(hospital infection administration)就是按照医院在医疗、诊断过程中不断出现的感染等客观规律,运用有关理论和方法,对医院感染现象进行计划、组织和控制活动,以提高工作效率,减少感染发生,它是一门新兴的边缘性应用科学,与医学、管理科学和社会科学紧密相连,属于医院质量管理范畴。医院感染管理在国外20世纪50年代,我国于20世纪80年代后期才开始形成,在我国还属于新兴学科,很多人对此不了解,不知道它的重要性,也没有具体的控制措施。其实,医院感染管理是医疗安全最重要的一环,它能够保证患者和医护人员不发生或少发生医院感染。

医院感染管理是医院管理的一项重大课题,是医院管理的重要组成部分。做好医院感染管理,必须从组织落实、开展必要的监测、严格管理措施三个关键环节入手。PDCA循环的计划、执行、检查、总结的管理模式是提高医院感染管理水平的有力措施。医院感染管理的内容多,环节标准多,是一系统工程。因此,更需加强和重视环节质控和终末质控。

五、医院感染管理组织与职责

组织是管理工作的基础,职责和制度是管理的保证。健全的管理组织是开展医院感染管理工作的基本条件。2000年11月30日卫生部颁布的《医院感染管理规范(试行)》规定了我国医院感染管理的组织模式系三级组织体系,即医院感染管理委员会、医院感染管理科及科室医院感染管理监控小组。2006年7月6日卫生部发布了第48号文件《医院感染管理办法》,对医院感染管理组织形式、任务和职责、组成人员等重新做了具体规定。

卫生部2006年发布的《医院感染管理办法》规定了我国目前住院床位总数在100张以上的医院应设立医院感染管理委员会和独立的医院感染管理部门。住院床位总数在100张以下的医院应当指定分管医院感染管理工作的部门。其他医疗机构应当有医院

感染管理专(兼)职人员。

1. 医院感染管理委员会

医院感染管理委员会由医院感染管理部门、医务部门、护理部门、临床科室、消毒供应室、手术室、临床检验部门、药事管理部门、设备管理部门、后勤管理部门及其他有关部门的主要负责人组成,主任委员由医院院长或者主管医疗工作的副院长担任。

医院感染管理委员会的职责如下:

1)认真贯彻医院感染管理方面的法律法规及技术规范、标准,制定本医院预防和控制医院感染的规章制度、医院感染诊断标准并监督实施。

2)根据预防医院感染和卫生学要求,对本医院的建筑设计、重点科室建设的基本标准、基本设施和工作流程进行审查并提出意见。

3)研究并确定本医院的医院感染管理工作计划,并对计划的实施进行考核和评价。

4)研究并确定本医院的医院感染重点部门、重点环节、重点流程、危险因素以及采取的干预措施,明确各有关部门、人员在预防和控制医院感染工作中的责任。

5)研究并制定本医院发生医院感染暴发及出现不明原因传染性疾病或者特殊病原体感染病例等事件时的控制预案。

6)建立会议制度,定期研究、协调和解决有关医院感染管理方面的问题。

7)根据本医院病原体特点和耐药现状,配合药事管理委员会提出合理使用抗菌药物的指导意见。

8)其他有关医院感染管理的重要事宜。

2. 医院感染管理部门职责

医院感染管理部门、分管部门及医院感染管理专(兼)职人员具体负责医院感染预防与控制方面的管理和业务工作。其主要职责如下:

1)对有关预防和控制医院感染管理规章制度的落实情况进行检查和指导。

2)对医院感染及其相关危险因素进行监测、分析和反馈,针对问题提出控制措施并指导实施。

3)对医院感染发生状况进行调查、统计分析,并向医院感染管理委员会或者医疗机构负责人报告。

4)对医院的清洁、消毒灭菌与隔离、无菌操作技术、医疗废物管理等工作提供指导。

5)对传染病的医院感染控制工作提供指导。

6)对医务人员有关预防医院感染的职业卫生安全防护工作提供指导。

7)对医院感染暴发事件进行报告和调查分析,提出控制措施并协调、组织有关部门进行处理。

8) 对医务人员进行预防和控制医院感染的培训工作。

9) 参与抗菌药物临床应用的管理工作。

10) 对消毒药械和一次性使用医疗器械、器具的相关证明进行审核。

11) 组织开展医院感染预防与控制方面的科研工作。

12) 完成医院感染管理委员会或者医疗机构负责人交办的其他工作。

3. 医院感染管理监控小组职责

卫生部成立医院感染预防与控制专家组,成员由医院感染管理、疾病控制、传染病学、临床检验、流行病学、消毒学、临床药学、护理学等专业的专家组成。主要职责如下:

1) 研究起草有关医院感染预防与控制、医院感染诊断的技术性标准和规范。

2) 对全国医院感染预防与控制工作进行业务指导。

3) 对全国医院感染发生状况及危险因素进行调查、分析。

4) 对全国重大医院感染事件进行调查和业务指导。

5) 完成卫生部交办的其他工作。

省级人民政府卫生行政部门成立医院感染预防与控制专家组,负责指导本地区医院感染预防与控制的技术性工作。

第二节　医院感染监测

医院感染监测是指长期、系统、连续地观察、收集和分析医院感染在一定人群中的发生、分布及其影响因素,并将监测结果报送和反馈给有关部门和科室,为采取适宜措施预防、控制医院感染及进行宏观管理提供科学依据的工作。

医院感染监测的内容主要有三大方面,即医院感染病例监测、消毒灭菌效果监测与环境卫生学监测。随着新的、更先进的方法在医院感染监测方面的开发和应用,它将不断地推动医院感染管理工作向更加科学化的方向发展。

通过监测,可及时掌握医院感染发病率的各种信息,深入认识其特征和规律,寻找有效的预防和控制办法。通过监测-控制-监测,可最终减少和控制医院感染的发生,提高医疗质量,并能为医院感染的控制、政策的制定、资源的分配等宏观管理提供科学依据。

一、医院感染监测类型

1. 全面综合性监测

全面综合性监测(hospital-wide surveillance)是指连续不断地对全院所有患者和工作人员的医院感染及其有关影响因素进行综合性监测,主要进行发病率监测和现患率调查。这种监测不仅可提供一所医院的总体情况,而且能早期鉴别潜在的医院感染的集聚性。这种监测的不足之处是费用成本高和劳动强度大。

2. 目标性监测

目标性监测(targeted surveillance)是指确定明确的监测目标,然后开展监测工作以达到既定目标。目标性监测常建立在全面综合性监测基础上,直接调查某些感染问题,优点在于集中调查力量,进行针对性调查,便于采取针对性预防措施,节省调查时间、人力,提高调查效益。目标性监测是为了将有限的人力、物力用于解决某些重点问题而设计的,包括从优监测、感染部位监测、部门监测、暴发监测等。从优监测是一种以感染的相对重要性确定优先监测的方法。感染的相对重要性从感染的发病率和病死率、住院时间、治疗感染的花费等方面加以考虑,常以感染导致的经济损失的多少判定感染的相对重要性。例如,菌血症和下呼吸道感染这两类医院感染的病死率为10%～38%,高的病死率可决定这两类感染为优先控制,与之相比,尿路感染的病死率较低,而且多数可预防,因此,可决定为中等优先控制。此监测方法的不足之处是缺乏本底感染率,对暴发流行难以发现。

二、医院感染监测指标

1. 医院感染发病率

医院感染发病率是指一定时间内处于一定危险人群中新发医院感染病例的频率。

$$医院感染发病率=\frac{同期新发医院感染病例数}{观察期间危险人群人数}\times100\%$$

在计算医院感染发病率时应使用医院感染漏报率,通过漏报调查,可以统计发病率,并校正原先发病率。

$$医院感染漏报率=\frac{漏报病例数}{(漏报病例数+已报病例数)}\times100\%$$

2. 医院感染罹患率

医院感染罹患率是用来衡量处于危险人群中新发生医院感染的频率,多用于小范围或短时间的暴发或流行,观察时间可以是 1 天、几天或几周、1 个月等,分母必须是易感人群数。

3. 医院感染现患率

医院感染现患率是指一定时间内处于一定危险人群中实际感染病例(包括以往发病至调查时)的百分比。现患率调查又称现况调查或横断面调查,它利用普查或抽样调查的方法,收集一个特定时间内,即在某一时点或短时间内,有关实际处于医院感染状态的病例资料,从而描述医院感染及其影响因素的关系。可以根据现患率估计发病率。由于现患率包括新、老病例,它所以大于发病率。

医院感染现患率=

$$\frac{同期存在的新旧医院感染病例数}{观察期间处于危险中患者数} \times 100\%$$

4. 医院感染病死率

医院感染病死率是指某种医院感染的全部病例中因该感染死亡病例的比值,反映了医院感染的严重程度。

医院感染病死率=$\frac{因该感染死亡的例数}{某医院感染的病例数} \times 100\%$

5. 外科医生感染专率

外科医生感染专率的监测是一种目标性监测,通过对手术后患者感染的监测,发现感染病例,计算出外科手术医生感染专率并反馈给手术医生,是医生了解自己患者的术后感染情况,从各方面寻找造成感染的原因,并设法解决,从而有效降低手术患者医院感染率。

外科医生感染专率=

$$\frac{某医生在该时期手术后感染病例数}{某医生在某时期进行的手术病例数} \times 100\%$$

三、医院感染监测的主要内容

(一) 医院感染病例监测

医院必须对患者开展医院感染监测,以掌握本院医院感染的发病率、多发部位、多发科室、高危因素、病原体特点及耐药性等,为医院感染控制提供科学依据。

1) 医院应采取前瞻性监测方法进行全面综合性监测。医院感染管理科每月需要对监测资料进行汇总、分析,每季度向院长、医院感染管理委员会书面汇报,向全院医务人员反馈,监测资料应妥善保存。特殊情况及时汇报和反馈。医院每年需要对监测资料进行

评估,开展医院感染的漏报调查,调查样本量应不少于年监测患者数的 10%,漏报率应低于 20%。县以上医院和床位数大于等于 300 张的其他医院,应逐步开展监测资料的计算机管理,对监测资料进行趋势分析。

2) 医院应在全面综合性监测的基础上开展目标性监测。省(市)级以上医院及其他有条件的医院每年应开展 1～2 项目标性监测。监测目标应根据本院的特点、医院感染的重点和难点决定。县以上医院和床位数大于等于 300 张的其他医院,应对医院感染病原体分布及其抗感染药物的敏感性进行监测。每项目标监测开展的期限不应少于 1 年。应定期对目标监测资料进行分析、反馈,对其效果进行评价及提出改进措施;年终应有总结报告;监测结束,应有终结报告。

(二) 消毒灭菌效果监测

消毒灭菌是预防医院感染的重要措施之一,消毒灭菌效果的监测是评价本单位消毒设备运转是否正常、消毒药剂是否有效、消毒方法是否合理及消毒效果是否达到的唯一手段。消毒(disinfection)指用物理学或化学的方法杀灭或去除外环境中媒介物携带的除芽孢以外的所有病原微生物的过程。消毒的作用是将有害微生物的数量减少到无害的程度,使消毒的对象达到无害化,而不是要求清除所有的微生物。灭菌(sterilization)指用物理学或化学的方法杀灭或去除外环境中媒介物携带的一切微生物的过程,包括致病和非致病病原微生物。媒介物既包括人们在生活和工作环境中污染了病原微生物的固体、气体和液体物质,也包括污染的人体体腔和体表黏膜。

医院消毒灭菌效果监测时需遵循以下原则:监测人员需经过专业培训,掌握一定消毒知识,熟悉消毒设备和药剂性能,具有熟练的检验技能;选择合理的采样时间(消毒后、使用前);遵循严格的无菌操作。

1) 医院必须对消毒、灭菌效果定期进行监测。灭菌合格率必须达到 100%,不合格物品不得进入临床使用部门。监测方法见《消毒技术规范》。

A. 使用中的消毒剂、灭菌剂应进行生物和化学监测。①生物监测:消毒剂每季度一次,其细菌含量必须小于 100cfu/ml,不得检出致病性微生物;灭菌剂每月监测一次,不得检出任何微生物。②化学监测:应根据消毒、灭菌剂的性能定期监测,如含氯消毒剂、过氧乙酸等应每日监测,对戊二醛的监测应每周不少于一次。应同时对消毒、灭菌物品进行消毒、灭菌效果监测,消毒物品不得检出致病性微生物,灭菌物品不得检出任何微生物。

B. 压力蒸汽灭菌:必须进行工艺监测、化学监测

和生物监测。工艺监测应每锅进行,并详细记录。化学监测应每包进行,手术包尚需进行中心部位的化学监测。预真空压力蒸汽灭菌器每天灭菌前进行 B-D 试验。生物监测应每月进行,新灭菌器使用前必须先进行生物监测,合格后才能使用;对拟采用的新包装容器、摆放方式、排气方式及特殊灭菌工艺,也必须先进行生物监测,合格后才能采用。

C. 环氧乙烷气体灭菌必须每锅进行工艺监测,每包进行化学监测,每月进行生物监测。

D. 紫外线消毒应进行日常监测、紫外灯管照射强度监测和生物监测。日常监测包括灯管应用时间、累计照射时间和使用人签名。对新的和使用中的紫外灯管应进行照射强度监测,新灯管的照射强度不得低于 $100\mu W/cm^2$,使用中灯管不得低于 $70\mu W/cm^2$,照射强度监测应每半年一次。生物监测必要时进行,经消毒后的物品或空气中的自然菌应减少 90.00% 以上,人工染菌杀灭率应达到 99.90%。

E. 各种消毒后的内窥镜(如胃镜、肠镜、喉镜、气管镜等)及其他消毒物品应每季度进行监测,不得检出致病微生物。

F. 各种灭菌后的内镜(如腹腔镜、关节镜、胆道镜、膀胱镜、胸腔镜等)、活检钳和灭菌物品必须每月进行监测,不得检出任何微生物。

2)进入人体无菌组织、器官或接触破损皮肤、黏膜的医疗用品和接触皮肤、黏膜的医疗用品应符合《医院消毒卫生标准》(GB 15982-1995)中 4.2 规定。监测方法见《医院消毒卫生标准》(GB 15982-1995)。

3)血液净化系统必须每月对入、出透析器的透析液进行监测。当疑有透析液污染或有严重感染病例时,应增加采样点,如原水口、软化水出口、反渗水出口、透析液配液口等,并及时进行监测。当检查结果超过规定标准值时,须再复查。标准值为:透析器入口液的细菌菌落总数必须小于等于 200cfu/ml,出口液的细菌菌落总数必须小于等于 2000cfu/ml,并不得检出致病微生物。

(三)环境卫生学监测

1. 监测对象与监测频度

医院每月对手术室、ICU、产房、新生儿病房、供应室无菌区、烧伤病房、骨髓移植病房、血液病房、血液透析室、治疗室、换药室进行环境卫生学监测,监测内容包括室内空气、物体表面及医护人员手的细菌菌落总数。

2. 监测方法与标准

当有医院感染流行,怀疑与医院环境卫生学因素有关时,应及时进行监测。监测方法见《医院消毒卫生标准》(GB 15982—1995)(国家技术监督局 1995 年 12 月 15 日批准,1996 年 7 月 1 日实施)。卫生标准应符合《医院消毒卫生标准》(GB 15982—1995)中 4.1 规定。

四、医院感染监测的资料收集与利用

(一)资料收集方法

1. 医生自填

最基础的资料来自于医生自己填写的医院感染病例登记表,因为医生最能及时发现感染患者,也最熟悉本专业感染的诊断标准。但保证资料完整的关键在于提高医生对医院感染的认识,明确自己在监测和控制医院感染中负有的责任。这种方法的缺点是可能出现一定比例的漏报,并且不能长期坚持。

2. 前瞻性调查

前瞻性调查是指对每一个住院患者进行跟踪观察直至出院,也包括出院患者随访,从而及时发现医院感染的病例及其危险因素,并能及时发现医院感染的聚集性发生和暴发流行。通过这种方法的调查可得到医院感染的发病率,医院可有计划地在一些重点科室进行前瞻性的调查。这种调查方法准确率较高,但费事、费时。

3. 横断面(现况)调查

医院可根据本医院的情况,定期对当前医院感染的情况进行横断面的调查。它利用普查或抽样调查的方法,收集一个特定时间内,即在某一时点或短时间内,有关实际处于医院感染状态的病例资料,从而描述医院感染及其影响因素的关系。横断面的调查可以反映医院现阶段医院感染的现状,同时可分析危险因素,寻找薄弱环节,有利于采取控制措施。这种方法工作量较大,但容易操作,结果出现得较快。

(二)监测资料的利用

1. 医院感染发展趋势的预报和监测

医院感染的监测资料可以帮助管理者预测医院感染的趋向。例如,当现在某一重点科室的感染率远大于本底感染率或耐药菌株发生变化时,都可预测可能会出现医院感染的流行或暴发。

2. 探索危险因素

利用医院感染监测的资料,有利于帮助医院开展专题研究,寻找新的危险因素和危险强度的变化。

3. 防治效果的评价

通过监测资料可以跟踪、观察某项防治措施对医院感染发病率动态变化的影响。措施实施后如果医院感染发病率明显下降，在剔除别的因素的影响后，表明这项防治措施有效。

第三节　医院感染的预防和控制

预防和控制医院感染工作的好坏，直接反映一个医院医疗水平的高低。医院管理者应经常向全员传授有关医院感染管理的信息和知识，随时深入科室全面了解医院感染工作现状，共同商讨医院感染管理中存在的问题和预防控制的对策，以求得全院的理解支持和积极配合是做好医院感染工作的关键。只有认真贯彻和实施预防和控制措施，才能达到有效控制医院感染的目的。医院感染控制工作主要从以下几个方面进行。

一、医疗机构应严格遵守有关医院感染管理的规章制度和技术规范

医疗机构应当按照有关医院感染管理的规章制度和技术规范，加强医院感染的预防与控制工作。

1) 医疗机构应当按照《消毒管理办法》(2002年3月28日中华人民共和国卫生部令第27号发布，自2002年7月1日起施行)，严格执行医疗器械、器具的消毒工作技术规范，并达到以下要求：

A. 进入人体组织、无菌器官的医疗器械、器具和物品必须达到灭菌水平。

B. 接触皮肤、黏膜的医疗器械、器具和物品必须达到消毒水平。

C. 各种用于注射、穿刺、采血等有创操作的医疗器具必须一用一灭菌。

医疗机构使用的消毒药械、一次性医疗器械和器具应当符合国家有关规定。一次性使用的医疗器械、器具不得重复使用。

2) 医疗机构应当制定具体措施，保证医务人员的手卫生、诊疗环境条件、无菌操作技术和职业卫生防护工作符合规定要求，对医院感染的危险因素进行控制。

3) 医疗机构应当严格执行隔离技术规范，根据病原体传播途径，采取相应的隔离措施。

4) 医疗机构应当制定医务人员职业卫生防护工作的具体措施，提供必要的防护物品，保障医务人员的职业健康。

5) 医疗机构应当严格按照《抗菌药物临床应用指导原则》，加强抗菌药物临床使用和耐药菌监测管理。

6) 医疗机构应当按照医院感染诊断标准及时诊断医院感染病例，建立有效的医院感染监测制度，分析医院感染的危险因素，并针对导致医院感染的危险因素，实施预防与控制措施。

医疗机构应当及时发现医院感染病例和医院感染的暴发，分析感染源、感染途径，采取有效的处理和控制措施，积极救治患者。

7) 医疗机构经调查证实发生以下情形时，应当于12h内向所在地的县级地方人民政府卫生行政部门报告，并同时向所在地疾病预防控制机构报告。所在地的县级地方人民政府卫生行政部门确认后，应当于24h内逐级上报至省级人民政府卫生行政部门。省级人民政府卫生行政部门审核后，应当在24小时内上报至卫生部：

A. 5例以上医院感染暴发。

B. 由于医院感染暴发直接导致患者死亡。

C. 由于医院感染暴发导致3人以上人身损害后果。

8) 医疗机构发生以下情形时，应当按照《国家突发公共卫生事件相关信息报告管理工作规范(试行)》的要求进行报告：

A. 10例以上的医院感染暴发事件。

B. 发生特殊病原体或者新发病原体的医院感染。

C. 可能造成重大公共影响或者严重后果的医院感染。

9) 医疗机构发生的医院感染属于法定传染病的，应当按照《中华人民共和国传染病防治法》和《国家突发公共卫生事件应急预案》的规定进行报告和处理。

10) 医疗机构发生医院感染暴发时，所在地的疾病预防控制机构应当及时进行流行病学调查，查找感染源、感染途径、感染因素，采取控制措施，防止感染源的传播和感染范围的扩大。

11) 卫生行政部门接到报告，应当根据情况指导医疗机构进行医院感染的调查和控制工作，并可以组织、提供相应的技术支持。

二、建立、健全医院感染分类教育与培训制度

提高工作质量的原动力来自教育。不断进行针对性教育和专业培训是搞好医院感染管理的基础。广大的医疗行政管理人员和医务人员的重视、参与和相关的专业技术及理论的支撑，也是搞好医院感染预防和控制的可靠保证。2006年卫生部通过并正式实

施的《医院感染管理办法》对于人员培训做出了明确规定：

1) 各级卫生行政部门和医疗机构应当重视医院感染管理的学科建设，建立专业人才培养制度，充分发挥医院感染专业技术人员在预防和控制医院感染工作中的作用。

2) 省级人民政府卫生行政部门应当建立医院感染专业人员岗位规范化培训和考核制度，加强继续教育，提高医院感染专业人员的业务技术水平。

3) 医疗机构应当制定对本机构工作人员的培训计划，对全体工作人员进行医院感染相关法律法规、医院感染管理相关工作规范和标准、专业技术知识的培训。

4) 医院感染专业人员应当具备医院感染预防与控制工作的专业知识，并能够承担医院感染管理和业务技术工作。

5) 医务人员应当掌握与本职工作相关的医院感染预防与控制方面的知识，落实医院感染管理规章制度、工作规范和要求。工勤人员应当掌握有关预防和控制医院感染的基础卫生学和消毒隔离知识，并在工作中正确运用。

因此，建立、健全医院感染分类教育与培训制度，在医务人员和各级管理人员中开展针对性教育和医院感染知识的培训，使广大医务工作者充分认识到医院感染知识的重要性，不同程度地掌握医院感染的基本知识和技术，可促进医院感染的有效控制。

三、加强医院感染的监督与管理

1) 县级以上地方人民政府卫生行政部门应当按照有关法律法规和《医院感染管理办法》的规定，对所辖区域的医疗机构进行监督、检查。对医疗机构监督、检查的主要内容为：①医院感染管理的规章制度及落实情况；②针对医院感染危险因素的各项工作和控制措施；③消毒灭菌与隔离、医疗废物管理及医务人员职业卫生防护工作状况；④医院感染病例和医院感染暴发的监测工作情况；⑤现场检查。

2) 卫生行政部门在检查中发现医疗机构存在医院感染隐患时，应当责令限期整改或者暂时关闭相关科室或者暂停相关诊疗科目。

3) 医疗机构对卫生行政部门的检查、调查取证等工作，应当予以配合，不得拒绝和阻碍，不得提供虚假材料。

综上所述，加强医院的感染管理必须各级重视，人人参与，在常规预防的基础上，加大重点管理的力度，才能将医院感染管理工作提高到一个崭新的阶段。

总之，医院感染已是影响人类健康的重要因素，

人们对它的关注程度也日益加深。控制医院感染是个多层面的问题，它需要各医疗机构间、各医疗机构内的合作与协调，以及各学科之间的相互渗透。

第四节　抗菌药物与医院感染

抗菌药物是我国目前临床应用最多、最广泛的药物。抗菌药物应用与医院感染密切相关。抗菌药物的更新换代，为人类控制各种严重的感染性疾病发挥了重要作用。但如果抗菌药物应用不当，又可导致菌群失调、细菌耐药性增加、对人体重要器官损伤等新问题，从而增加发生医院感染的危险性，尤其是广谱抗菌药物的不合理应用，产生的 MRSA、MRSE、VRE 等耐药菌株，给医学界带来新的威胁。事实证明，以药物敏感试验指导用药和对已产生耐药性的抗菌药物减少使用，都可减缓和改善细菌对抗菌药物的耐药情况。因此，合理使用抗菌药物并对之进行科学管理对于防治医院感染至关重要，是医院感染管理的又一重要支柱。中华医学会、中华医院管理学会药事管理专业委员会及中国药学会医院药学专业委员会共同制订了《抗菌药物临床应用指导原则》（卫医发[2004]285号），指导临床合理用药。

一、抗菌药物使用中存在的问题

1. 病原菌不明，任意使用抗菌药

使用抗菌药物要有明确指征（适应证），绝不能滥用。有的医生在没有药敏实验结果之前就使用抗菌药物，病原菌不明，用药带有盲目性；有些临床医生出于保险起见，放宽抗菌药物预防感染的用药范围，或直接使用限制和特殊使用的抗菌药物。

2. 对抗菌药物有关基础知识缺乏了解

1) 药物选择、给药时间、剂量、途径不合理，片面认为新的抗菌药物作用更好。例如，在慢支的治疗中，抗生素是常规使用药物，但慢支发作的诱因并不都是细菌性感染。有确凿证据表明，慢支急性发作只有在气急加重、痰量增加和脓性痰这三项征象全部具备时才应该使用抗生素。但有的医生对慢支发作常规使用抗生素。

2) 认为加大剂量可增加疗效。加大剂量不一定增加疗效。药效学研究证明，并不是所有药物的剂量-效应都是成正比的，例如，时间依赖型抗生素（如 β-内酰胺类、大环内酯类），决定其疗效的是血清浓度高于最低抑菌浓度的持续时间，一般要求达到给药间隔时间的 60％才能发挥最好疗效，并减少耐药性的产生。

3）认为静脉滴注效果好于口服。有些人总以为静脉给药比口服给药作用快、疗效好，其实口服给药绝大多数抗生素在1～2h也都能达到血药高峰。所以只要药物口服吸收率在50%以上，一般情况下，口服和静脉给药疗效是一样的，并不都需要经静脉途径给药。

4）给药时间把握不准。有的医生不清楚药物的正确用法，不加区别地一天一次给药，殊不知，青霉素的半衰期不足1小时，应该每隔4～6h给药一次，才能保证血清药物浓度高于最低抑菌浓度的持续时间达到规定要求。

3. 擅自扩大预防用药指征

一种十分不良的倾向是过于扩大抗菌药物的预防用药指征。例如，急性上呼吸道感染主要病原体是病毒，根本没有使用抗生素的指征。另外就是对待感冒大多医生会处方抗生素，意在"预防继发细菌感染"，其实这对原本健康者并没有必要。实际上，预防性用药极易产生耐药性。

4. 滥用广谱抗生素

在使用抗生素的时候还有一种现象，就是对广谱抗生素和窄谱抗生素不加区别使用，出现滥用广谱抗生素的情况。实际上，在必须使用抗生素时，首先要考虑选用窄谱抗生素，而要慎用广谱抗生素。使用广谱抗生素易出现耐药性。

二、抗菌药物不合理应用的危害

1. 抗菌药物滥用，使细菌耐药性不断增加

医院感染的致病菌大多是人体内正常菌丛的异化，而杀灭或抑制细菌生长的抗菌药物则是外来的异物，所以我们形容细菌与抗菌药物相互作用的关系是"道高一尺，魔高一丈"的关系。因为医学科学发展到今天，医院感染的发生机理、抗菌药物的作用机理和细菌产生耐药性的机理研究还不够深入，不够清楚。但就已经研究得出的结论，我们还是可以知道这些机理是相当复杂，甚至是相当矛盾的。

条件致病菌引起了医院感染，机体必然要做出反应，所以出现了症状和体征，而应用抗菌药物杀灭或抑制体内致病菌，细菌为了生存下去必然做出种种反应，因为抗菌药物对细菌是一种选择性压力，人们不会选择天然耐药的抗菌药物，只能选择有效的抗菌药物以杀灭敏感的细菌，而有些细菌不敏感，则会大量繁殖，这样耐药性细菌就在体内占优势，就形成了耐药性。耐药性产生有"选择性压力"，所以滥用抗菌药物，包括无目的应用（无适应证）和不合规律的应用，是产生细菌耐药性的原因。如果我们不管细菌耐药

性的现状如何，仍继续不合理地应用下去，不但会使诊断、治疗复杂化，而且治疗危机也会提前到来。

2. 抗菌药物滥用增加二重感染

抗菌药物过多使用和滥用，使长期应用广谱抗菌药物后，敏感菌群受抑制，未被抑制者则乘机大量繁殖，增加其毒力为细菌入侵和继发感染创造有利条件。与此相关的医院感染多为内源性感染，易发生于原有的感染病灶的部位。根据临床一些病例的分析表明，一些慢性阻塞性肺部感染是因长年甚至几十年应用多种抗菌药而使肺内真菌生长蔓延而致。

3. 抗菌药物滥用增加患者的易感性

某些抗菌药物有一定的副作用，滥用抗菌药物对人体重要代谢器官有毒性作用。抗菌药物可通过直接刺激、化学刺激，阻碍人体细胞蛋白质合成或阻碍酶系功能，引起肝、肾、心、肺、神经系统的损伤。也可因原有的遗传缺陷或病理状态而诱发生理、生化异常的组织或器官产生病理改变。

几乎每一种抗菌药物均可引起一些变态反应，最多见者为皮疹，其他尚有过敏性休克、血清病型反应、药物热、血管神经性水肿、接触性皮炎等，这些易破坏皮肤和黏膜的正常生理功能，为致病菌创造感染途径。

免疫能力是机体抵抗感染的决定因素，医院感染的对象主要也是体弱、重病等抵抗力极弱的患者。抗菌药可影响吞噬作用或杀伤作用、淋巴细胞转化过程、体液免疫过程、粒细胞生成及其功能等不同环节，抑制机体的免疫功能。

三、抗菌药物应用的管理

医院感染管理是当前医院管理的一项重大课题，而抗菌药物应用的管理则是医院感染管理的主要内容之一。因为抗菌药物是我国目前临床应用最广泛的药物，它对控制、预防和治疗各种感染性疾病和围手术期感染起到重要作用。抗菌药物应用不当，不仅会造成浪费，而且会诱导细菌耐药性的发生和增强，以及许多药物性疾患的发生。因此，各级卫生行政部门和药事管理部门、各级医院的领导和职能部门以及各级临床医、护、技、管人员都应积极和认真地做好抗菌药物应用管理工作，把这个工作当作提高医院管理、医疗质量管理、药材管理和护理管理水平的重要任务来对待。

为控制医院感染的发病率，必须重视抗菌药物的合理应用，加强对抗菌药物应用的管理。

（一）抗菌药物管理的组织与职责

由医院药事委员会全面负责抗感染药物的管理，

下设抗感染药物管理办公室。

药剂科全面负责医院抗感染药物的应用管理,定期总结、分析和通报应用情况,及时为临床提供抗感染药物信息;组织专家对全院抗感染药物应用进行指导和咨询。

医院感染管理科协助拟订合理用药的规章制度,并参与监督实施。负责相关内容的培训,定期向抗感染药物管理办公室提交医院感染的相关信息。

检验科负责微生物学监测。开展病原体的培养、分离、鉴定、药敏试验及特殊病原体的耐药性监测,定期总结、分析并向抗感染药物管理办公室反馈。

医务处、护理部负责督促、指导医护人员严格执行抗感染药物合理应用的相关制度,协助组织医护人员的相关培训。

临床医师应提高用药前相关标本的送检率,根据细菌培养和药敏试验结果,合理选药;护士应根据各种抗感染药物药理作用、配伍禁忌和配制要求,准确执行医嘱,并注意观察患者用药后反应。

(二) 抗菌药物临床应用的基本原则

抗菌药物的应用涉及临床各科,正确、合理应用抗菌药物是提高疗效、降低不良反应发生率以及减少或减缓细菌耐药性发生的关键。抗菌药物临床应用是否正确、合理,主要基于以下两方面:一是有无指征应用抗菌药物;二是选用的品种及给药方案是否正确、合理。

(三) 抗菌药物临床应用的管理

1. 抗菌药物实行分级管理

各医疗机构应结合本机构实际,根据抗菌药物特点、临床疗效、细菌耐药、不良反应以及当地社会经济状况、药品价格等因素,将抗菌药物分为非限制使用、限制使用与特殊使用三类进行分级管理:①非限制使用是指经临床长期应用证明安全、有效,对细菌耐药性影响较小,价格相对较低的抗菌药物;②限制使用是与非限制使用抗菌药物相比较,这类药物在疗效、安全性、对细菌耐药性影响、药品价格等某方面存在局限性,不宜作为非限制药物使用;③特殊使用是指不良反应明显、不宜随意使用或临床需要倍加保护以免细菌过快产生耐药而导致严重后果的抗菌药物,及新上市的抗菌药物,及和其疗效或安全性任何一方面的临床资料尚较少,或并不优于现用药物,以及药品价格昂贵的药物。

分级管理办法有:

1) 临床选用抗菌药物应遵循《抗菌药物临床应用指导原则》,根据感染部位、严重程度、致病菌种类以及细菌耐药情况、患者病理生理特点、药物价格等因素加以综合分析考虑,参照"各类细菌性感染的治疗原则及病原治疗",一般对轻度与局部感染患者应首先选用非限制使用抗菌药物进行治疗;严重感染、免疫功能低下者合并感染或病原菌只对限制使用抗菌药物敏感时,可选用限制使用抗菌药物治疗;特殊使用抗菌药物的选用应从严控制。

2) 临床医师可根据诊断和患者病情开具非限制使用抗菌药物处方;患者需要应用限制使用抗菌药物治疗时,应经具有主治医师以上专业技术职务任职资格的医师同意,并签名;患者病情需要应用特殊使用抗菌药物,应具有严格临床用药指征或确凿依据,经抗感染或有关专家会诊同意,处方需经具有高级专业技术职务任职资格医师签名。

紧急情况下临床医师可以越级使用高于权限的抗菌药物,但仅限于1天用量。

2. 病原微生物检测

各级医院应重视病原微生物检测工作,切实提高病原学诊断水平,逐步建立正确的病原微生物培养、分离、鉴定技术和规范的细菌药物敏感试验条件与方法,并及时报告细菌药敏试验结果,作为临床医师正确选用抗菌药物的依据。

三级医院必须建立符合标准的临床微生物实验室,配备相应设备及专业技术人员,开展病原微生物培养、分离、鉴定及细菌药敏试验工作;并建立室内质量控制标准,接受室间质量评价检查。

二级医院应创造和逐步完善条件,在具备相应的专业技术人员及设备后,也应建立临床微生物实验室,正确开展病原微生物的培养、分离、鉴定和规范的细菌药物敏感试验。目前不具备条件的,可成立地区微生物中心实验室或依托邻近医院的微生物实验室开展临床病原检测工作。

3. 管理与督查

1) 各级医疗机构必须加强抗菌药物临床应用的管理,根据《指导原则》结合本机构实际情况制定"抗菌药物临床应用实施细则"(简称"实施细则")。建立、健全本机构促进、指导、监督抗菌药物临床合理应用的管理制度,并将抗菌药物合理使用纳入医疗质量和综合目标管理考核体系。

2) 各地医疗机构应按照《医疗机构药事管理暂行规定》、军队医疗机构应按照《军队医疗机构药事管理规定》的规定,建立和完善药事管理专业委员会,并履行其职责,开展合理用药培训与教育,督导本机构临床合理用药工作;依据《指导原则》和"实施细则",定期与不定期进行监督检查,内容包括抗菌药物使用情况调查分析及医师、药师与护理人员抗菌药物知识调查以及本机构细菌耐药趋势分析等;对不合理用药情况提出纠正与改进意见。

3) 加强合理用药管理,杜绝不适当的经济激励。医疗机构不准以任何形式将处方者开出的药品处方与个人或科室经济利益挂钩。

本章小结

本章首先通过概述,明确了医院感染的定义、分类及原因,进而分析了医院感染管理的重要性和必要性,阐述了医院感染管理的组织、职责及管理制度等方面的内容。随后介绍了医院感染管理的两大环节:医院感染监测与医院感染控制。最后,对抗菌药物的科学管理进行了介绍。总之,医院感染已经成为影响人类健康的重要因素,人们对它的关注程度也日益加深,控制医院感染是个多层面的问题,它需要各医疗机构间、各医疗机构内的合作与协调,以及各学科之间的相互渗透。医院感染管理是医疗质量管理的重要组成部分,医院感染管理贯穿于医疗活动的全过程。控制医院感染、加强医院感染管理,是医院感染管理者及医务人员都必须重视的问题。医院感染控制必须通过有效措施,以科学监测为依据,以感染管理为手段,预防和控制医院感染的发生。

本章思考题

1. 简述医院感染的概念与分类。
2. 简述医院感染监测的主要内容和资料收集方法。
3. 医院感染防控的主要措施有哪些?
4. 针对抗菌药物的普遍应用,应如何合理使用和科学管理抗菌药物?

案例分析

1998 年 4～5 月,深圳市妇儿医院发生了严重的医院感染暴发事件,给患者带来了痛苦和损害,造成重大经济损失,引起社会各界和国内外的强烈反响。

该院 1998 年 4 月 3 日至 5 月 27 日,共计手术 292 例,至 8 月 20 日止,发生感染 166 例,切口感染率为 56.85%。事件发生后,深圳市妇儿医院未及时向上级卫生行政部门报告,在自行控制措施未果、感染人数多达 30 余人的情况

下,才于 5 月 25 日报告深圳市卫生局。深圳市卫生局指示停止手术,查找原因。经深圳市卫生局、广东省卫生厅组织国内外有关专家的积极治疗,目前大部分患者伤口闭合,对其余患者的治疗和对全部手术患者的追踪观察仍在继续进行中。深圳市卫生局对有关责任人进行了严肃处理,院长陈一臻被免去院长职务,直接责任人主管药师何莹被开除公职,其他有关人员由医院进行处理。此次感染是以龟形分枝杆菌为主的混合感染,感染原因是浸泡刀片和剪刀的戊二醛因配制错误未达到灭菌效果。该院长期以来,在医院感染管理和控制方面存在的严重缺陷,是这次感染人数多、后果严重的医院感染暴发事件发生的根本原因,综合起来,有以下几点:

1) 医院领导对医院感染管理工作缺乏认识,医院感染管理组织不健全,责任不落实。医院感染管理委员会成员、各科室兼职监控人员没有落实,医院感染管理委员会形同虚设,工作不到位。

2) 对有关医院感染管理的各项规定执行不力。该院的医院感染预防意识淡薄,在医院感染监测和控制措施等环节存在严重疏漏,违反了卫生部颁布的《医院感染管理规范》中关于消毒剂配制、有效浓度监测、消毒灭菌效果监测的规定。

3) 有关工作人员严重缺乏对患者负责的精神。戊二醛用于手术器械灭菌浓度应为 2%,浸泡 4h,而该院制剂员将新购进未标明有效浓度的戊二醛(浓度为 1%)当作 20% 的稀释 200 倍供有关科室使用,致使浸泡手术器械的戊二醛浓度仅为 0.005%,且长达半年之久未能发现。由于有关人员对患者极端不负责任,直接导致了这起医院感染暴发事件发生。

4) 部分医护人员违反消毒隔离技术的基本原则。6 月份现场调查发现,手术室浸泡手术刀片、剪刀的消毒液近两周尚未更换,明显违背有关规定。

此外,深圳市惠泽公司 JL-强化戊二醛的使用说明书不标有效浓度、消毒与灭菌概念不清等问题,也是导致深圳市妇儿医院制剂员错配消毒剂引发严重医院感染暴发事件的重要因素。

[资料来源:卫生部关于深圳市妇儿医院发生严重医院感染事件的通报,卫医发(1999)第 18 号价值中国网,http://www.chinavalue.net,2007-12-22]

案例思考题

为保障医疗安全,防止类似事件的再次发生,认真吸取深圳妇儿医院暴发医院感染事件的教训,各级各类医疗机构和卫生行政部门应从哪些方面加强医院感染的管理和控制工作?

第十一章 医院药事管理

引 导 实 例

伊利诺伊州大学附属医院是一个非盈利性质的医院,有 460 多个床位。医院有 675 名临床医生和 750 名从事教育的医生,是隶属伊利诺伊州大学的教育性医院。医院的每年纯盈利收入 300 万美元左右。医院针对不同病区设有 4 个药房(住院药房)。该医院的临床用药管理有如下一些特点:

1) 该医院的药剂师可与医生合作开处方,如对新生儿监护、神经外科、劝告禁烟、疫苗的接种、对器官移植患者的用药指导以及对于服用 10 年以上药品患者的医疗指导等。

2) 医院药品的基本使用流程是:利用医院先进的电脑系统首先确认处方是否符合使用标准(电脑会显示用药的量是否合理,也会提示是否需要与医生联系)→药剂师再通过电脑显示进行确认→药剂师或技工配药→在药品使用过程中关注药品的用药安全(软件护理者负责)→护士取药前要药剂师予以确认,药剂师全程监控。在药事管理方面,医院的电脑系统曾查出医生配方有误达 39%、配发错药有 11%、使用中发生错误率为 38%。在药剂方面的许多条例法规也会在电脑使用中予以提示。

3) 该医院对于药品使用基本都拆分到最小单位,常用的药物使用机器自动分装到片、粒,其他药品则由人工进行分装。分装后由药剂师根据处方将药品分到每个病区的药柜,由电脑进行控制,若与患者姓名不符,则打不开药柜取药。针剂最小剂量分装、粉针剂在使用前的混合以及对输液采用无菌再分装的方法是为了减少不必要的浪费。

4) 医院一般备 3 天到一周的药物,如果发生短缺则向其他医院调剂。医院没有门诊药房,患者就诊后,可凭药方去任何一家药房配药。

[资料来源:干荣富. 2008. 美国医院药房和社会药房运作模式给我们的启示. 中国医药工业杂志,39(1):65]

药品是保障人民身心健康的基础和必要的条件,必须以科学的手段管理才能达到治病救人、保证人们身心健康的目的。现代医院药事管理是在创建现代医院过程中以更加科学的要求和手段实施的药事管理,是现代医院管理中不可缺少的重要组成部分,是保证患者安全,合理、有效用药的根本途径,在现代医院管理中具有举足轻重的地位和作用。

第一节 医院药事管理概述

一、医院药事管理的概念

"药事"是一个内涵非常丰富的概念,既包括与药品的研制、生产、流通、使用、价格、广告、信息和监督等活动有关的事,还包括保证和控制药品质量、公平分配药品、合理用药和制定基本药物目录等的有关活动。药事活动涉及药品生产企业、药品经营企业、医院药房、药物研究机构、药品检验机构、药品监督部门等多个系统,其目标与活动是为人们防病治病和增进人类健康提供安全、有效、合理、经济的药品,对药事活动的治理、管理和执行称为药事管理。

医院药事管理是一个体系,包括医院药事组织管理、法规制度管理、业务技术管理、质量管理、经济管理和信息管理。广义的医院药事管理指对医院药学实践的计划、组织、人员配备、领导和控制等活动。狭义的医院药事管理主要是指医院以服务患者为中心,以临床药学为基础,促进临床合理用药的技术服务和相应的药品管理工作。

医院药事活动泛指医院中一切与药品和药学服务相关的活动，包括：医院药品的采购、储存、保管、调剂、制剂，药品的质量管理、药品的临床应用、经济核算、临床药学、科研和监督管理；医院药学部门的组织机构、人员配备、设施配备和规章制度；医院药学部门与外部的沟通联系与信息交流等活动。医院药事工作活动是医院工作的重要组成部分，具有很强的专业技术性和政策法规性，是维护人民身体健康、保证安全用药的重要环节。良好的医院药事工作是医疗质量的重要保证。

二、医院药事管理的目的和宗旨

医院药事管理的目的是要建立以患者为中心的药学管理工作模式，开展以合理用药为核心的临床药学工作，参与临床疾病诊断、治疗，提供药学技术服务，提高医疗质量，确保患者安全合理用药。

医院药事管理的宗旨是保证药品质量，增进药品疗效，保障人民用药安全，维护人民身心健康。

三、医院药事管理的准则

为了达到药事管理的目的和宗旨，其工作的准则主要有以下几个方面。

1. 社会效益优先原则

我国医药卫生事业代表广大人民的根本利益，坚持"救死扶伤，实行人道主义，安全、合理用药"是医药工作者的基本行为准则，也是具有中国特色社会主义国家医药事业的特征。所以占绝大多数的公立医院的主要活动是提供公共服务，在其运营活动中不能只看经济效益，要首先考虑社会效益。现代医院药事管理必须坚持以社会效益为先，为患者提供安全、有效、经济、适当的药品。

2. 质量第一原则

药品的质量优劣关系到人的性命，关系到医疗的效果，关系到医院的生存与发展。因此，药品质量是医院的生命。所以药事管理必须坚持以保证质量为前提，加强药事部门内涵建设，通过严格、规范、科学的管理，确保药品疗效。

3. 坚持科学化与法制化管理相结合的原则

坚持科学化管理是药事管理的必备手段，但药品的特殊性决定了仅有科学化管理还适应不了日益发展的医药市场变化，必须以法制的手段管理药品，确保药品的安全用药。所以科学管理与法制管理相结合既体现严谨的管理方式，又体现强有力的法律效应，增强了管理的强度和力度。医院药事管理必须遵照《中华人民共和国药品管理法》（以下简称《药品管理法》）、《医疗机构药事管理暂行规定》等相关法律法规的管理规定进行。

第二节　现代医院药事组织管理与人员管理

一、医院药事组织结构和任务

（一）机构设置

根据规定卫生部负责全国医疗机构药事管理工作，县以上地方卫生行政部门负责基本行政区域内的医疗机构药事管理工作。医疗机构要根据临床工作需要，应设立药事管理组织和药学部门。

医院药事部门机构设置根据医院等级有不同要求。一般三级医院机构设置如图11-1所示。二级医院药剂科主要设有调剂部门（门诊西药房、门诊中药房

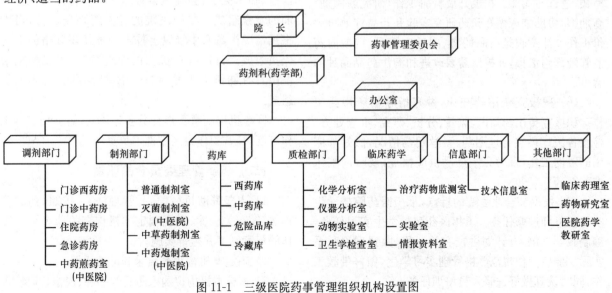

图11-1　三级医院药事管理组织机构设置图

和住院药房)、制剂部门(普通制剂室、灭菌制剂室和中药制剂室)、药库(西药库、中药库和危险品库)、质检部门(化学分析室、仪器分析室)和卫生学检查室以及临床药学部门(治疗药物监测室、情报资料室和实验室)。一级医院药剂科要求有西药调剂室、中药调剂室、药库制剂室和药检临床药学室。

(二)医院药事管理的职责和任务

(1)宣传和贯彻执行国家对药政工作的方针、政策和法规,监督检查贯彻执行情况。国家对药政工作的一系列方针、政策、法规是药事管理工作遵循的基本法则,在管理中必须认真执行各项方针政策,尤其要认真实施《药品管理法》,坚持依法治院,依法管药,同时要结合本部门实际情况制定相应的管理制度,建立、健全医院药品监督检查制度,以确保国家政策法规的具体落实。

(2)根据本院医疗科研需要制定药品采购计划,做好药品保管供应。医院药事管理的采购与供应是两个重要环节,要根据本院医疗、科研工作需要,及时掌握本院的药品使用和保管情况,制定药品采购计划,做好药品的保管及供应,以满足临床医疗的需要。

(3)对特殊管理的药品以及生物制品、血液制品实施严格监督管理。特殊药品、生物制品、血液制品因具有药品的特殊性,是药事管理中重点监管的药品。要认真执行《特殊药品管理办法》中的规定,做好管理,防止意外事故发生,保证患者安全用药。

(4)按临床需要配制各种院内制剂,保证临床使用。结合临床医疗需要,按有关规定配制院内制剂,不断扩大制剂范围,改进剂型品种,突出本院专科专病特色,为临床提供更多优质制剂品种。

(5)积极开展科研工作,研制新药,对药品进行整顿、遴选与淘汰。积极开展科研工作,研究新制剂、新剂型,协助临床做好新药研究实验和药品疗效再评价工作。注意收集药品的毒、副反应情况,定期向药监管理部门汇报,并提出需要改进和淘汰药品品种的意见。

(6)积极宣传用药知识,做好指导临床用药工作。积极宣传用药知识,监督、分析、研究、审查处方,检查各医疗科室合理用药、科学用药情况,做好临床用药咨询工作,及时介绍药品供应情况,及时向临床推荐新药。

(7)根据综合性医院的特点,承担医药院校学生实习任务和进修任务。承担医药院校学生实习任务,编制教学大纲,有计划讲授有关课程,做到理论联系实际。要按工作规范严格管理实习学生,做好带教工作,同时认真做好进修人员培训任务。

(8)做好药品的经济管理和科学管理。在药事管理中要遵循经济规律科学进行管理,做到账物清楚、相符。既要保质保量,又要降低成本,减少浪费,精细管理。

(9)在当地药检部门指导下开展质量监督和检查工作。配合当地药检部门定期进行药品质量监督检查,及时发现问题,解决问题,尤其要严防假劣药流入医院,一旦发现要及时与上级药检部门联系予以取缔,以保证患者用药安全有效。

(10)加强对药学专业等人员培训,不断提高专业技术水平。要组织药学专业人员及相关的临床人员定期进行业务培训,不断增强新知识、新信息,掌握高新技术,及时掌握药学专业前沿知识,以更好地适应医药事业日新月异的变化。

二、药事管理委员会

(一)药事管理委员会的性质与组成

现代医院药事管理委员会是医院为协调全院计划用药,科学地对医院有关药事各项工作做出专门决定,并使药品在各个环节上获得管理成立的药事管理机构。所以药事管理委员会是医院药事管理具有权威性的管理组织,是医院药事管理的最高机构。

根据卫生部、国家药品监督管理局的规定,二级以上的医疗单位要成立药事管理机构。二级以上单位应设药事委员会,其他医疗机构可成立药事管理组。药事管理委员会(组)设主任委员一名,副主任委员若干名。医疗机构医疗业务主管负责人任主任委员,药学部门负责人任副主任委员。三级医院药事管理委员会委员由具有高级技术职务任职资格的药学、临床医学、医院感染管理和医疗行政管理等方面的专家组成。二级医院的药事管理委员会,可以根据情况由具有中级以上技术职务任职资格的上述人员组成。其他医疗机构的管理组织,可以根据情况由具有初级以上技术职务任职资格的上述人员组成。

医疗机构药事管理委员会应建立、健全相应的工作制度,日常工作由药学部门负责。

(二)药事管理委员会的职责

1)认真贯彻执行《药品管理法》。按照《药品管理法》等有关法律、法规制定本机构有关药事管理工作的规章制度并监督实施。

2)确定本机构用药目录和处方手册。

3)审核本机构拟购入药品的品种、规格、剂型,审核、审报配制新制剂及新药上市后临床观察的申请。

4）建立新药引进评审制度，制定本机构新药引进规则，建立评审专家库组成评委，负责对新药引进的评审工作。

5）定期分析本机构药物使用情况，组织专家评议本机构所用药物的临床疗效与安全性，提出淘汰药品品种意见。

6）组织检查毒、麻、精神及放射性等特殊药品的使用和管理情况，发现问题及时纠正。

7）组织医学教育、培训和监督、指导本机构各科室合理用药。

药事管理委员会是医院药事管理的重要部门，是现代医院发展的不可缺少的组织机构，现代医院要加强对药事管理委员会的筹建和领导，充分发挥药事管理委员会在医院药品管理方面的重要职能，使医院药事管理工作走上法制化、科学化、制度化、规范化的轨道。从组织上保证药品科学管理，保证临床用药的需求，达到合理用药、安全用药的目的。要使药事管理委员会在医院的发展中起重要作用。

三、药 剂 科

药剂科的工作包括药品采购、供应、调剂、制剂、经济管理、临床药学、科研工作及贯彻执行药政法规等。药剂科是负责医院药剂工作的重要职能部门，是提高医疗质量、保证患者用药安全有效的重要环节。在我国约有80％的药品是通过医院药剂部门用于临床医疗的，因此药剂科的管理水平、工作质量关系到一个医院的发展也决定了我国医药事业的发展。医院药剂科在院长的领导下，不仅全面负责本院药品的采购、保管和供应工作，而且有指导临床合理用药和安全用药的管理职能，对医院医疗质量的提高有着直接的重要作用。

（一）药剂科的性质

1. 专业技术性

医院药学服务于医院临床工作并与医疗一样具有较强的技术性。药剂科调剂、制剂、药检、保管、供应、临床药学等部门的工作体现了不同的专业特点，随着高科技的发展，医疗模式的变化，人们身心健康的需求对医药事业的技术创新将会提出更高的要求。

2. 经济管理性

药品不仅具有治疗疾病的功能而且还是一种特殊的商品，具有商品的特征，因此需要按照经济规律去管理。在管理中必须涉及一系列知识，包括预算、请领、采购、分配、储备、收发、核算、统计等管理工作。要以降低成本、提高质量和效益为目的做好各项工作。

3. 信息指导性

当今社会科技发展日新月异，新知识、新信息层出不穷，药师具有获取药学专业知识、检测设备、药物情报资料等有利条件，可向临床医护人员提供药学情报，提出合理用药建议，监测药物体内变化过程，同时还要对患者给予咨询和指导。

4. 监督检查性

药剂科既是有关药政法规的执行者，又是对医院各科贯彻、执行药品法规的监督检查者，也具有职能科室接待室的管理职能。

5. 工作的双重性

药剂科既是一个业务工作部门，又有大量行政职能部门工作的特点，既要管物，又要管人。

（二）药剂科的职能

正确认识医院药剂科的职能与性质，对于完成医院医疗、教学、科研工作具有十分重要的意义。只有认识其工作性质及工作宗旨才能进行科学的管理，才能使药学在保障广大人民群众身心健康中发挥应有的效应。

1）医院药剂科在主管院长的领导下，按照《药品管理法》及其《实施细则》和国家有关药政法规，监督、检查本院各科室合理使用药品，防止滥用和浪费。

2）负责本院药品的采购、供应、管理工作，根据本院医疗、教学和科研工作的需要，按照《国家基本用药目录》和《国家基本医疗保障用药目录》，编制药品的预算和计划，完成其采购、保管、供应任务，确保本院医疗、教学和科研工作的顺利进行。

3）及时、准确地调配处方，按临床需要制备市场无销售、具有特色疗效的院内制剂品种。

4）负责药品、制剂的监督管理和质量检验，确保临床用药安全有效。

5）密切结合开展中西药的新制剂、新剂型等药学研究工作。

6）积极开展临床药学工作。监测和报告不良反应，提供药学信息和用药咨询，协助临床制定和实施药物个性化治疗方案，开展药物经济学合理用药研究，做好新药临床验证和疗效评价工作。

7）在本院药事委员会的指导下，负责制定、调整《本院基本用药目录》和《处方手册》并及时提出本院的淘汰药品意见，解决本院用药中的重要问题，承担药事委员会的日常工作。

8) 负责突发事件的药物储备。

9) 负责本院药学人员在职教育与培训,接受药学人员进修。

10) 承担医药院校学生的实习带教工作。

四、医院药事部门人员管理

医院药事部门人员包括取得医院药学工作资格,在医院从事药品调剂、制备、检测、鉴定、药库管理和临床药学工作的药学技术人员和其他职员,这里主要介绍药学人员管理。

1. 药学人员构成和编制

医院药学技术职务分为:药士、药师、主管药师、副主任药师和主任药师。中药技术职务分为:中药药士、中药师、主管中药师、副主任中药师和主任中药师。20 世纪 80 年代后,随着临床药学的发展,出现了临床药师,90 年代后出现执业药师。

根据国家规定,综合医院药学技术人员应占医院卫生技术人员总数的 8%,中医院药学技术人员应占医院卫生技术人员总数的 12%。随着医院功能和临床药学的发展,目前药学技术人员在各医院的实际比例大都超过上述标准。

2. 药学人员要求

按国家有关规定,医疗机构必须配备依法经过资格认定的药学技术人员。非药学技术人员不得直接从事药剂技术工作(《药品管理法》第二十二条)。取得药学专业技术资格的人员方可从事处方调剂、调配工作。非药学专业技术人员不得从事处方调剂、调配工作。具有药师以上药学专业技术职务任职资格的人员负责处方审核、评估、核对、发药以及安全用药指导。药士从事处方调配工作;确因工作需要,经培训考核合格后,也可以承担相应的药品调剂工作(《处方管理办法》第十七条)。

卫生部《预防医学、全科医学、药学、护理、其他卫生技术等专业技术资格考试暂行规定》中详细明确了技术职务评聘要求和标准。

3. 药学人员职业道德规范

药学人员虽然具体工作有所不同,但其道德责任大同小异。药学人员应当以患者为中心,实行人道主义,为人民防病治病提供安全、有效、经济、合理的优质药品和药学服务。药学人员首先要有对患者和公众负责,应将患者和公众的健康与安全及社会的公共利益放在首位,为公众和社会提供最佳的药品和药学服务;其次,药学职业人员应维护和提高药学职业的荣誉和人们对本职业的信任,即专业责任。再次,

药学职业人员应尊重同行及其他卫生专业人员的价值和能力,共同为患者和公众提供最好的药学保健,即对其他卫生专业人员的责任。最后,是自身的责任。目前我国国内药学技术人员道德规范主要文件如表 11-1 所示。

表 11-1　我国药学人员道德规范

年份	颁布机构	规范名称
1988	卫生部	中华人民共和国医务人员医德规范及实施办法
2004	中国药学会	中国药学会职业道德规范
2005	中国药师周大会	药师宗旨、承诺、誓言、职业道德
2006	中国执业药师协会	中国执业药师道德准则

信息框

药学专业人员的工作目标是提供高品质的药品、高水准的专业技术和负责的药学信息服务。药师在药物治疗中提供药品的态度、行为、承诺、关怀、伦理、责任、知识和技能,是为了使患者获得最佳的治疗效果,以提高人类的健康和生命质量。为规范药学人员在与患者、同行、其他卫生人员和公众中的行为准则,提出以下要求。

面对患者:

1) 药师应尊重患者,其一切行为和活动应将患者利益放在首位。

2) 药师应注重自我修养,树立为患者服务的意识,展现良好的医德、医风和精益求精的职业风范。

3) 药师应自觉规范处方调配行为,认真地了解处方内容,按照调剂原则及有关规定从事有关技术操作,正确无误地配发质量合格的药物。

4) 药师接待患者,做到礼貌、热情、大方,说话和气文明,耐心解释患者的问题,使患者清楚无误地了解药品用法和有关注意事项,为患者安全、有效、经济地使用药品提供最佳服务。

5) 充分尊重患者的权利和用药习惯,不得向患者推销药品或提供不真实、不公正的宣传;

6) 药师不得谈论或冷落患者,应充分体现对患者的关爱,建立相互信任的医患关系。

7) 保护患者隐私,对患者的一切资料和信息保密。

面对同行和其他医务人员:

1）药师应主动将药物信息和动态告知医师和护士，以达到彼此协作，协助医护人员合理地选药和用药，共同为患者服务。

2）不在患者面前评说处方质量（包括药物治疗作用以及处方错误等），不谈论医师（医疗水平和私生活）及其他人员的事项，否则会引起患者的不信任感，影响患者接受治疗的依从性。

3）在临床药物治疗方面虚心向医疗团队的同行学习，尊重医生和护士的意见，不断提高自身的经验和实际工作能力。

4）药师之间应相互合作，经常交流经验，上级药师有指导下级的义务和责任。

5）对于他人工作中的失误应及时改正和补救，切忌轻视怠慢或推卸责任，要时刻重视团队合作的意义与作用。

面对自己：

1）遵纪守法，认真执行有关药品管理的各项法令与规定，自觉违法违纪行为和不正之风，不参与有损于药师形象的任何活动。

2）与他人团结协作，具有主人翁意识和集体荣誉感，对工作敬业负责，妥善处理工作中出现的非常规问题。

3）做到药品摆放整齐，及时补充货位，注意药品质量，防止污染和药品质量降低，药品按照有效期管理到位，维持一个优美、整洁、安静的工作环境。

4）勤奋学习，不断提高业务、汲取药学专业知识，掌握新技术，学习新理论，适应专业发展。认真总结经验，善于与同行交流，并将可靠的知识介绍给患者。

5）积极参加科研和教学活动，提高自身专业水平。

6）热爱集体，承担工作室公共事务，积极参与公益活动，爱护公共财产，维护国家和集体利益。

［资料来源：汤光，李大魁，袁锁中. 2006. 优良药房工作规范（2005年版）（一）中国医院药学杂志，26（5）：503-506］

第三节　调剂与制剂管理

一、调剂工作的管理

药品调剂是药学技术服务的重要组成部分，是关系患者能否安全、合理用药的重要环节。调剂人员必须由具有一定的理论知识和实际操作能力的药剂士以上药学专业的技术人员担任，在本室负责人的领导下进行工作并接受上一级技术人员的指导，处方调配一般由两名药师同时进行，一人配方，一人负责审方核发。如只有一人独自配方时，应严格按照配方程序进行，加强自我核对，严防出现差错。

《处方管理办法》规定处方调剂流程为："审核→划价→收费→调配→校对→发药"。当前医院药事工作中划价环节基本省除。

1. 审方

审方是调剂工作中的第一个关键环节。处方是医生的记录和对药房调配的用药通知，药房人员不仅对医生所开处方负责，而且对患者用药安全、有效负责。因此接到处方后，对处方所列各项必须进行详细审阅，如药物的名称、剂量、用法、医生签字日期等是否正确完整，有无禁忌。如有疑问及时与医师联系，应请医师更正或重新签字后，方可调配，药剂人员无权随意将相似疗效的品种互为代用。对有配伍禁忌或超剂量的处方应拒绝调配。

信息框

《处方管理办法》规定，药师应当认真逐项检查处方前记、正文和后记书写是否清晰、完整，并确认处方的合法性。应当按照操作规程调剂处方药品：认真审核处方，准确调配药品，正确书写药袋或粘贴标签，注明患者姓名和药品名称、用法、用量、包装；向患者交付药品时，按照药品说明书或者处方用法，进行用药交待与指导，包括每种药品的用法、用量、注意事项等。对麻醉药品和第一类精神药品处方，药师应当按年月日逐日编制顺序号。

药师应当对处方用药适宜性进行审核，内容包括：规定必须做皮试的药品，处方医师是否注明过敏试验及结果的判定；处方用药与临床诊断的相符性；剂量、用法的正确性；选用剂型与给药途径的合理性；是否有重复给药现象；是否有潜在临床意义的药物相互作用和配伍禁忌；其他用药不适宜情况。

药师经处方审核后，认为存在用药不适宜时，应当告知处方医师，请其确认或者重新开具处方。药师发现严重不合理用药或者用药错误，应当拒绝调剂，及时告知处方医师，并应当记录，按照有关规定报告。对不规范处方或者不

2. 调配

调配工作是调剂操作中的主要环节。调剂人员要有高度的责任感,应严肃认真、精力集中,切实按医生要求进行调配。对有配伍禁忌超剂量的处方,药学专业技术人员应拒绝调配,必要时经医生更正或者重新签字,方可调配。中药调配中需称量的药品要准确,分量均匀,在中药进行剂量检查时每剂误差不得超过5%,贵药、特殊药品的误差不得超过1%。称药时要注意避免散药或药斗之间掺混药品等现象。调剂完毕,调剂者应详细查对无误后签名以示负责。

3. 复核

核对是调剂工作中的重要环节,必须严肃认真。核对有专职或兼职人员进行,应对所调配的药品处方逐项进行全面细致核对。卫生部 2007 年发布的《处方管理办法》规定,药师调剂处方时必须做到"四查十对":查处方,对科别、姓名、年龄;查药品,对药名、剂型、规格、数量;查配伍禁忌,对药品性状、用法用量;查用药合理性,对临床诊断。

4. 发药

发药是调剂工作中的最后一个环节。无论西药或中药都要认真仔细与处方核对无误并在药包或处方上签字后方能发交患者。发药时做到态度和蔼可亲、耐心细致、详细说明有关用法与用量以及服用方法、有无禁忌等。耐心、热情地解答患者对药物的咨询,切忌回答简单、生硬、含糊不清,要把好最后关口。一旦发现差错时要及时纠正,不能隐瞒,出现事故要立即采取果断措施或上报有关领导部门。为保证患者用药安全,药品一经发出,不得退换。同时可为患者提供远程服务。门诊药房可使用咨询电话,受理患者在用药过程中个性化药学服务,同时也可为社会群体等其他对象提供合理用药、新药推荐、不良反应处理、信息收集等服务。

二、制剂工作管理

医院制剂是指医院制剂室经药品监督部门批准,按《中国药典》和医院制剂规范或本院协定处方等制成的一类适应本院临床需要而市场又未能供应的制剂,又称医院自制剂或医院配制剂。医院制剂工作的目的是满足临床医疗、预防及教学、科研的需要,适应医药事业发展,是医院药学发展和药剂科一项不可缺少的重要工作。

制剂业务管理的标准是计划性、合理性、规范性和先进性。医院制剂要坚持以本院临床医疗需求为出发点,运用药品的新进展、新工艺、新剂型配制疗效确切的制剂,要严格按照卫生部颁布的"药品生产质量管理规范"（GMP）的要求,结合药剂科实际,对制剂生产的各个环节实行严格控制,确保制剂质量。

（一）制剂的申报与审批

医院制剂的审批是要求配制制剂的医疗单位向卫生行政部门申请。《药品管理法》规定:"医疗单位配制制剂必须经所在省、自治区、直辖市卫生行政部门审查批准,并发给'制剂许可证'"。"《制剂许可证》应当标明有效期,无医疗机构《制剂许可证》的不得配制制剂,医疗机构到期重新审查发证,医疗机构配制制剂,必须具有能够保证制剂质量的设施管理制度、检验仪器和卫生条件"。

制剂许可的审批程序为:三级医疗机构直接向所在地省级药品监督管理部门提出制剂申请,填写申请表及提供有关资料;二级以下医疗机构向所在地县以上药品监督主管部门提出制剂申请,经初审后报省级药监管理主管部门。报送资料及条件合格者,省级药监管理主管部门审查批准,发给国务院药品监督管理部门统一印制的《医院机构制剂许可证》。在《医院制剂许可证》上证明配制制剂的范围及有效日期,医疗机构取得《医院制剂许可证》后,即可进行批准品种的配制工作。《医疗机构制剂许可证》的有效期为 5 年,持证单位应在期满前 6 个月重新申请,重新申请的程序与第一次申请相同。

（二）制剂品种管理

国家对医疗单位制剂品种实行注册制度,其要求是三级医疗单位直接向所在地省级药品监督管理主管部门提出申请,二级以下医疗单位向所在地县以上药品监督管理部门初审后,报省级药品监督管理主管部门批准,发给医疗单位制剂批准文号;自配制剂必须经本单位药检室检验质量合格,由药检室签发制剂合格证,方可凭医生处方使用,不合格的制剂不准供临床使用,自配制剂不得在市场上销售或变相销售,也不得进行广告宣传,只限供本单位临床和科研使用。

（三）医院制剂质量管理规范

2001 年 3 月,国家食品药品监督管理局颁布《医疗机构制剂配制质量管理规范》,对医院制剂配制提出了基本准则,对从业人员、厂房与设施、制剂设备、物料、制剂卫生、制剂配置、自检和使用以及制剂室规章制度文件和记录等提出了具体要求。医院制剂工作必须按照相关规范文件开展。

凡属国家药品标准、《中国医院制剂规范》和省级药品监督管理部门颁布的"医院制剂手册"等收费的品种，按其法定质量标准执行。属医疗单位协定处方、经验处方及临床科研处方的品种，质量标准自行拟定，拟定的质量标准及起草说明书须经省级药品监督主管部门批准后方可实施。

自配制剂必须制订操作规程、质量检验和卫生制度，并严格执行。

制剂所用原料、辅料以及直接接触药品的容器和包装材料应符合药用标准，注射用原料应符合注射用规格标准，中药材应鉴别真伪。

应按规定填写制剂单、制剂登记册。对所需原料、辅料应根据处方药名、用量、规格仔细称量，确认无误后监督投料。按操作规程配制，配制完毕配制人和核对人共同签字；普通制剂需用蒸馏水配制的，水质应符合《中国药典》标准，灭菌制剂所用的注射用水必须新鲜制备。配制灭菌制剂前，应对水质进行 pH、氯化物和氨、重金属检查，并有记录。每月按《中国药典》规定进行一次全检；配制药品所需容器、衡器、量器应保持清洁、准确。配制内服、外用、毒药的量具、容器，应严格分开。更换品种必须彻底清洁，并由清洁的负责人记录签名负责，自制制剂成品的包装和标签书写应正确清晰，标明品名、含量、规格、批号、适应证、用法用量、禁忌注意事项、制剂单位等。

规章制度的监督包括各种记录、规章制度以及文件的检查管理。各项制度必须存档管理，分类保管，对执行制度情况定期检查。

第四节　医院药品供应与管理

药品的供应与管理是医院药事管理的重要内容之一，其主要内容是对医院医疗、科研所需药品的采购、储存、分配和使用管理。从其管理类型来看可以分为药品质量管理和药品经济管理。

药品管理的基本要求是合法（即符合国家相关法律法规要求）、有效（即保证医院临床及科研用药品准确及时供应）、经济（即保障患者利益，符合国家财政、医院财务管理需求）。

一、药品的采购与保管

药品供应管理是保证医院药品质量的首要环节，具体工作内容包括以下几个方面。

（一）采购管理

药剂科要掌握每一时期的新药动态和市场信息，制定药品采购计划，加速调转，减少库存，保证药品供应。采购药品计划要严格履行审批程序，医院药事委员会根据本院实际情况制定本院基本用药目录，已进入公费医疗、社保医疗目录的药品优先。药学部门对购入药品的质量有疑义时，医疗机构可委托国家认定资格的药检部门进行抽验，经药事委员会审核批准。除核医学科可购售本专业所需的放射性药品外，其他科室不得从事药物配制或药品购售工作。应向对方索取加盖该企业公章的一证一照复印件备案，以及其经营方式或范围。尽量选择通过 GMP 认证企业生产的药品和通过 GSP 认证企业供给的药品。采购进口药品时，应索要加盖经销企业公章的进口药品注册证和口岸药检所的进口药品检验报告复印件。采购毒性中药饮片，必须从持有《毒性中药材的饮片定点生产证》的中药饮片生产企业和具有经营毒性中药资格的批发企业购进，应向供货企业索要相关的证明文件。

目前我国医院药品采购多采用招标采购。医院实行药品招标采购有利于医院降低药品成本，减轻患者不合理的医药负担。集中采购管理也有助于医院缩短采购周期减少药品库存，加快资金周转和回笼。

1. 医院药品招标采购的原则和方式

医院药品招标采购的原则包括：公正、公平、公开；廉洁和诚实、信用；质量优先，价格合理；维护社会公众利益，促进医疗事业和医药产业共同发展。

医院药品招标采购主要包括公开招标、邀请招标和集中议价三种方式。

2. 医院药品集中招标采购的程序

1) 招标人联合建立集中招标采购管理组织，报卫生行政部门备案。

2) 集中招标采购管理组织以协商、无记名投票等方式择优确定招标代理机构，或者联合组建经办机构，报卫生行政部门备案。

3) 招标人根据当地卫生行政部门公布的集中招标采购目录，提本单位上一年度药品采购历史资料并编制采购计划。

4) 编制或者确定招标文件，确定评标标准和方法。

5) 发布招标公告，发售招标文件，召开标前会，受理并书面答复投标人提出的澄清要求。

6) 进行资格预审，受理投标文件，在投标截止前受理投标人对投标文件的修改和撤回。

7) 公开开标。

8）组建评标委员会,向评标委员会提供评标所需的重要信息和数据。

9）对投标品种进行评审和比较,确定中标候选品种,编制书面评标报告。

10）招标人确认中标品种并确定采购计划,编制药品购销合同。

11）发布中标通知书。

12）签订药品购销合同。

13）经办机构将中标药品价格报价格主管部门备案,价格主管部门确定并公布中标药品临时零售价。

（二）验收管理

验收管理是保证药品质量的第一关口,采购药品应及时验收入库,检查品种真伪、规格、数量、质量,包装是否符合规定。购入、调进的药品由经手人根据原始凭证入库,药库人员负责验收。验收时如发现药品与原始凭证所载数量、规格、质量不符,应查明原因,更换或退货。凡变质失效或伪劣药品和发现有变质征兆的药材,应拒绝验收入库。贵重药品、毒、麻、精神药品入库时,必须有指定保管人员在场,共同验收,入库封存,并要专册登记入账。对包装整齐的针剂,可以注射剂盒为单位进行验收,如发现外盒有水渍或有破损者必须逐支验收,对容易霉变、挥发的药品一般都有规定的破损限额,在规定范围内则由药库按超、短、耗规定报销,超过规定则与供应或运输部门联系处理。验收时分轻重缓急,对贵重药品、不安全药品,以及未经称量的散装药品应尽快验收。本院自制药品,必须附有药检合格通知书,方能验收入库。验收必须有真实、完整的购进验收记录,购进验收记录必须保存,不得少于两年。购进验收记录的内容包括:购进日期、经销企业名称、药品名称、规格、数量、生产批号、生产单位名称、验收人及质检情况等。

（三）库房管理

库房管理是保证药品质量的关键环节,要制定和执行药品保管制度,定期对储存药品质量进行抽验。药品仓库应具备储藏、防冻防潮、避光、通风、防水、防虫、防鼠等适宜的仓储条件,保证药品质量。化学药品、中成药和中药饮片应分别储存,分类定位,整齐存放,易燃、易爆、强腐蚀性等危险性药品必须另设仓库单独存放,并采取必要的安全措施。对麻醉药品、精神药品、医用毒性药品、放射性药品和生物制品、血液制品必须按国家有关规定进行管理并监督使用。库存人员要经常与调剂、制剂、采购人员联系、介绍库存药品情况。对计划供应的品种应按"先危、急、重、住院

和后一般门诊"的原则出库。库存药品要建账立卡,做到出入有据,账物相符。要注意做好药品超、短、耗、损的审查处理手续和对废旧积压药品的处理。医院中的药检人员要坚持做到定期深入药库检查监督质量,对变质不可供药用的品种及时清理销毁,对有疑问的药品和临床使用量大的品种应及时抽样检查,合格后方可供应使用。

为确保药品质量及用药安全,药品的有效期及质量保障至关重要。药品有效期是指药品在一定的储存条件下,能够保持质量的期限。根据《药品管理法》第四十九条规定:未标明有效期或更改有效期的;不注明或更改生产批号的;超过有效期的药品都按劣药论处。

（四）出库管理

出库管理是保证药品质量的最后关口,药剂科各调剂室根据药品使用情况,每周到药库领取药品,临时缺药,应及时补充,制剂室根据配制制剂情况到药库领取制剂原料;医疗、科研、教学等需要到药剂科领取药品,需报请相关管理部门批准,各方面领药必须办理相应的药品出库手续。库管人员应根据各专业室的领药凭单所填写的品种、规格、数量发药。经第二人核对,发药人与核药人在发药凭单上签字,药品的出库前,领、发双方应对药品的规格、数量进行复核,如有变更,发药人应在领药凭单上加以注明,并在更改处签字,毒麻中药及中成药应按毒、麻药品的管理办法颁发。贵重中药应由专管人领发,并严格执行当面点交制度。定期检查质量情况,凡发出的药品一定要保证质量,杜绝不合格药品流出。

二、医院特殊药品管理

特殊药品是指麻醉药品、精神药品、医疗用毒性药品和放射性药品。依照我国《药品管理法》第三十五条规定:"国家对麻醉药品、精神药品、医疗用毒性药品、放射性药品,实行特殊管理,管理办法由国务院制定。"

麻醉药品是指连续使用后易产生身体依赖性、能成瘾癖的药品。包括阿片类、可卡因类、大麻类、合成麻醉药类及卫生部指定的其他易成瘾癖的药品、药用原植物及其制剂。精神药品是指直接作用于中枢神经系统,使之兴奋或抑制,连续使用能产生依赖性的药品。根据对人体产生的依赖性和危害人体健康的程度,将精神药品分为第一类和第二类,其中第一类精神药品按照麻醉药品管理。医疗用毒性药品系指毒性剧烈、治疗剂量与中毒剂量相近,使用不当会致人中毒或死亡的药品。毒性药品分为毒性中药和毒

性西药,我国规定的毒性药品管理品种包括毒性中药27种,毒性西药11种。放射性药品是指用于临床诊断或者治疗的放射性核素制剂或者其标记药物。包括裂变制品、堆照制品、加速器制品、放射性同位素发生器及其配套药盒、放射免疫分析药盒等。

(一) 医院特殊药品的管理机构和人员

医院应建立由主管院长负责,包括医务、药剂、保卫等部门的特殊药品管理机构。药剂科主管特殊药品的购销和保管监督工作;医务科负责特殊药品的使用和医师处方权资格认定工作,并负责指导、监督;保卫部门负责特殊药品的安全工作。

特殊药品管理的具体责任人应掌握特殊药品相关的法规和政策,熟悉特殊药品的使用和安全管理办法,人员要保持相对稳定,并要定期接受有关法律、法规、专业知识和职业道德的教育和培训。

(二) 医院特殊药品的采购和储存

1. 医院特殊药品的采购

医院根据本院医疗需要购进特殊药品,并保持合理库存。

医院特殊药品按麻醉药品购用限量到指定的经营单位依法采购,药品公路运输必须保证安全,必须有专人负责押运,并应当缩短在途时间,防止丢失、被盗。

2. 医院特殊药品的储存

特殊药品实行专人负责,入库和出库要准确记录。销毁过期、破损的麻醉、精神药品,应向县药品监督管理部门申请,要在其监督下进行,并对销毁情况进行登记。销毁其他过期、破损的特殊药品应向院药事管理委员会申请,在其监督下进行并进行登记。放射性药品使用后的废物,必须按国家有关规定妥善处理。

(三) 医院特殊药品的使用

1. 麻醉药品的使用

麻醉药品只能在本医院临床使用,不得转售、转让或借用。麻醉药品的每张处方注射剂不得超过2日常用量,片剂、酊剂、糖浆剂等不超过3日常用量,连续使用不得超过7天。麻醉药品处方应书写完整,字迹清晰,签写开方医生姓名,配方应严格核对,配方和核对人员均应签名,并建立麻醉药品处方登记册。医务人员不得为自己开处方使用麻醉药品。处方保存3年备查。

2. 精神药品的使用

医院购买的精神药品只准在本单位使用,不得转售、转让或借用。除特殊需要外,第一类精神药品的处方,每次不超过3日常用量;第二类精神药品的处方,每次不超过7日常用量,处方应当留存2年备查。精神药品的处方必须载明患者的姓名、年龄、性别、药品名称、剂量、用法等。

3. 医疗用毒性药品的使用

医院供应和调配毒性药品应凭医生签名的正式处方。每次处方剂量不得超过2日剂量。

调配处方时,必须计量准确,按医嘱注明要求,并由配方人员及具有药师以上技术职称的复核人员签名盖章后方可发出。对处方未注明"生用"的毒性中药,应当付炮制品。如发现处方有疑问时,须经原处方医生重新审定后再行调配。处方一次有效,保存2年备查。

4. 放射性药品的使用

持有放射性药品使用许可证的医疗单位,在研究配制放射性制剂并进行临床验证前,应当根据放射性药品的特点,提出该制剂的药理、毒性等材料,由省、自治区、直辖市药品监督管理部门批准,并报国家药品监督管理局备案,该制剂只限本单位内使用。持有(放射性药品使用许可证)的医疗单位,必须负责对使用的放射性药品进行临床质量检验,收集药品不良反应,并定期向所在地药品监督管理部门报告。由省、自治区、直辖市药品监督管理部门汇总后报国家药品监督管理局。

放射性药品使用后的废物(包括患者排出物),必须按照国家有关规定妥善处置。

放射性药品的检验由中国药品生物制品检定所或者经授权的药品检验所承担。

(四) 医院特殊药品的安全管理

特殊药品库的门、窗必须有防盗设施。门诊、住院药房、各病区、手术室存放周转库,必须配备保险柜。麻醉、精神药品库还应安装报警装置。放射药品必须使用专用的铅容器保管。医疗机构使用的麻醉药品空白专用处方应统一编号,计数管理,建立完善的保管、领取、使用、退回、销毁管理制度。患者使用麻醉、精神药品注射剂或贴剂的,再次调配时须将原批号的空安瓿或用过的贴剂收回,并记录收回的空安瓿或废贴数量。医疗机构内各病区、手术室等调配使用麻醉、精神药品注射剂时需收回空安瓿,核对批号和数量,并做记录。剩余的麻醉、精神药品应办理退库手续。

三、医院药品经济管理与药物经济学

药品经济管理意义重大。一方面,对于医院经济管理有重大意义。在目前我国的医疗体制下，药品收入占医院收入的大部分，其管理质量直接影响医院的经济效益；另一方面，对于患者而言，药品经济管理水平也直接影响到患者的经济负担。在寻找最优方案的研究中，药物经济学逐步形成发展，为药品经济管理提供解决思路和方法。

药物经济学（pharmacoeconomics）是经济学原理与方法在药品领域内的具体运用。广义的药物经济学主要研究药品供需方的经济行为，供需双方相互作用下的药品市场定价，以及药品领域的各种干预政策措施等。狭义的药物经济学是一门将经济学基本原理、方法和分析技术运用于临床药物治疗过程，并以药物流行病学的人群观为指导，从全社会角度展开研究，以求最大限度地合理利用现有医药卫生资源的综合性应用科学。其主要任务是测量、对比、分析和评价不同药物治疗方案、药物治疗方案与其他治疗方案（如手术治疗、理疗等），以及不同卫生服务项目所产生的相对社会经济效果，为临床合理用药和疾病防治决策提供科学依据。

药物经济学的研究方法主要有：最小成本分析法、成本效果分析法、成本效用分析法和成本效益分析法。药物经济学的研究在制定科学的宏观卫生决策、指导新药的研制与生产、确定药物的适用范围、制定基本医疗保险目录、帮助医院制订用药目录、规范医师用药和帮助患者正确选择药物等方面有重要作用。

第五节　临床药学和药物保健

一、临床药学

临床药学是药剂科指导临床用药的重要职能，根据现代医学发展，药剂人员不仅管理、制备和发出药物，而且应监测药物在体内的治疗作用和量变过程，保证患者用药安全有效，为患者提供最佳用药方案。我国《医院药剂管理办法》指出："药剂科要积极开展临床药学研究，结合临床制定个体化给药方案，努力提高疗效，降低毒副反应，确保用药安全有效"。

临床药学工作是近几年开展起来的医疗药学工作，是现代医院药学发展的趋势。临床药学把药学与临床工作紧密结合起来，为药学人员开拓了新的工作领域，同时也对药学人员提出了新的要求。按照国家药政部门对用药的要求是合理用药："对症用药，供应及时，配药准确，质量合格，安全无害"。世界卫生组织（WHO）提出合理用药的标准核心是："适宜、准确、正确、安全、有效，让患者花最小的代价，获得最好的疗效"。

1. 临床药学的目的及核心内容

合理用药是临床药学的目的及核心内容。合理用药是指运用医药学综合知识及管理知识指导用药，在充分了解疾病和药品的基础上安全、有效、简便、经济地使用药品，达到以最小的投入取得最大的医疗和社会效益的目的。

2. 临床药学的作用

1）咨询作用。要面向患者，解答患者有关药物治疗的咨询，进行药物知识的宣传教育，纠正患者对药物治疗的片面认识，使之密切配合临床医师制定合理治疗方案，以达到有效治疗疾病的目的。

2）指导作用。是要面向临床医护人员、药师，通过自己掌握的药物知识和系统学习的药学情报，解答医护人员的咨询，使药物的治疗和使用更加准确、科学和合理，不断提高医疗质量和业务水平。

3）监测作用。对药物在医疗使用过程中的变化具有监测的作用，使其用药更加科学、合理、安全。

4）监督作用。面向卫生行政和药品监督管理部门，及时反映临床使用药物出现的问题，为药品监督管理方面的决策提供参考。注意研究和发现药物不良反应，为药物质量控制及社会保健提供信息。

5）信息作用。面向生产，对药品的质量及其使用中的问题提供资料，为原有药品和新药的评价及改进积累信息资料和数据，同时也为药物质量，提出高效、速效、长效新产品及用药安全提供信息服务。

3. 临床药学的主要任务

1）协助临床遴选药物，制定药物治疗方案，监护患者用药情况，随时提出改进措施，指导安全、合理用药，提高药物治疗水平。

2）协助临床医师做好新药的试用、观察及疗效评价，记录、整理药物治疗的各种资料，提出改进和淘汰药物的品种。

3）负责药物不良反应的监测、登记、报告工作。

4）检查、监督临床用药情况和药品质量。

5）检查临床药学实验室，监测血浓度，研究药物在体内的分布、代谢、排泄及相互作用等过程，为临床合理用药提供科学依据，并接受医生的用药咨询。

6）向临床医师推荐新药，并指导正确使用新药。

信息框

药品不良反应（ADR）是指合格药品在正常用法、用量下出现的与用药目的无关的或意外的有害反应。

1999年11月，原国家药品监督管理局会同应按规定及时报告。

医疗机构的新药临床研究必须严格执行卫生部和国家药品监督管理局的有关规定。未经批准,任何医疗机构和个人不得擅自进行新药临床研究。违反规定者,将依法严肃处理,所获数据不得作为新药审批和申报科技成果依据。

卫生部颁布了《药品不良反应监测管理办法(试行)》。2004 年 3 月,国家食品药品监督管理局会同卫生部正式发布实施《药品不良反应报告和监测管理办法》,明确药品生产、经营、使用单位报告和监测药品不良反应的法定责任。

4. 临床用药管理

卫生部颁布的《医疗机构药事管理暂行规定》提出:医疗机构药学部门要建立以患者为中心的药学保健工作模式,开展以合理用药为核心的临床药学工作,参与临床药物诊断、治疗,提供药学技术服务,提高医疗质量。

临床药学工作应面向患者,在临床诊疗活动中实行医药结合。临床药学专业技术人员应参与临床药物治疗方案设计;建立重点患者药历,实施治疗药物监测,开展合理用药研究;收集药物安全性和疗效等信息,建立药学信息系统,提供用药咨询服务。

临床药师应由具有药学专业本科以上学历并按《预防医学、全科医学、药学、护理、其他卫生技术等专业技术资格考试暂行规定》和《临床医学、预防医学、全科医学、药学、护理、其他卫生技术等专业技术资格考试实施办法》(卫人发[2001]164 号)有关规定取得中级以上药学专业技术资格的人员担任。

其主要职责是:

1) 深入临床了解药物应用情况,对药物临床应用提出改进意见。

2) 参与查房和会诊,参加危重患者的救治和病案讨论,对药物治疗提出建议。

3) 进行治疗药物监测,设计个体化给药方案。

4) 协助并指导护士做好药品请领、保管和正确使用工作。

5) 协助临床医师做好新药上市后临床观察,收集、整理、分析、反馈药物安全信息。

6) 提供有关药物咨询服务,宣传合理用药知识。

7) 结合临床用药,开展药物评价和药物利用研究。

医师必须尊重患者对应用药物进行预防、诊断和治疗的知情权。医务人员发现可能与用药有关的严重不良反应时,在做好观察与记录的同时,必须按规定及时上报。

药学专业技术人员发现处方或医嘱所列药品无治疗意义或可能对患者造成严重损害,应提出质疑或拒绝调配;对违反治疗原则,滥用药物或药物滥用者

二、合 理 用 药

(一) 合理用药的含义

合理用药是临床用药的基本要求。世界卫生组织 1985 年给出的界定是"合理用药是要求患者接受的药物适合他们的临床需要、药物的剂量符合他们个体需要、疗程足够、药价对患者及其社区最为低廉。"

20 世纪 90 年代以来,国际药学界的专家对合理用药赋予了更科学、完整的定义:以当代药物和疾病的系统知识和理论为基础,安全、有效、经济、适当地使用药品,就是合理用药。

临床合理用药意义重大。临床用药如有不当会造成许多不良后果,如延误疾病治疗、浪费医药资源、发生药物不良反应甚至药源性疾病,轻者造成毒副反应,给患者增加重度痛苦,重者造成患者死亡。在我国当前的医疗体系下,加强药物临床应用管理,加强临床合理用药对于医院有效提供医疗服务具有十分重要的意义。

(二) 合理用药的基本要求

1. 安全

合理用药的首要目标是安全。强调药物安全并不完全排除药物有可能给人体带来的毒副作用,其关键意义在于强调获得最大治疗效果时承受的风险相对最小。

2. 有效

强调以最小的治疗风险获得尽可能大的治疗效益。

3. 经济

合理用药的经济性强调合理使用有限的医疗卫生资源,以相对最低的治疗成本取得最好的治疗效果,减轻患者及社会的经济负担。

4. 适当

所谓适当是指在适当的时间,用适当的药物,以适当的剂量,通过适当的途径,给适当的患者使用适当的疗程,达到适当的治疗目标。

合理用药不仅要考虑药物的相互作用,还要加强

医师、药师的专业知识和业务技能，它涉及诊断、开方、配方发药、给药及服药各个方面，涉及医生、药师、护士、患者及其家属乃至社会各有关人员的事，医院在加强合理用药的临床用药管理过程中应当充分考虑医师、药师、护士、患者以及社会等其他方面的具体情况。

三、药学保健

20世纪90年代，国际上提出了医疗机构药学部门的药学保健工作模式，要求医疗机构药学部门的工作从传统的药品供应模式转变为以患者为中心的药学技术服务模式。

（一）药学保健的定义

1990年，Helier和Strand两位学者把"药学保健"定义为：提供负责的药物治疗，目的在于实现改善患者生存质量的既定结果。这些结果包括治愈疾病、消除和减轻症状、消除或延缓疾病进程、防止疾病或症状发生。

美国药剂师协会对药学保健的定义是：药师的任务是提供药学保健。药学保健是直接、负责地提供与药物治疗相关的保健，其目的是达到改善患者生命质量的确切效果。

药学保健要求在一位药师与一位患者之间建立起一种直接的关系。要与其他专业人员及患者进行直接的合作，来设计、实施和监测治疗计划，从而获得确切的治疗效果，改善患者的生命质量，药学保健是通过各方面协作制定有效用药方案的过程，旨在预防或识别和解决药品与健康相关的问题。药学保健是药品使用的持续质量改进过程。其核心是保护用药者的健康，保护患者免受或减少或减轻与用药有关的损害。

（二）药学保健的基本内容

1996年美国药剂师协会提出了药学保健基本操作方法指导原则，建议从10个方面开展工作。

1. 收集和整理患者的相关信息

患者个体特征的信息主要是为了预防、发现或解决与患者治疗相关的问题，为了制定出合适的医疗方案。患者的相关信息应当包括：姓名、年龄、性别、住址、职业等基本信息；主治医师、就诊号、病床号、医保卡号等医疗管理信息；身高、体重、急慢性疾病、病史、当前症状等医学信息；药物治疗信息；饮食、运动等个人生活习惯；患者的经济社会状况。

2. 确定与药物治疗方案相关的信息

对患者的药物、疾病、实验室检查等各方面信息进行综合评估，从而找出任何与药物治疗有关的问题，而这些问题的相对重要性则需在具体患者或药物的基础上进行评估。特别应注意以下问题：没有医疗指征用药；没有药可开的病情；处方药物不适合的医疗情况；剂量、剂型、给药途径、服用方法、不良反应等；重复治疗；患者对药物过敏；急性或潜在的药物不良反应；有临床意义的急性或潜在的药物与药物、药物与疾病、药物与营养品、药物与实验室检测的相互作用；社交性或娱乐性药物使用对医疗的干扰；未能达到药物治疗的全部效果；由于经济条件的影响产生对患者药物治疗的问题；患者缺乏对药物治疗的理解；患者没有坚持药物治疗方案。

3. 概括患者的医疗需求

确定和记录与药物治疗相关的保健要素时，应考虑患者总体上的需求和期望，以及其他卫生人员的评估、目标和治疗计划，以改善病情或防止恶化。

4. 明确药物治疗的目标

药物治疗的目标应该是药物、疾病、实验室检查以及具体患者的信息的综合反映，同时，伦理和生命质量也应考虑在内。

5. 设计药物治疗体系

治疗方案体系应符合前述的药物治疗目标，还要适应药物经济学原则，遵守卫生系统中的用药政策，如临床保健计划和疾病管理计划等。该体系应该从医疗系统和患者的能力及资金来源两个方面实现最佳的药物使用。

6. 制定药物治疗方案的监测方案

监测方案应能有效地评价具体患者的药物治疗目标的达成情况，发现实际存在的和潜在的不良影响。对每一目标均应确定可测量和可观察的参数，要确立目标的终点以评估目标是否实现。患者需求、药物治疗的特点以及医疗政策和程序会影响监测方案。

7. 发展药物治疗体系及相应的监测方案

方案和计划应与患者和其他卫生专业人员共同制定，应当系统而有逻辑，并应代表患者、处方者、药师的一致意见。治疗和监测方案应记入病历，确保卫生保健组所有成员都能够了解这些信息。

8. 实施药物治疗方案

药师可以根据设计好的方案和计划适时地实施全部或部分药物治疗措施。治疗措施应符合医疗系统的政策和程序（如处方草案），以及相应的方案和计划。药物治疗、实验室检查及其他干预措施应清楚、准确。所有诊疗操作都要记录在病历中。

9. 监测药物治疗方案的效果

根据监测方案所收集的数据应充分、可靠和有效,这样才能对药物治疗的结果做出评价。患者状态的改变、医疗方案的调整等都要考虑在内;有遗漏或多出的数据要标明,检测方案中各个参数都应做评价。在调整药物治疗方案之前,应查清楚未达到药物治疗目标而失败的原因。

10. 修订药物治疗方案和计划

改变治疗方案的决定应当在患者治疗结果的基础上做出,如果临床条件允许,每次改变方案中的一个方面应对其进行重新评估。药物治疗的调整建议应当采取与记录改变前的方案同样的方式记录下来。

现代医院药事管理是现代医院发展的极为重要的管理内容和管理手段,它的领域宽泛、管理内容丰富、管理手段特殊,科学性、规范性、系统性很强,同时具有自身的内在结构逻辑体系。现代医院药事管理理论来自于实践,并将指导实践,具有很强操作性,它必将随着现代医院的发展而不断创新管理理论,以保证现代医院全面和谐地发展。

本章小结

本章介绍了现代医院药事管理的基本概念、目的、宗旨和原则;现代医院药事管理的组织机构、职责、任务;现代医院药剂科的基本工作;药品招标采购、药品保存管理;现代医院特殊药品管理的特点;医院药品经济管理;临床合理用药和药学服务等内容。

本章思考题

1. 医院药事管理的基本目标是什么?
2. 简述药剂科的主要职能。
3. 调剂工作的主要内容是什么?
4. 药物经济学的主要内容是什么?
5. 临床合理用药的意义是什么?

案例分析

当前关于医药改革的核心观点是:"两个坚持、四个分开"。即"要坚持公共医疗卫生的公益性质,坚持预防为主、以农村为重点、中西医并重,实行政事分开、管办分开、医药分开、营利性和非营利性分开"。因此,医药改革已经明确了医药分开。目前有几种改革模式:

1)"收支两条线"。以上海市长宁区和松江区为代表,按照"两级财政、分级管理"的原则,对社区卫生服务中心和区级医疗机构试行不同的收支管理模式。

2)形式上的"医药分开"。以武汉市江汉区北湖社区卫生服务中心为代表,该中心与万佳乐医药有限公司协议,药品销售交万佳乐独立经营管理。在不改变社区卫生服务中心所有权及职工身份、用药需求、保证药品价格与社会平价药店同步的前提下,北湖中心将药品、医疗器械、医用耗材的经营权、管理权转移给万家乐。万家乐租用北湖中心临街7间业务用房,每年向其缴纳24万租金。北湖中心的8名职工参与万家乐的日常经营工作。

3)"药房托管"。以南京市二级医疗机构"药房托管"为代表,共有单独托管(医疗机构与药品经营公司单独谈协议)、组合式托管(数家医疗机构组团式招标,再单独签约)、集中式托管(以区县为单位,各医疗机构将药品采购权、购药资金的结算权和药品销售收益的分配权委托给政府采购中心运作)几种形式。

4)芜湖模式。该市成立了"药品管理中心",集中开展全市药品的网上集中采购、公开招标,根据各医疗单位的药品需求,集中配送,集中与各家医疗单位结算费用。在人事方面,先行试点的8所市级医院药剂人员的人事、工资等关系全部划转到药管中心,完全切断药品及药剂人员与医院的利益关系,由药管中心从中聘用工作人员,仍然使用医院药房,药费由医院代收,医院与患者结算用原发票,药管中心按时与医院进行核算及财务结算。网上招标的药品价格一律控制在加价10%的范围。

(资料来源:http:/info. pharmacy. hc360. com/2008/06/19143759667. shtml)

案例思考题

4种模式各有什么优缺点?对医院的药学工作有什么影响?

第十二章 医院医疗设备管理

学习目标

1. 理解现代医院配备医疗设备的意义。
2. 熟悉医疗设备管理的原则及特点。
3. 掌握医疗设备评价与选择的一般方法。
4. 熟悉医疗设备的使用管理及维护保养等内容。

引导实例

40年前的X射线机仍在发达国家使用,这样"长寿"的医疗仪器在无锡却难觅踪影,目前无锡城各家医院为吸引患者,更新设备已成风气。在上海举办的医疗器械高级论坛会上,一些业内人士呼吁,医院更新设备要慢行。目前,全美不少医院仍在使用40年前的X射线机,数量达到近4000台,这些X射线机尽管陈旧,但通过定期设备维护,诊断结果并未受影响。随着无锡各家医院病源争夺战的升温,不管是三级医院还是一级医院,都纷纷把目光盯在了改善医疗设备,力求以新设备来吸引患者。大到CT、磁共振,小到X射线机,都是采用国内甚至是国际先进的设备,花费不菲。从市卫生局获悉,市属医院购买大型医疗器械都要进行审批,其目的就是避免造成资源浪费。一家医院的器械科负责人告诉记者,医疗器械只要定期维护,管理得当,在不影响诊断质量的前提下可以用上好多年。但不少医院都流行设备更新,一些仪器用上10年已经算不错了。其实,对于患者来说,更新仪器的这部分费用全来自患者,使用新仪器势必会带来看病贵问题。以传统的X射线机为例,早些年如肺炎患者在检查时,只要花5元透视即可,现在不少医院几乎没有普通X射线机。要确诊肺炎需要使用数码X射线机,费用高达80元。很多患者抱怨医生为何要用高级仪器来诊断病情,一部分原因就是院方要在规定时间将成本收回。

(资料来源:http://www.sina.com.cn 2005年12月20日转载《江南晚报》)

在现代医院建设中,人才是基础,设备是条件,管理是关键。医院拥有医疗设备的数量和质量体现了医院现代化的程度和规模,是医院现代化的标志。只有具备了现代化医疗设备和现代化管理手段两方面条件,才能算是一家真正意义上的现代化医院。因此说,在具备了现代化医疗设备的同时,还必须提高医院医疗设备的管理水平,以适应现代化医院管理信息化、网络化的要求。先进的医疗设备是医院医疗、科研、教学等各项业务的物质基础,高效的设备维护管理是医院追求高效率、降低成本的关键手段,是提高医院经济效益的前提。没有运行良好的医疗设备作保证,医院的各项业务工作就无法正常进行,现代化医院管理中实现最优控制的目标就无法达到。因此,加强医疗设备管理不仅是医院开展医疗、科研、教学工作的重要基础,也是实现医院最优化管理的保障。

第一节 医疗设备管理概述

医疗设备的现代化是医院现代化的重要标志,先进适宜的医疗设备可以帮助医生达到准确定位、定性、定量诊治疾病的目的,从而大大提升医院的医疗水平。因此,具有一定规模的现代医院,一定要装备反映现代科学技术水平的医疗设备。本节概括叙述医疗设备的概念、医疗设备管理的原则及特点、医疗设备管理的组织及其职能等内容。

一、医疗设备的概念和特点

医疗设备是指在医疗卫生工作中所应用的具有较高技术水平的仪器、装备、器具、机械装置等产品。为了控制卫生费用过快增长,维护患者权益,促进卫生事业的健康发展,国家对于大型医疗设备的管理尤为重视。卫生部、国家发展和改革委员会、财政部于2004年发布《大型医用设备配置与使用管理办法》,自2005年3月1日起施行。大型医用设备管理品目由国务院卫生行政及有关部门确定、调整和公布。大型医用设备管理品目分为甲、乙两类。资金投入量大、运行成本高、使用技术复杂、对卫生费用增长影响大的为甲类大型医用设备(以下简称甲类),由国务院卫生行政部门管理。管理品目中的其他大型医用设备为乙类大型医用设备(以下简称乙类),由省级卫生行政部门管理。第一批大型医用设备管理品目中甲类有 X 射线-正电子发射计算机断层扫描仪（PET-CT，包括正电子发射型断层仪即 PET）、伽玛射线立体定位治疗系统（γ刀）、医用电子回旋加速治疗系统（MM50）、质子治疗系统及其他未列入管理品目、区域内首次配置的单价在 500 万元以上的医用设备；乙类有 X 射线电子计算机断层扫描装置（CT）、医用磁共振成像设备（MRI）、800 毫安以上数字减影血管造影 X 射线机（DSA）、单光子发射型电子计算机断层扫描仪（SPECT）、医用电子直线加速器（LA）。这些设备价格昂贵、诊治效果突出、检查收费高、技术复杂。一般来讲，用高新技术装备起来的现代化医疗设备，大多具备以下特点。

1. 技术综合程度高

如 CT、MRI、伽玛刀、PET 等医疗设备集声、光、机、电、计算机、新材料等高新科技成果为一体，均具有精密的设计、复杂的结构、智能化的电脑控制、全自动的数据图像处理系统，使医疗设备具有技术精度高、运算速度快、操作程序化、数据处理自动化、稳定性和重复性好等特点，其技术综合程度大大提高。

2. 技术更新周期缩短

现代科学技术的发展日新月异，使知识更新周期大大缩短。知识技术的更新，带来的是新技术、新型号、新品种的医疗设备，产品陈旧化的速度加快，从而使医疗设备的技术寿命也相应缩短。以 CT 为例，从第一台样机临床试用至今，在短短 20 多年的时间里不断进行产品的改进，新产品的图像扫描时间已大大缩短，清晰度大大提高。

3. 结构一体化和操作自动化

设备研制者更多采用了集成电路进行医疗设备一体化的结构设计、制造，使设备性能更趋稳定和可靠，维修起来也简便易行，同时，由于在医疗设备上大量采用了计算机控制，使操作的自动化程度大大提高。如全自动生化仪，把样品按规定输入后，仪器能根据设定的程序进行自动检测、数据处理和打印，其操作完全实现了自动化。

二、医疗设备管理的原则

1. 动态管理原则

动态管理原则就是根据具体的实际情况采用灵活应变的管理方式。可以针对设备的不同类型、不同性能和不同科室，有时甚至要根据不同需要对医疗设备采取不同的有针对性的管理办法。在制定相应的管理办法时要因时、因地、因人制宜，不可千篇一律，也不可一成不变。

2. 系统管理原则

医院设备管理是整个医院管理系统中的一个子系统，要求设备管理部门树立整体观念，克服部门所有的不良倾向。要从最大限度地发挥设备的整体功能和效益的角度来评价设备管理的成效。因此，对设备实行系统化管理，就是要最大限度地发挥设备效能，防止医院不必要的资源浪费。

3. 经济管理原则

经济管理原则是指在医院设备管理过程中，必须遵守经济规律和价值规律，充分发挥医院设备资源的效能，在仪器设备的购置、使用、保管、维修、更新等一系列具体工作中，都应进行成本核算，讲究经济效益。

三、医疗设备管理的内容

医疗设备是重要的卫生资源，技术精密，购置经费多，要求人员素质较高。管理是否合理、配置是否得当，其获得的综合效益反差十分明显。医院医疗设备管理的主要内容包括装备管理、技术管理和经济管理。

1. 装备管理

装备管理是指在对整个医院中长期发展规划进行充分论证的基础上，根据不同时期医院业务的不同需要，适时引进或淘汰相应医疗设备的计划管理模式。

1）中长期装备规划。从管理角度要求，各类医院都应有三年、五年或更长期的远景规划，该规划与医院能否持续发展和不断提高医疗服务质量密切相关，是医院决策者不容忽视的重大问题。其中包括医院发展规模、人员增减、科室建设、业务拓展以及与此相适应的医疗设备的更新、改造和增加投入等内容。

2）年度购置计划。年度购置计划是指一个财政年度医院设备的装备计划。一般是由医院领导层根据医院规划和下年度的医、教、研目标，以及各科室的需求和医院资金情况，从整个医院发展全局考虑，综合平衡后确定的下一年度设备的购置计划。

3）临时申购。在执行年度购置计划的过程中，由于情况变化需要对年度计划做必要的修正和适当的补充，可通过临时申购加以解决。使用单位可填报设备申购表，写明用途、配套条件、人员培训、收费标准等事项，经设备管理部门审核提出意见，报医院领导批准后进行购置。

2. 技术管理

技术管理是保证医疗设备始终处于良好工作状

态的管理工作,包括购置前对计划装备设备的技术性能、先进程度、安全可靠性、临床使用效能等方面的调研和技术评价,购置过程中对厂家、型号的选择,设备到货后的验收安装、建档保管、使用维修、计量校验以及报损报废等各个环节的管理。由此可见,技术管理是医院设备管理的核心内容。

3. 经济管理

经济管理包括医疗设备的库存管理及对设备使用过程中的成本核算、效益分析、设备的折旧、报废等相关问题的管理。

四、医疗设备管理的组织及职能

医院医疗设备的管理部门是医院设备科。设备科在院长和分管院长领导下开展工作,是向院长提供医院设备装备决策信息和对全院设备实施全方位管理的职能科室。另外,医院还应成立以临床专家为主体的医院设备专家委员会,以保证医院设备购置的正确性和管理的有效性。设备科的主要职责如下:

1) 制订医院设备装备规划和年度采购计划。根据医院中长期发展规划制订医院设备装备规划;根据各科室的请购计划和医、教、研的实际需要,编制年度采购计划,呈报院领导批准后执行。按国家和卫生部门有关规定,需要主管部门审批的要及时报批。

2) 制定管理制度。制定和审查全院及各科室仪器设备的管理制度、管理办法及实施细则。

3) 组织实施设备管理。组织实施医院设备的装备规划和执行计划,切实做好设备管理过程中的采购、安装调试、维修保养、调剂使用、更新改造、报损报废、计量检查、统计上报等一系列日常管理工作。

4) 收集管理信息资料。收集整理有关医院仪器设备管理的信息资料,进行必要的综合、分析,再视情况分类保存或送阅,为医院领导决策提供依据,为技术人员提供相关服务。

5) 技术培训。组织和指导相关医务人员掌握设备的使用方法和要领,对医务人员进行有关医学工程技术方面的知识培训。

6) 日常事务。承办医院设备管理委员会的日常事务工作。

第二节 医疗设备的选择与评价

一、医疗设备装备和选择的一般原则

由于各类医院的规模不同,其任务、人员状况和技术条件不尽相同,因而各类医院的设备装备标准也不可能完全一致,但在设备选择时应遵守一些基本的原则。

1. 索证原则

购置医疗设备必须索取该设备的医疗器械产品注册证、生产许可证。所购产品必须是经过医疗器械行政管理部门审核,批准进入市场的合格产品。严禁购买无证产品。

2. 先进优质原则

先进优质是指所购置的设备必须技术先进、产品成熟、质量上乘。所谓技术先进是指该产品应用的设计原理及其结构具有科学性、先进性,其主要技术参数在同类产品中处于领先地位;产品成熟是指该产品经过系统、大量的临床实验,证明性能稳定,且已正式批准批量生产,目前已有众多用户,反应良好;质量上乘是指产品的可靠性、安全性及耐用性在同类产品中名列前茅。

3. 功能适用原则

在选购医疗设备时,一定要坚持功能适用的原则,做到物尽其用,最大限度地利用和发挥仪器设备的资源优势。反对那种在选购设备过程中盲目追求高、精、尖,功能越多越好的心态,一定要从临床工作的实际需要出发,选择最具有实用功能的设备。过多地选择不常用的功能就是一种浪费。

4. 经济实用原则

选购仪器设备时,应首先确定其应用的范围和对象,进一步确定所选仪器设备的功能,在此基础上,本着尽可能节约的原则,进行选购。首先,要确定价位,即根据对市场信息的深入调查分析,比较同类产品的功能和价格,确定自己医院可以承受的价格,以此选择和确定厂家;其次,要追求高性能价格比和低成本消耗。性能价格比的高低是决定医院是否购买的重要因素,它反映了产品的功能与价格之间的关系。一般而言,设备功能越强,价格越低,其性价比越好。在采购医疗设备时,应尽可能地选择高性价比的仪器设备。同时还需要考虑仪器设备投入使用后的维护成本问题,如水、电、气、人工、材料消耗等。特别要考虑消耗材料的来源与依赖性,应尽可能选择使用容易购买且消耗性材料成本较低的仪器设备;第三,要选择灵活、优惠的付款方式,仪器设备订购过程中,涉及各种各样的付款方式,其中应选择付款时间最晚的方式,使投资风险降到最低程度。

5. 售后服务原则

良好的售后服务包括生产厂家及时提供对操作

人员和维修人员分别进行的技术培训,提供完整详细的相关资料和维修手册,免费保修的时间长短及售后维修的响应时间、排除故障的能力、及时供应零部件等。

二、医疗设备的评价

设备评价是医院设备管理的重要工作,也是领导层决策的依据,由设备部门负责,对设备进行综合评价,再提交医院领导决策。设备的评价主要有以下几方面。

1. 计划性与可行性

计划性就是购置设备必须有医院的事业计划和财务预算作为依据,即事业计划、财务预算和设备购置计划三者必须协调一致,互相衔接,避免在管理上产生混乱,更要防止盲目购置。可行性是指医院现有的客观条件是否容许购置某种设备,主要包括两个方面,一是资金来源(引进设备尚须有外汇额度、用汇指标)是否已经落实,二是医院目前是否具备使用这一设备的条件,如有无使用安装和维修的技术力量及有无房屋空间等。如果条件不具备,近期也无法达到,则不应急于购置。

2. 需求评价

指购置此项设备的必要性,如购置的理由、需求的紧迫性、内部有无潜力、有无替代办法、能否将原有的设备修复使用、能否组织专管共用或协作共用等。

3. 技术评价

技术评价包括技术性能如何、是否过时及设备临床应用时的效能特点、自动化程度、准确性、精密度等一系列参数,还要考虑精度和准确度的持续性、稳定性、可靠性以及零件的耐用性等。其中最主要的一点是看该设备的性能是否符合技术要求。

4. 经济评价

设备的经济评价主要指设备选购阶段评价设备的成本效益,这可从两方面做出评价:

1) 评价设备购回后是否能充分发挥其功能,是否有助于"技术水平"的提高等。

2) 评价投资回收期。回收期越短,投资效果越好,由于科学技术的发展,设备更新的速度加快,对设备投资回收期相应的要求缩短。投资回收期的计算方法如下:

设备投资回收期(年)=

$$\frac{设备投资总额}{每年工作日数×每日工作次数×每次收费数}$$

三、医疗设备的选择

在医疗设备市场上,同类设备往往有很多品目或型号,设备管理者应在装备和选择基本原则指导下,在符合评价诸要素的产品中选择适宜的型号,也即选型。在具体操作时要把握好以下几点:

1. 了解和比较性价比

在广泛收集国内外有关该设备信息的基础上,比较各型的优缺点和价格,再在性能质量与价格之间进行权衡,尽量选择价廉物美的设备。

2. 精度要适宜

对于精度的选择,要从实际需要出发,不能盲目地追求高、大、精、尖,应讲求实效,实用即可。

3. 进口设备要谨慎

引进设备时,一定要注意不要引进国外已经或者将要淘汰的设备。另外要注意化学试剂、消耗材料及零配件的补充问题,有时一台主机可能不贵,但必须长期使用国外厂家的试剂材料,因而每年都要花费不少外汇,实际上增加了成本。

4. 可修性要好

可修性又称易修性,它直接影响设备维护和修理的工作量和费用。可修性好的设备一般是指结构简单、零部件组合合理、易于拆卸修理、零件互换性强的设备。一般来说,设备越复杂,维护和修理的难度就越大,同时,还要有相应的维护和修理的专门人员和技术,对备品配件等物资器材的要求也越高。因此选型时,要考虑到供方提供有关资料、技术、器材的可能性和持续的时间。

为慎重起见,对大型设备应做可行性研究和专题技术论证,写出论证报告,必要时还可组织同行评议,充分做好设备的选择工作。

四、医疗设备的购置

1. 采购方式

1) 集中采购。即到国内外大型的医疗设备订货会或展销会上采购。这种采购的好处是:一方面可以做到货比三家,更好地评价欲购仪器设备的性价比;另一方面,由于是集中购货,可享受相应的优惠,节省费用,特别是在展会后期往往可以得到更大的优惠。

2) 市场采购或向厂家订货。目前,医疗设备基本实现了市场运作。一方面有很多的医疗设备商业经营公司,他们提供了多种医疗设备;另一方面,各种医疗设备设计生产厂家同时也具备独立销售权,可以自行销售自己的产品。因此,医院可以通过市场采购或者直接向厂家订货的方式来满足对设备的需求。

2. 购货方式

采购医疗设备主要有招标采购、现货交易及签订合同等方式。

1）招标采购。为提高经费投资效益,保护医院利益,保证项目质量,避免“暗箱”操作,增加设备采购的透明度,一般对大型医疗设备的采购提倡采用招标的方式,就是根据《中华人民共和国招标投标法》要求,对大型和批量大的设备采取公开招标采购方式。

2）现货交易。现货交易是零星采购中常用的一种直接交易方式,它以实际标价为依据,用现金或支票结算后,即可验收提货。

3）签订合同。签订经济合同的形式是现阶段医院采购仪器设备过程中采用最多的一种购货方式,就是根据经济合同法规范买卖双方的行为,一经签字,双方就必须严格遵守和履行。

第三节　医疗设备的使用管理

医院医疗设备的使用管理是指设备从到货起,经过验收入库、出库发放、建立财产账目和技术档案、使用率调查等一系列程序,直到设备报废为止这一全过程的管理。购置设备的目的是为了使用,设备只有在使用过程中才能发挥其作用。所以使用管理是十分重要的环节。这个环节的任务,可以概括为两个方面:一是设备在使用过程中保持良好的运行状况及安全性;二是提高设备的使用率,追求更大的社会效益和经济效益。

一、医疗设备的常规管理

（一）制度管理

医院设备尤其是大型医疗设备其使用管理要有一系列工作流程,为使这一流程的惯性运行处于良好状态,应当制订一些规章制度:

1）装备计划编制与审批制度。

2）设备采购、验收及仓库管理制度。

3）设备技术档案制度。

4）设备性能及计量管理制度。

5）设备使用操作规程。

6）设备使用、维修、保养制度。

7）大型设备专管共用制度。

8）设备使用人员考核制度。

9）设备领发、破损、报废、赔偿制度。

10）设备管理人员岗位责任制度。

（二）技术管理

技术管理是指为使运行中的医疗设备保持完好状态,充分发挥设备效能而采取的各种技术保障措施的总称。设备的技术管理贯穿于整个设备管理过程中,从开始的可行性论证和到购置使用过程中的试机、操作、功能开发和维修,直至最后阶段的报损、报废的技术鉴定等都离不开技术管理。在设备使用阶段其主要包括验收、培训和维修三个方面。

1. 技术验收

大型医疗设备技术验收必须一丝不苟,一般包括数量和质量两方面。

1）数量验收。原则上应有双方人员同时在场。主要是清点数量和检查外观有无破损情况。对于发现的问题应逐项记录。

2）质量验收。根据厂方提供的设备技术资料及使用说明书,按规定进行安装、调试,逐个测量相应的技术参数并记录在案。再将测定结果与设备出厂技术指标及允许误差范围相比照,分析评估其质量状况,做出设备的验收结论。对达不到原定技术指标的医疗设备,可作退货处理或进行质量索赔。

2. 技术培训

医疗设备关系到患者的安全和检查治疗的质量和效果,所有上机操作的医技人员,必须经过严格的技术培训和考核,未经上机培训和考核不合格者,一律不准上岗操作。培训的重点是医疗设备的基本原理、结构及主要功能,使用操作规程和方法,正常运行状态与非正常运行状态的鉴别和处理以及测试结果的正确分析等内容。

3. 日常维修与保养

坚持日常维修、保养并对故障进行修理,是延长设备自然寿命并提高其完好率的重要举措。具体内容将在第四节专门讲述。

（三）账目管理

医疗设备必须有专账管理,要求账目健全,数量准确,账账相符,账实相符。所谓账账相符,即是设备部门的明细账金额要与财务部门总账的金额相符。所谓账实相符,即是清点实物时,实物应与分类明细账相符。大多医院还采用账卡制,每件设备分类分户建账定卡。卡片上列有编号、品名、规格、数量、金额、特征、增减变化、财产变动情况。每次清产核资都必须做到账目、卡片与实物三相符。目前设备管理大都纳入计算机管理系统,更加方便快捷。

(四)档案管理

医疗设备档案是指医疗设备出厂时随机携带的原始文件资料和安装调试使用维修过程中形成的文件资料,是医疗设备使用管理维修的依据。医疗设备档案应集中统一管理,确保医疗设备档案的完整、系统和安全。

对于大型及贵重精密的仪器设备,都应建立技术档案。贵重精密仪器设备的划分可采用价格与精密度相结合的办法。

每种大型设备的技术档案卡片有三份:一份"正本"由设备部门保管,存入档案袋内,保存这一设备的全部有关资料,包括购置过程中的文件、订货合同、验收记录、说明书、图纸、技术资料等;一份"维修副本"交专职维修人员,记录仪器的重要特征和校验结果,基本测定数据以及维修记录;另有一份"使用副本"交设备的使用保养人员,主要记录设备的使用情况、内部转移记录,以及交接时的检验记录。

(五)使用率评价与管理

1. 设备使用率的概念

设备使用率是指设备使用的频次和效率,是评价医疗设备使用管理的一个主要指标。大型医疗设备购置的成本高,设备购置后的使用率极为重要,应提高设备的使用率,充分发挥设备使用价值,从而获得较好的经济效益,是设备使用管理的一项重要任务,也是减少设备资金占用比重,缩短设备回收期的关键性措施。

2. 提高设备使用率的措施

为提高设备使用率,可采取下面一些措施:

1) 成立中心实验室或专科检查室(如功能检查室、内窥镜检查室、超声心动图检查室等),集中大型仪器设备为全院各科提供服务。

2) 对大型贵重设备实行专管共用,即有专人管理,各科共同使用。

3) 规定设备的使用时间,以小时/年(或周)为计算单位,低于这个值的应予调出或责令改进。

4) 采用经济管理手段,把使用同经济效益挂起钩来。例如,试行固定资产有偿占用,提取医疗设备折旧费,也可用计算投资回收期的办法进行单机核算,还可以采取经济技术承包的办法,定额承包,超额计奖,以调动医务人员的积极性。

5) 定期进行使用率的调查研究与监测,及时发现问题解决问题。这种调查与监测是掌握设备使用情况的一个有效措施,应当坚持。

3. 设备使用率的计算方法

评价或考核设备使用率的指标及科学的计算方法,目前仍然是一个有待在实践中进一步探索的课题,这里介绍两种方法,供研究参考。

1) 计时法。即按照该设备每周正常运转使用的时数计算,大于 30h/周,为使用率高;20～29h/周,为使用率一般;10～19h/周,为使用率较低;1～9h/周,为使用率低。

2) 计算设备使用率法。

$$设备使用率 = \frac{实际月诊治人次(或时数)}{日诊治人(次)数(或时数)定额 \times 月工作日} \times 100\%$$

日诊治人数定额可根据设备的诊治能力,结合医院的实际情况,并参考历史的经验和统计数据来确定。

二、医疗设备的更新改造和折旧管理

(一)设备的更新改造

设备需要更新、改造的情况主要是由设备的损耗及其寿命所决定的。

1. 设备的损耗

设备损耗分为有形损耗和无形损耗两种。

1) 有形损耗,也叫物质损耗,可以实际看到设备的机件坏损,其中主要是使用过程中的自然磨损。有形损耗造成设备机件的物质损耗。

2) 无形损耗一般有两种情况:一是随着生产厂家劳动生产率的提高,同类产品的再生产费用下降,造成原有同种设备发生贬值;二是由于技术的提高,新的、具有更强功能和更高经济效益的设备会不断涌现和推广,造成原有设备经济价值的相对降低,也可以使原有设备发生贬值。无形损耗造成设备价值的相对贬值。

2. 设备的寿命

一般来讲,设备寿命分为三类,即物质寿命、经济寿命和技术寿命。

1) 物质寿命是指设备使用过程中,由于有形损耗导致老化损坏,无法修复,其物质寿命即告终结。

2) 经济寿命是指当有形损耗导致设备老化,需反复换件维修,其维修费用过高,超过其使用价值时,经济寿命即应终止,若超过经济寿命勉强使用,将在经济上得不偿失。

3) 技术寿命是指设备物质寿命和经济寿命尚未

终止,但可替代的新技术设备已经出现,使原有设备因技术落后而失去使用价值,其技术寿命随之终止。

凡是遇到有形损耗和无形损耗造成设备运行困难或由于种种因素造成设备的寿命终结时,就应考虑对原有设备进行改造或更新。否则,将直接影响临床对患者的诊断与治疗,同时对医院的经济效益造成重大损失。

(二)设备的折旧管理

1. 折旧的依据

仪器设备的折旧取决于仪器设备的耗损程度,即根据设备有形损耗与无形损耗的程度,正确计算折旧费的提取。

2. 影响折旧的因素

1) 仪器设备的原始价值,即设备购入时的价值。

2) 折旧的年限。目前医院还没有统一的折旧规定和折旧年限,各单位正在摸索试行。如有的医院以仪器设备原值的 $10\% \sim 15\%$ 提取设备更新和维修费用,实质上它类似于折旧费。

3) 仪器设备净残值是指预计的仪器设备报废时可以收回的残余值扣除预计清理费用后的数额。

3. 设备折旧的计算

仪器设备的折旧计算,实质上是确定如何将仪器设备的原值分摊到医疗成本中去。目前常用的折旧方法有以下 4 种:

1) 使用年限法。即按照设备的预计使用年限平均计算提取设备折旧额,其公式如下:

$$设备年折旧率 = \frac{1-预计净残值率}{折旧年限} \times 100\%$$

$$月折旧率 = 年折旧率/12$$

$$月折旧额 = 设备原值 \times 月折旧率$$

其中:

$$设备预计净残值率 = \frac{预计残值-预计清理费用}{设备原值} \times 100\%$$

这种方法的优点是简单明了,计算容易,每年计提的折旧额相等,主要适用于有形损耗大,且这种损耗又是逐年发生的仪器设备,如贵重仪器设备及机械类设备。

2) 工作量法。工作量法是按设备从使用到报废全过程的总工作时数和总工作次数计算折旧的方法。其计算公式为:

$$每次(小时)折旧额 = \frac{设备原值 \times (1-预计净残值率)}{预计工作总次数(或总工作小时数)}$$

$$月折旧额 = 每次(小时)折旧额 \times 当月工作次数(小时数)$$

此法适用于折旧额与工作量的负荷成正比的仪器设备,如纤维内镜、救护车等。

3) 双倍余额递减法。它是以使用年限法计算的折旧率的 2 倍,乘以逐年递减的仪器设备账面净值来计算折旧的方法。其计算公式为:

$$年折旧率 = \frac{2}{预计使用年限} \times 100\%$$

$$月折旧率 = 年折旧率/12$$

$$月折旧额 = 仪器设备账面净值 \times 月折旧率 = 年折旧额/12$$

双倍余额递减法的特点是各年折旧额从大到小呈递减趋势。主要用于无形损耗大的仪器设备,特别适用于高科技的电子医疗设备。

4) 年数总和法。它是将仪器设备的原值减去净残值的净额乘以一个逐年递减的年折旧率,来计算每年的折旧额。年折旧率的计算是将设备尚可使用的年限,除以全部使用年数的逐年数字之和。例如某项设备的使用年限为 5 年,则年数总和为 $1+2+3+4+5=15$,其各年的折旧率分别为 5/15、4/15、3/15、2/15、1/15。将此折旧率乘以该项设备应折旧的价值,即得各年的折旧额。

第四节　医疗设备的维修与保养

医疗设备在使用过程中,由于设备本身或人为因素或客观条件改变常会发生故障或损坏,影响临床使用,在这种情况下医院管理者必须及时组织力量尽快修复以便投入使用。在平时,对各种医疗设备的维护与保养也是至关重要的。CT、磁共振等大型医疗设备技术复杂,科技含量高,需要一支技术水平高、经验丰富的高素质技术队伍进行维护和保养,才可能充分发挥仪器设备的最大效能。本节重点阐述大型医疗设备的维修与保养,包括设备维护组织及职能、设备维护与保养、设备修理及设备技术状况的评价等内容。

一、医疗设备维修组织及其职能

医院不论其规模大小,均需有计划地培养和配备维修人员,大医院尤其应建立一个专职的设备维修机构,归属设备管理部门,以便在大型医疗设备出现故障时能以最快的速度将设备修复,对于需要较强专业维修技术的大型医疗设备要及时向设备提供方报修和尽快修复,保证临床应用。

医院医疗设备维修组织的职能主要有以下几方面:

1）负责医疗设备的维修。

2）负责仪器设备的检查和预防性维修。

3）对各科使用的设备实行技术指导和监督。

4）设备维修和保养的技术培训。

5）协助设备管理部门和院领导购置设备，审定、并负责验收和安装。

6）收集相关信息，对外提供咨询服务。

二、医疗设备的维护保养

医疗设备的维护保养主要包括日常保养和定期检修两部分。

1. 日常保养

1）表面清洁。检查运转是否正常，零部件是否完整等。

2）内部清洁。检查有无异常情况（如声音、湿度、指示灯等），主要是局部检查和调整。

2. 定期检修

定期检修是一种预防性的保养措施，由仪器保养人员会同修理人员共同进行，其主要任务是：

1）设备部件检查。检查设备的主体部分和主要组件，必要时更换易损部件。

2）设备运行状况检查。对设备的运行状况、工作精度或磨损程度进行检查、检验，针对发现问题，提出改进维护措施。

3）设备性能检查。主要是功能检查和精度检查，以测定设备的各项功能和精度是否符合仪器说明书和技术文件的要求。

4）设备的安全检查。设备的安全检查包括设备对人体的安全性、用电安全和周围环境的安全等方面的检查。

三、医疗设备的修理

医疗设备的修理主要是修复和更换已经损坏的部件，一般在设备发生故障不能工作时进行。

1. 医疗修理的类型

按修理时间可分为强制性修理、定期修理、检查后修理三种。

1）强制性修理。医院对一些必须严格保证安全运转和特别重要、复杂的设备应预先制定具体的计划，对检修日期、检修内容都有具体要求，必须严格按照计划规定进行，而不管设备的技术状况如何。

2）定期修理。根据设备实际使用情况，参考有关修理周期，定期进行修理。其优点是心中有数，有

利于安排人力，充分做好修理前的准备，缩短修理所占用的时间。医院的大型贵重精密仪器设备多采用定期修理。

3）检查后修理。根据设备检查中发现的问题，并参考以前的修理资料，确定修理的日期和内容。一般常规使用的医疗设备多采用检查后修理。

2. 医疗设备维修登记制度

仪器设备在保养维护和修理后必须登记并保存完整文字记录，这样做可以保存完整的设备技术档案，便于维修人员和医院管理者了解仪器设备的历史状况，也有利于对使用人、保养人和维修人的工作进行考核。设备维修登记内容主要包括：

1）设备修理日期和类别。

2）设备故障。设备故障包括使用人申诉的设备故障现象、修理人所见故障现象及故障原因。

3）故障排除方法。包括更换零件的名称、数量、电路改变情况、精度校正情况等。

4）修复后的检验和试机情况。

5）修理人和保养人签字。

四、医疗设备技术状况的评价

设备维修和管理的成效表现在保持设备良好的技术状况和正常运行上，设备的技术状况用设备完好率来表示。通过现场实地调查，对设备完好状况逐一考核，在此基础上计算设备的完好率，同时对设备状况不良以及已损坏设备而不能及时修复的原因做具体分析，以便采取措施加以改善。

1. 设备技术状态的分级

一般将设备技术状况分为 4 个等级：

1）设备完好。设备完好是指设备性能良好，运转使用正常，零部件齐全，无明显磨损变形和腐蚀，仪表指示系统正常。

2）设备基本完好。设备基本完好指设备主要性能保持良好，运转基本正常，出现故障较少，主要零部件齐全，虽有一定磨损、腐蚀，但均较轻微不影响使用，仪表指示系统基本正常。

3）设备状态不良。设备状态不良是指设备主要性能不良，经常出现故障，主要零部件受损明显，影响正常使用，仪表指示系统有一定程度的失调，需要停机修理或待修。

4）设备报废。设备报废是指设备已丧失主要性能，不能正常运转或使用受到严重影响，经常出现较大故障，主要零件不全，仪表指示系统失调。上述情况出现其一而又难以修复者，也就是说设备寿命终

结,无法运转时,经有关专家认定,即可报废。

2. 设备完好率的调查及分析

医院设备的完好率可用下面公式计算：

$$设备完好率 = \frac{完好数 + 基本完好数}{总件数} \times 100\%$$

设备完好率的调查应该定期进行,每年至少1～2次,根据完好率的调查分析,掌握医院设备的技术状况,反映设备维修管理的效果和存在问题,从而有针对性地采取措施,努力提高设备的完好率。应根据调查情况如实记录,对设备状态不良要做具体分析。

本章小结

人们常说"医疗质量是医院的生命线",而大型医疗设备则是这条生命线的重要物质基础,重视和加强大型医疗设备的管理是医院领导层的重要职责。大型医疗设备的购置必须要有计划性,在设备购置前必须做好充分论证,并认真进行需求评价、技术评价和经济学方面的评价;在购置时要注意根据各种要素做好设备选择;在购置后务必加强使用管理,要加强技术培训,加强相关科室之间的沟通和配合,千方百计提高设备使用率,充分发挥设备资源的效益。同时要注意设备的维护与保养,努力提高设备完好率,为临床应用提供保障。设备管理部门对大型医疗设备的运转情况和技术状况要定期进行检查和评价,发现的重大问题要及时向院领导报告,以便采取措施尽快研究解决或妥善加以处理,避免对医院医疗工作造成损失。

本章思考题

1. 现代医院配备的医疗设备包括哪些?
2. 医疗设备管理的原则及特点是什么?
3. 试述大型医疗设备管理的主要内容。
4. 如何充分发挥医疗设备的资源优势?

案例分析

某院是三级甲等医院,大型设备较多,全院设备固定资产近亿元。通常很多医院的大型设备都是厂家维修,一年下来维修费用不菲。近几年来,该院不但将这笔费用全部省下来,医疗设备的整体使用寿命也大大延长。做到这一点关键是要加强设备管理,做好维护、保养工作,在维修工作上挖掘内部潜力,搞好医疗设备安装、维修的全成本核算工作。其具体方案和细则如下:

1. 具体方案

1) 为了紧跟医院改革的步伐,需要改变陈旧的思想观念,切实落实各尽所能、按劳分配的原则,充分调动维修人

员的积极性,从而改进服务态度,提高服务质量,降低成本,保证全院医疗器械有较高的完好率,使医疗、教学、科研工作能顺利进行。

2) 设备科实行成本核算,根据省物价局制定的收费标准及行业收费标准,结合医院具体情况,综合计算医疗器械维护、维修及与之相关的服务成本、收入、成果等各项指标,向被服务单位收取相应费用,并依据核算的成本,取得相应报酬。

3) 成本核算必须以医疗、教学、科研为中心,遵守职业道德规范,努力提高工作效率,认真实行优质服务,切实做好保障工作。

4) 设备科实行专业化管理、社会化服务的方针,在完成本院的各项维护、修理业务的同时,接收外来委托的设备维修、维护任务,按标准收费。成立对外服务维修中心。

5) 明确规定院方和设备科各自的责任、义务和权利,设备科根据方案规定的精神,对方案实行规范化管理,承担规定的责任和义务。

2. 实施细则

(1) 收费

1) 直接为临床、医技科室及其他科室提供的服务,纳入设备科收入。

2) 提供服务后,服务者必须出具一式三联的工作记录单,由被服务科室的负责人或主管人员签字确认,作为结账凭证。工作记录单应交一联给被服务的科室备查。

3) 收费标准,遵循省物价局制定的标准及行业标准。

4) 为避免不合理收费,每一项目收费多少须由设备科统一掌握填写。被服务的科室对收费有异议的,可持工作单直接到设备科查询,或找设备科主管负责人裁决。

5) 设备科若有意超标收费,一经查实,除免收修理费外,院方可对其超收部分处以5倍的罚款。

(2) 维护

1) 医疗设备使用科室必须配合设备科做好设备的维护工作,设备科负责制定维护设备的计划及维护的技术标准。

2) 万元以上设备按5%收取维护费。

3) 30万元以上设备每年维护2次,30万元以下设备每年维护1次。

4) 每台万元以上贵重设备的维护工作完成后维护人员要填写工作记录单,由使用科室负责人或主管人员依据该设备的技术标准验收后签字确认。

5) 无特殊情况(如缺配件、维修资料等),仪器的完好率要保证在90%以上。

(3) 修理

1) 急救、手术中的设备抢修,必须在一刻钟内到达现场。

2) 一般故障,经管的维修人员若手头无修理工作,必须及时处理故障,较复杂的故障检修在3天内要有答复,复杂的一周内有答复。

3）可携带的小型仪器或在使用科室中修理不便的设备应送设备科修理，对于不便携带或大型的设备，维修人员要上门检修。

4）送设备科修理的设备修好后，修理人员必须及时电话通知有关科室前来验收领取。

5）凡送设备科修理的设备，若当时不能修好，送修者应向检修者索取收物凭证，检修者或收物者应无条件出具收物凭证，待修好后，凭证取物。

6）凡修复的仪器、设备实行同一故障免费保修半年的制度，该免费保修限于价值5000元以上的仪器（注：凡配件寿命所致故障不属此保修范围之内）。

7）凡不能自行修复的设备、仪器，由修理人员负责填写外修申请单，经使用科室负责人签字确认后，设备科统一对外联系。

8）凡保修期内的维修工作，原则上由销售商负责，若厂商不能及时派员来院修理，需扣减销售厂家的质量保证金；另外，设备科应派人检测，修理工作完成后，被服务科室的负责人或主管人员应在工作记录单上签字确认。设备科凭证记录单到综合办结算，其费用的20%由设备使用科室支付，80%由医院支付。

9）节假日（包括星期天）时间里的修理和夜晚应急加班修理的收费，原则上在原维修费的基础上加收30%。

10）设备科配合厂家完成的设备搬迁、维修、安装，设备科按正常维护收费价格5%。纳入科室收入，由医院支付。

（资料来源：王辉.2000.做好医疗设备维修管理工作的做法.中国医院管理，11:42）

案例思考题

结合所学知识，谈谈该医院在医疗设备的维护管理工作中有哪些可取之处。

第十三章 医院财务管理

学 习 目 标

1. 理解财务管理的基本内容；掌握筹资的一般原则。
2. 熟悉医院财务预算管理的内容。
3. 熟悉医院成本核算的内容。
4. 掌握财务分析的基本方法和分析内容。
5. 了解医院审计管理的内容。

引 导 实 例

2004 年，北京朝阳医院进行了医院全成本核算项目的试点工作。与科室核算相比，全成本核算实现了财务会计和责任会计双轨制的并轨，使成本核算与会计核算结果保持一致，医院财务管理得到进一步的规范和提高。

统一的核算结果反映了科室真实的盈亏状况。通过多种成本分析法对科室做出分析和判断，知道科室经验决策，改变了原来只能在会计核算后由医院高层做事后控制的被动局面，从而使各科室能够控制自己的可控成本，形成全面成本管理的新局面。

通过全成本核算，客观反映了医院各种成本产生与形成的过程，充分显示了各核算单位的成本来源与构成情况，为医院进行资源配置与实用提供数据支持，在提高资源利用率、减少浪费等方面发挥导向作用。

实施全成本核算的前三年，业务方面门急诊人次增加 25.55%，年出院人次增加 23.08%，医院资产总值三年增长 29.18%，其中固定资产增长 20.02%。在社会附加成本（如能源、材料、基建）逐年加大的情况下，朝阳医院三年来每诊次收费水平减少 1.74%，每床日收费水平减少 7.69%，实现了患者人均消费的逐年降低，切实减轻了患者的负担。在受到医保限制和物价调整等诸多因素的影响下，朝阳医院年收益三年提高 9.91%，成本收益率增加 38.83%，职工人均收入也增加了近 12.49%。

全成本核算的实施，使朝阳医院真正实现了政府、患者、医院、医务工作者四方权益的均衡发展和有效保障，形成了多赢局面。

（资料来源："朝阳医院版"全成本核算，中国医院院长）

第一节 医院财务管理概述

随着我国经济体制改革的不断深入和市场经济的日益完善，医院财务活动的新内容层出不穷，使医院的财务关系越来越复杂，医院的财务管理显得越来越重要。搞好医院财务管理对于制定医院的经营机制和发展战略，重视资金的科学筹集、合理使用、严密控制和管理，使医院回避风险，求得发展，对实现医院目标具有十分重要的现实意义。为此财政部和卫生部联合规定，自 1999 年 1 月 1 日起执行新的医院财务制度，同时废除过去与之相抵触的有关制度规定。

一、财务管理目标

财务管理是研究资金运动及其规律的科学，医院财务管理是对医院有关资金的筹集、分配、使用等财务活动所进行的计划、组织、控制、指挥、协调、考核等工作的总称，是医院经济管理的重要组成部分。医院财务管理与企业财务管理目的不同，企业财务管理要对其所有者负责，完全为市场化经营，企业财务管理追求的是利润最大化，而医院则必须在充分考虑社会效益的前提下，医疗服务价格严格遵从政府定价，不得进行无序的市场竞争，不以盈利为目的。

医院在遵守政府相关卫生政策前提下，根据医疗服务的需求，提供医疗服务，并且得到合理的经济补偿。因此，医院财务管理就是要充分利用医疗技术、设备、资金等卫生资源，向社会提供优质高效服务，从而满足市场需求。医院财务管理的目标具体如下：

（1）创造足够的收支结余。收支的结余表明医院新创造的财富（应该是按照收支配比原则加以计算的），结余多说明医院的经济运行质量较高。没有结余甚至入不敷出的医院是很难去实现其社会效益和公益性的。

（2）医院资产保值增值。公立医院的最大"股东"是国家。作为投资主体，国家开办医院的目的是要求医院为社会提供公平、价廉、优质的服务。因此，只有树立资产保值增值的观念，长期保持获利能力，不断增加盈余，才能为医院提供生存发展的基本条件。

（3）事业基金积累越多越好。医院事业基金的多少反映出一个医院的发展是否具有潜力。因为有了积累才能谋求发展，才能创造更多更好的医疗服务，并能获取更多的盈余。如果忽视了积累，医院的发展就没有后劲。

二、财务管理基本环节

医院的经济活动以医疗服务为主体，由此形成具有医院特点的财务管理环节。其基本环节有：积极组织医院收入，科学编制收支预算，规范医疗项目收费，合理控制成本费用；加强固定资产管理，做好会计报表决算；开展经济活动财务分析，进行财务监督检查。这些管理环节互相配合，紧密联系，形成周而复始的财务管理循环过程，构成完整的医院财务管理工作体系。

三、财务管理的基本内容

财务管理从起点到终点都是资金，其他资产都是资金在流转中的转化形式（图 13-1），因此财务管理的对象主要是资金管理。

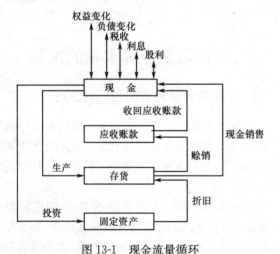

图 13-1　现金流量循环

图 13-1 所示的现金流量产出循环，表明了单位的经营与财务紧密的内在联系。由图 13-1 可知，医院的现金来源于所有者和债权人，医院用现金购买建筑物、医疗仪器等来提供各种医疗服务。同时用现金购买药品和雇佣人员。

医院经营的目标是社会效益，医院除了要注重医疗质量、病种治疗、患者权益外，从财务管理角度来看，还要提高服务项目的报酬率，降低财务风险，控制医疗成本上涨，按政策合理调整收费，不断完善医疗补偿机制，自求收支平衡，略有结余的财务报告体系。因此，为了实现这一目标，财务管理的主要内容是积极筹集经费、认真编制预算、参与投资、加强资产管理、做好财务决算、进行财务报表分析等。

第二节　医院的筹资管理

一、筹资概述

资金是经营单位的血液，是一切经营单位开展经营活动、管理活动的前提条件。筹集资金是经营单位因扩大经营规模或对外投资及调整资金结构的需要，通过一定的渠道，采取适当的方式获取所需资金的一种行为。

（一）医院筹资的意义

任何一个医疗机构，为了保证业务活动的正常进行，必须持有一定数量的资金。资金筹集既是医疗机构开展经营活动、进行投资的基础和前提，又是这些活动能够更大规模进行的保证。所以，筹资的数量与结构直接影响医疗机构的效益，进而影响其收益分配，因此医院筹资在医院财务管理中具有重要地位。

1）随着医疗体制的改革，医疗机构逐步走向市场，将成为真正的自主经营、自负盈亏、自我发展的经营者。医院为了发展，为了满足经营业务对资金的需要，客观上要求医院自主筹资。

2）随着我国经济体制改革的不断深化和社会主义市场经济的逐步建立，医院的融资环境不断改善，筹资渠道不断拓宽，筹资方式的多样性，使医院自主筹资成为可能。

3）自主筹资有利于调动医院的积极性，合理使用资金，提高资金利用效果。

（二）筹资的渠道

筹资渠道是指筹措资金来源的方向与通道，体现资金的来源与供应量。认识和了解各渠道及其特点有助于医院充分拓宽和正确利用筹资渠道。

目前，我国医院主要分为营利性医疗机构和非营利性医疗机构，根据 2000 年卫生部等国家八部委下发的关于《医疗机构分类管理》的文件精神，非营利性医疗机构不以营利为目的，主要是由国家出资兴办的，其筹资渠道主要是国家财政资金。营利性医疗机构财务管理和会计核算比照企业进行，其筹资渠道与企业筹资渠道基本类似。我国企业目前的筹资渠道主要有国家财政资金、银行信贷资金、非银行金融机构资金,其他企业资金、居民个人资金、企业自留资金、外商资金。

(三)筹资方式

筹资方式是指筹集资金所采用的具体形式,体现了资金的属性。如果说,筹资渠道属于客观存在,那么,筹资方式则属于经济主体主观能动行为。筹资管理的重要内容是如何针对客观存在的筹资渠道,选择合理的筹资方式进行筹资。认识筹资方式的种类及各种筹资方式的属性,有利于医院选择适宜的筹资方式并有效地进行筹资组合,降低成本,提高筹资效益。

由于营利性医疗机构是一种特殊的组织,因此其筹资方式与企业的筹资方式基本类似。目前,我国企业筹资方式主要有吸收直接投资、发行股票、银行借款、发行债券、融资租赁、商业信用等。而非营利性医疗机构筹资方式原先主要以国家财政拨款为主,但近年来,随着经济体制改革、医院产权制度的建立,其筹资方式也发生了相当大的变化,除了原有的国家财政拨款外,还出现了以下融资形式:吸收境外投资;合并办院,吸收其他医院资金;建立股份制医院,吸收职工个人资金;此外还出现了协作式负债等。

(四)筹资渠道与筹资方式的对应关系

筹资渠道和筹资方式是经营单位筹措资金的两个不同方面。筹资渠道解决的是资金来源问题,筹资方式则解决通过何种方式取得资金的问题,它们之间存在一定的对应关系。它们之间可能的对应关系如表 13-1 所示。筹资方式与筹资渠道的对应关系不是一成不变的,而是受一定的区域、时间,以及具体法规影响的。

表 13-1　筹资方式与筹资渠道的对应关系

项　　目	吸收直接投资	发行股票	银行借款	发行债券	融资租赁	商业信用
国家财政资金	√	√				
银行信贷资金		√	√	√		
非银行金融机构资金	√	√	√	√	√	
其他企业资金	√	√		√	√	√
居民个人资金	√	√		√		
企业自留资金	√	√				
外商资金	√	√			√	

按资金的性质不同,我们可以将医院筹措的资金分为权益资本和债务资本。权益资本又称为自有资本或自有资金,是医院依法筹集并长期拥有、自主支配的资金。债务资本又称借入资金或债务资金,是医

院依法筹措并依约使用、按期偿还的资金。主要包括银行或非银行金融机构的各种借款、应付债券、应付票据等。在一定的条件下,有些债务资本可转换为权益资本,如可转换债券。

(五)筹资的一般原则

在市场经济条件下,医院有许多筹资渠道,可供选择的筹资方式也越来越多。通过不同筹资渠道和不同筹资方式筹集资金,其具体过程是不同的,需要具备的条件和考虑的因素也不尽一致。但是无论通过哪种筹资渠道和筹资方式筹集资金,都必须遵循以下原则:

1) 合理性原则。合理测定资金需求量,筹资数量科学合理。

2) 效益性原则。拟定筹资方案时,必须以资本成本为主要标准。

3) 筹资与投资相结合原则。医院必须在已有比较明确的投资项目和资金需求的情况下进行筹资,以避免盲目筹资,同时,医院投资项目是否应该(值得)投资,必须事先考虑可能的筹资渠道和筹资方式、筹资数量和筹资成本能否支持投资项目。

4) 适度负债原则。负债既是一种财务策略,也是重要的经营策略。

5) 法规性原则。医院筹资必须遵循国家的法律,在特定的法律框架内实施筹资计划。不允许违法筹资,如在筹资过程中为违法资金"洗钱"等。

二、医院资金需要量的预测

(一)医院资金需要量预测的原则

1) 连续性原则。经济变量通常遵循连续性的发展规律,即在经济业务经营活动的环境不发生重大变化的条件下,经营业务本身保持某种惯性。理财活动也不例外。

2) 相关性原则。在财务活动中,影响医院资金运动的各种因素之间存在一定的相互依存、相互制约的因果关系。进行资金需要量的预测,必须搞清与资金需要量有关的因素。

3) 统计规律性原则。财务活动中,对某个财务指标所做的一次观察结果往往是随机的,但连续多次的观察结果就具有一定的统计规律性。

(二)医院资金需求量预测的方法

医疗机构在筹资之前,应当采用科学的方法预测资金需要量,只有这样,才能使筹集来的资金既能满

足业务经营的需要,又不会有太多的闲置。预测资金需要量的常用方法有:

1) 定性预测法。定性预测法也称判断预测法。主要利用直观的资料,依靠个人的经验和主观分析、判断能力,对未来资金的需要量做出预测。这种方法一般是在医疗机构缺乏完备准确的历史资料的情况下采用,参加人应是具有一定理论知识和综合判断能力的专家和专业人员。

2) 定量预测法。定性预测法是十分有用的,但它不能解释资金需要量与有关因素之间的数量关系,这就需要我们采用定量预测法,常用的定量预测法有比率预测法和线性回归法。

三、权益资金的筹集

权益资金也称自有资金,它是投资者向经营单位投入的且经营单位生产经营所需的各种资产,其出资方式可能是现金、厂房、机器设备、材料物资、运输工具、土地、无形资产等。其筹资方式主要有吸收直接投资和发行股票。

四、负债资金的筹集

我们可以在资产负债表中清楚地看出,经营单位的负债资金有长期和短期之分,其目的是要满足不同的资产对资金的需求。长期负债资金的筹资方式有长期借款、发行债券、融资租赁等;短期负债资金的筹集方式主要有短期银行借款、商业信用等。

第三节 医院财务预算管理

财务预算是医院年度资金运用的计划,也是年度业务的货币反映。医院财务预算由收入预算和支出预算组成。医院预算参考以前年度预算执行情况,根据预算年度收入的增减因素和措施,测算编制收入预算;根据事业发展需要、业务活动需要和财力可能,编制支出预算。医院要逐步采用零基预算方法编制预算。医院所有收支应全部纳入预算管理。

一、医院财务预算编制的原则

根据医院业务的特点,医院预算编制必须遵循以下原则。

1) 政策性原则。收支预算必须正确体现政府的方针、政策,符合财政法规的要求。

2) 可靠性原则。编制预算要坚持以收定支、量入为出、收支平衡、略有结余。不得编制赤字预算,以经济效益为主线,科学、合理、真实。

3) 合理性原则。预算编制时,收入要有依据,支出要考虑周全。尤其有两类支出,必须优先予以保证:一是人员经费、水、电、燃料费用;二是公务费和设备维修费用,这些费用是医院支出的重点。在预算编制时就要保证重点,兼顾一般,合理安排。

4) 完整性原则。医院的各项收入均纳入单位预算管理。各项支出也应完整地反映在预算中。其目的是为了便于经营管理者全面掌握医院的经济活动情况,报告工作,进行决策。

5) 统一性原则。为了便于考核检查各类医院的财务状况,国家统一设置了预算表格和计算口径、程序和计算依据。医院财务人员必须按照要求编制,便于管理部门审批。

二、医院财务预算编制的依据

医院编制财务预算前的基础工作应当是先编制业务预算、资本预算和筹资预算。财务预算按照各单位所承担的医疗服务业务的类型及其责任权限,编制的形式也不同。

业务预算是反映预算期内医院可能形成现金收付的医疗服务的预算。主要由医疗收入预算、医疗成本预算、采购预算以及各种期间预算。医疗收入预算是预算期内预算执行单位提供各种医疗服务可能实现的业务量及其收入的预算。医疗成本预算是预算期内预算执行单位为了实现医疗服务收入而在人力、物力、财力方面必要的直接成本预算。采购预算是预算执行单位在预算期内为保证医疗服务的需要而从外部购买的各项药品、材料等存货的预算。期间费用编制主要针对预算期内预期执行单位必要的管理费用、财务费用和其他费用的预算。

资本预算是医院在预算期内进行资本性投资活动的预算,主要包括固定资产投资、权益性资本投资和债券投资预算。由于目前权益性资本投资和债券投资并不多见,因此医院最主要的资本投资是固定资产投资。固定资产投资预算是医院在预算期内购建、改建、扩建、更新固定资产时进行资本投资的预算,应当根据医院有关投资决策资料和年度固定资产投资计划编制。

筹资预算是医院在预算期内需要新借入的长短借款以及权益性融资。其中权益性融资在民营医院中较为常见,并且随着医疗机构的改革,这一融资方式逐步也会在公立医院中出现。

三、医院财务预算的编制

业务预算、资本预算和筹资预算编制完成后，就可以着手编制财务预算了。财务预算编制应按照"上下结合、分级编制、逐级汇总"的程序运行，并且要逐步采用零基预算的方法进行编制。零基预算是对预算收支以零为基点，对预算期内各项支出的必要性、合理性或者各项收入的可行性以及预算数额的大小，逐项审议决策，从而予以确定收支水平的预算。

各预算执行单位按照预算目标，结合自身的特点以及预测的执行条件、提出详细的本单位的财务预算方案，并上报医院财务部门。财务部门对各预算执行单位上报的财务预算方案进行审核、汇总，提出综合平衡的建议，并对发现问题提出初步调整意见反馈给有关预算执行单位予以修正。然后，医院财会部门根据年度事业计划提出预算建议数，经主管部门审核汇总报财政部门核定。

四、财务预算的执行

医院财务预算一经批复下达，各预算执行单位就必须认真组织实施，将财务预算指标层次分解，从横向和纵向落实到内部各单位、各环节和各岗位，形成全方位的财务预算执行责任体系。医院应该将财务预算作为预算期内组织协调各项医疗服务的基本依据，将年度预算细分为季度和月度预算，以分期预算来保证年度财务预算目标的实现。在预算执行中尤其要注意医院现金流的预算管理，按时组织预算资金的收入，严格控制预算资金的支付，调节资金收付平衡，控制支付风险。对于预算内的资金拨付，按照授权审批程序执行。

财务预算在预算期内一般不予调整。在医院预算执行过程中，如果上级下达的事业计划有较大调整或由于国家有关政策的变化对预算执行影响较大时，医院必须报经主管部门或财政部门调整预算。对预算执行影响较小时，由医院自行调整，报主管部门备案。

五、部门预算管理

部门预算通俗地讲就是一个部门一个预算。推行部门预算对医院管理水平，对加强财务监控，降低医院经营成本，有积极的作用。进入 WTO 后，市场经济越来越发展的今天，医院业务收入风险因素及诸多不确定因素越来越多。因此，在医院管理理念中引入部门预算管理显得十分重要。

医院部门预算包括：收入、支出预算，专项资金预算，基本建设预算。部门预算的作用如下：

1）通过编制预算，使许多潜在的困难尽可能地事先遇见，从而防患于未然，帮助医院改善未来的业务策略，降低医疗风险。

2）使用预算可以提醒医院管理者考虑在新的市场环境中可能产生的收入、成本和结余。依据新的情况所做的预算作为评价管理业绩的标准，更能反映医院财务管理的水平。

3）能加强医院内部各部门之间相互协调和沟通。通过预算可以促使各部门不仅考虑本部门的工作目标，还要考虑其他各部门与整个医院总体间方方面面的关系；通过预算可以使每个部门、每个员工知道自己在一系列配套计划中的工作目标，可以促进医院各部门间相互协调与沟通，从而提高医院的工作效率。

4）通过部门预算，主管部门加强系统管理，集中资金调度，协调医院间的发展，制定系统预算管理政策，比较符合现代医院管理的服务理念。

六、支出及成本费用管理

根据卫生部、财务部 1998 年颁发的《医院财务制度》，医院支出是指医院在开展业务及其他活动中发生的资金耗费和损失。它包括：

1）医疗支出，即医院在医疗过程中发生的支出，包括在开展医疗业务活动中的基本工资、补助工资、其他工资、职工福利费、社会保障费、公务费、业务费、卫生材料费、修缮费、设备购置费和其他费用。

2）药品支出，即医院在药品采购、管理过程中发生的支出。

3）其他支出，即医疗、药品支出以外的支出。包括被没收的财物支出、各项罚款、赞助、捐赠支出、财产物资盘亏损失、与医院医疗业务无关的基础性科研支出、医疗赔偿支出等。

医院的成本费用分为直接费用和间接费用。

1）直接费用，即医院在开展业务活动中可以直接计入医疗支出或药品支出的费用。包括医疗科室和药品部门开支的基本工资、补助工资、其他工资、职工的福利费、社会保障费、公务费、业务费、卫生材料费、药品费、修缮费、购置费和其他费用。辅助科室中能明确为医疗或药品服务的科室或班组的费用支出，如一般医院的营养食堂、洗衣房等的支出，基本上是为医疗业务服务的，可直接计入医疗支出。提取修购基金应按固定资产使用部门分别计入医疗支出、药品支出。

2) 间接费用,即不能直接计入医疗支出或药品支出的管理费用。包括医院行政管理部门和后勤部门发生的各项支出,以及职工教育费、咨询诉讼费、坏账准备、科研费、报刊费、租赁费、无形资产摊销、利息支出、银行手续费、汇兑损益等。间接费用按医疗科室和药品部门的人员比例进行分摊,并按支出明细项目逐项进行分配。

医院的支出应当严格执行国家有关财务规章制度的开支范围及开支标准;国家有关财务规章制度没有统一规定的,由医院规定,报主管部门和财政部门备案。医院的规定违反法律和国家政策的,主管部门和财政部门应当责令改正。

第四节　医院的成本核算

成本核算是指对发生的生产费用和产品成本进行核算,是企业管理的一种方法,被广泛应用于工业企业管理中。医院的成本核算是医院借鉴工业企业的一种经济管理方法。随着社会主义市场经济和卫生事业改革的不断深化和完善,成本核算已成为医院管理的一种重要手段和组成部分。

医院实行成本核算,其目的是通过对医院和医疗服务成本的核算与管理,更新医院经济管理的观念,提高医院全体员工的成本意识,合理分配和有效利用卫生资源,以最少的投入取得最大的社会效益;促进医院优质、高效、低耗,增强医院在市场经济条件下的竞争能力;改善决策,促进管理的科学化、现代化;有利于医院正确定价、合理补偿;同时是深化医院财务制度改革的需要。

一、医院成本核算的对象

医院成本核算的对象是指医院成本归属的对象,或者说是费用归集的对象。确定成本核算对象是实行成本核算的基础,也是进行成本管理的需要。

在医院各个部门中,成本的表现和构成差别很大,即使在同一专科中,由于对同一种疾病的诊断、治疗方式不同,都可以使成本的构成发生很大的变化,因此增加了成本核算的复杂程度。对不同的核算对象需要采用不同的核算方法。例如,医疗业务部门,具有服务行业性质,需要按医疗科室和医疗服务项目计算成本;药品销售部门,具有商业性质,需要计算药品的流转费;保障服务部门和医院管理部门,具有内部服务和管理的性质,要求计算部门费用。因此核算医院的成本,就是要核算不同业务部门的服务;核算部门的成本,需要核算部门内各种服务项目的成本;

核算一个服务项目的成本,需要核算该服务项目的各类消耗和费用。因此,医院成本核算的对象大体可分为以下三个层次。

第一层,医院级成本核算,主要以医院为成本核算单位,反映整个医院的经济运营状况。

第二层,部门级成本核算,主要以部门、科室为成本归集和核算单位,反映医院内部各个科室或各个部门的成本效益情况。

第三层,项目成本核算,主要以单个项目或一组项目为核算单位,如单个服务项目、单个成本项目、单机设备、某个病种或诊次、床日。主要用于服务定价、投资论证或效益评估等。

在成本核算对象的每一个层次中,因其核算的具体内容不同,还可以根据需要从不同的管理角度进行分类。例如,医院内部的部门级成本核算对象可以根据医院核算管理的需要进一步划分为医疗业务部门、保障服务部门、药品部门和行政管理部门等。

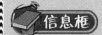

信息框

成本中心制度落户台湾医院

近年来,台湾医院开始尝试改革传统的医院成本制度,在医院内划分出许多成本中心,将直接成本追溯到各成本中心,将间接成本分摊给收益性成本中心。

台湾某医院在医院成本会计制度中也引进了成本中心制度,从而对医疗资源的运用情形可以进行正确的评估,对成本进行良好的控制管理,为制定各个医疗服务项目的标准成本设立依据,同时,可以为衡量各科室和个人的经营绩效提供量化的依据。

（资料来源:http://bbs.16quan.com/thread-270-1-1.html）

二、医院成本核算的原则与方法

一般来说,医院成本核算应实行"统一领导,集中管理,分级核算"的管理体制。相对而言,院级核算方法比较简单,部门级和服务项目的核算方法比较复杂。医院应该根据实际情况选择成本核算的方式和方法。成本核算一般应由简到繁,由粗到细,先搞院级核算,逐步发展到部门级核算和服务项目核算。

(一)医院成本核算的原则

1) 实际成本原则。医院成本必须正确反映医院前一时间段实际发生的经济资源耗费,成本计算应当按实际发生额核算成本。

2)可比性原则。可比性原则是指医院成本核算必须符合国家的统一规定,提供相互可比的会计核算资料,以便不同的医院会计信息的相互可比。

3)一贯性原则。一贯性原则是指医院进行成本核算时采用的会计程序和会计处理方法前后各期必须一致,不得随意变更会计程序和会计处理方法。一贯性原则并不否认医院在必要时对所采用的会计程序和会计处理方法进行适当调整,但应按会计政策变更的相关要求进行披露。

4)分别核算原则。合理划分医疗成本与药品成本是医院成本核算的一个重要原则。医疗成本、药品成本应分别设置有关的账户,归集、核算和反映不同活动的资金耗用情况。这样可以正确反映医疗服务和药品销售过程中不同经济用途的实际耗费水平,有利于更加精细地实施医院成本管理。随着我国医疗卫生和医药制度的改革,实行医药分开核算已是必然。

(二)医院成本费用的归集

医院成本费用归集是将与医疗服务、药品销售、制剂加工、保障服务费及管理费用有关的成本和费用进行汇总的过程,一般按设置的成本项目明细数据进行采集和汇总。

医院成本费用归集一般分为直接归集和间接归集两个程序。凡是属于某个部门、某个成本计算对象的费用,以及可以认定的部门和成本计算对象的费用,属于直接费用,可直接计入该部门或成本计算对象的成本科目。凡是涉及各个部门或成本计算对象,以及无法认定部门或成本计算对象的费用,属于间接费用,可先计入"辅助费用"账户汇总归集,再根据其受益部门或项目按适用的标准分摊计入有关部门或成本项目中。要做好医院成本费用归集工作,应首先做好以下基础工作:

1)根据医院管理需要确定成本计算对象,可以分别是医院、部门、科室、项目、病种等。

2)按受益原则将成本费用归集分类最小化,应尽可能归集到最低级的明细账目中。

3)确定成本计算期,一般以会计期间作为成本计算期。

4)应根据医院计算机信息化程度的不同,对不同成本项目确定成本费用归集方式方法,可以分别采用手工归集汇总与计算机自动传输相结合的方式。应按照不同的业务部门,分设若干会计核算科目,实行按部门、科室或单位分类,按成本项目分别归集的方法。

(三)医院成本费用的分摊

成本费用分摊是指根据医院经济管理的需要,将间接成本费用在不同成本核算对象、不同科室或不同服务项目之间进行分配,以便使成本核算准确、合理。

(1)成本分摊的原则。包括受益原则和配比原则。前者要求核算中做到谁受益,谁负担,谁得到收益多,谁承担成本就多。后者是指单位医疗收入和预期的医疗成本应相互配比,它不仅包含收入和成本在因果关系上的配比,也包含收入和成本在时间意义上的配比。

(2)成本分摊的内容和方法。医院必须根据具体情况,针对不同的分摊内容,采取不同的分摊方法。成本分摊的内容主要有三个方面:不同服务对象之间、科室(单位)之间和床日、诊次和医疗服务项目之间成本的分摊。

1)不同服务对象之间的成本分摊方法。医院有时需要了解不同服务对象所耗费的成本情况,如参加医疗保险的城镇职工和其他一般患者的成本耗费情况,因此必须将成本在不同的服务对象之间进行分摊。常用的分摊方法有按收入比例分摊和按住院天数比例分摊。

2)科室或单位之间的成本分摊方法。由于有的成本费用是两个以上单位或科室共同耗费的,因此需要在这几个单位或科室之间进行分摊。分摊方法有按科室床位比例分摊、按科室面积比例分摊和按科室人数比例分摊。

3)以医疗服务项目和床日、诊次为成本核算的成本分摊方法。在核算每床日或诊次成本以及单项医疗服务项目的成本时,需要将临床科室以外的其他部门或单位的成本全部分摊计入临床科室,作为核算床日、诊次和医疗服务项目成本的基础。

成本费用分摊的流程是采用阶梯分摊法,首先分摊后勤科室成本,最后分摊医技科室成本。

(四)医院成本费用科目

根据《事业单位会计制度》的有关要求,作为非营利性医疗机构,其费用支出包括:医疗支出、药品支出、管理费用、财政专项支出和其他支出,因此其一般设置"医疗支出"、"药品支出"、"管理费用"、"财政专项支出"和"其他支出"等一级科目,再根据管理需要,按单位科室或成本项目等设置二级科目,对于按单位科室设置二级科目的,可以再按若干成本费用支出项目设三级科目,以便满足内部管理的要求。

对于营利性医疗机构,参照《企业会计制度》的有关要求,为了控制成本费用,贯彻经济责任制,便于按照经济用途归类核算成本费用,分别计算期间成本、营业成本、药品存货成本等,总分类账一般应设置"主营业务成本"、"辅助成本"、"管理费用"、"财务费用"、"待摊费用"、"预提费用"、"自制药品"等科目。

第五节　医院财务分析

一、财务分析的意义

财务分析以医院财务报告及其他相关资料为主要依据,对医院财务状况和经营成果进行评价和剖析,反映医院在运营过程中的利弊得失、发展趋势,从而为改进医院财务管理工作和优化经济决策提供重要的财务信息。财务分析既是已完成财务活动的总结,又是财务预测的前提,在财务管理的循环中起着承上启下的作用。做好财务分析具有重要意义:

1) 财务分析是评价财务状况、衡量经营业绩的重要依据。

2) 财务分析是挖掘潜力、改进工作,实现理财目标的重要手段。

3) 财务分析是合理实施投资决策的重要步骤。

二、财务分析的内容

根据《医院财务制度》的有关要求,作为国家财政投资为主的非营利性医疗机构,其财务分析评价的主要内容包括:医院业务开展情况分析、财务状况分析、医院结余情况分析、劳动生产率分析、医院效率分析和财产物资利用分析等。

作为按现代企业制度要求建立的营利性医疗机构,从总体上看,其财务分析的主要内容包括四个方面:偿债能力分析、营运能力分析、盈利能力分析和发展能力分析。其中偿债能力是财务目标实现的稳健保证,营运能力是财务目标实现的物质基础,盈利能力是两者共同作用的结果,同时也对两者的增强起着推动作用。四者相辅相成,共同构成医院财务分析的基本内容。

三、财务分析的方法

财务分析的方法主要包括趋势分析法、比率分析法、因素分析法和差额分析法。

1. 趋势分析法

趋势分析是指通过比较医院连续数期的会计报表,来了解医院经营成果与财务状况的变化趋势,并以此来预测企业未来经营成果与财务状况。一般来说,趋势分

析主要应用于会计报表的横向比较法和纵向比较法。

1) 横向比较法又称水平分析法,是在比较会计报表中用金额、百分比的形式,对每个项目的本期或多期的金额与其基期的金额进行比较分析,编制出横向比较会计报表,以观察企业财务状况与经营成果的变化趋势。

2) 纵向比较法又称垂直分析法,是将常规的会计报表换算成结构百分比形式的报表,然后将本期和前一期或前几期的结构百分比报表汇编在一起,逐项比较,查明各特定项目在不同年度所占比重的变化情况,以进一步判断企业经营成果与财务状况的发展趋势。

2. 比率分析法

比率分析法是把某些彼此存在关联的项目加以对比,计算出比率,据以确定经济活动变动程度的分析方法。比率是相对数,采用这种方法,能够把某些条件下的不可比指标变为可以比较的指标,以利于进行分析。比率指标主要有以下三类:

1) 构成比率。构成比率又称结构比率,它是某项经济指标的各个组成部分与总体的比率,反映部分与总体的关系。

2) 效率比率。它是某项经济活动中所费与所得的比率,反映投入与产出的关系。

3) 相关比率。它是以某个项目和与其有关但又不同的项目加以对比所得的比率,反映有关经济活动的相互关系。

3. 因素分析法

因素分析法又称因素替代法、连环替代法,它是用来确定几个相互联系的因素对分析对象——综合财务指标或经济指标影响程度的一种分析方法。采用这种方法的出发点在于,当有若干因素对分析对象发生影响作用时,假定其他各个因素都无变化,顺序确定每一个因素单独变化所产生的影响(具体方法见后面典型案例与讨论)。

4. 差额分析法

差额分析法是因素分析法的一种简化形式,它是利用各个因素的实际数与基准或目标值之间的差额,来计算各个因素对总括指标变动的影响程度。

四、财务指标分析

总结和评价企业财务状况与经营成果的分析指标(这里重点介绍营利性医疗机构的报表分析)包括偿债能力指标、营运能力指标、盈利能力指标和发展能力指标。

1. 偿债能力分析

偿债能力是指企业偿还到期债务的能力。

（1）流动比率。是流动资产与流动负债的比率，它表明企业每一元流动负债有多少流动资产作为偿还的保证，反映企业用可在短期内转变为现金的流动资产偿还到期流动负债的能力。其计算公式为

$$流动比率=\frac{流动资产}{流动负债} \qquad (13.1)$$

一般情况下，流动比率越高，反映企业短期偿还债务能力越强，债权人的权益越有保证。

（2）速动比率。是企业速动资产与流动负债的比率。所谓速动资产，是指流动资产减去变现能力较差且不稳定的存货、待摊费用、待处理流动资产损失等后的余额。其计算分式为

$$速动比率=\frac{速动资产}{流动负债} \qquad (13.2)$$

（3）现金流动负债比率。是企业一定时期的经营现金净流量同流动负债的比率，它可以从现金流量角度来反映企业当期偿付短期负债的能力。其计算公式为

$$现金流动负债比率=\frac{年经营现金净流量}{年末流动负债}$$

（4）资产负债率。又称负债比率，是企业负债总额对资产总额的比率。它表明企业资产总额中，债权人提供资金所占的比重，以及企业资产对债权人权益的保障程度。其计算公式为

$$资产负债率=\frac{负债总额}{资产总额} \qquad (13.3)$$

（5）产权比率。是指负债总额与所有者权益的比率，是企业财务结构稳健与否的重要标志。它反映企业所有者权益对债权人的保障程度。其计算公式为

$$产权比率=\frac{负债总额}{所有者权益} \qquad (13.4)$$

（6）已获利息倍数。是指企业息税前利润与利息支出的比率，它可以反映获利能力对债务偿付的保证程度。其计算公式为

$$已获利息倍数=\frac{息税前利润}{利息支出} \qquad (13.5)$$

2. 营运能力分析

营运能力是指企业基于外部市场环境的约束，通过内部人力资源和生产资料的配置组合而对财务目标所产生作用的大小。营运能力分析包括人力资源营运能力的分析和生产资料营运能力的分析。

（1）人力资源营运能力分析。分析评价人力资源营运能力的着眼点在于如何充分调动劳动者的积极性、能动性，从而提高其经营效率。通常采用劳动效率指标，其计算公式为

$$劳动效率=\frac{主营业务收入净额或净产值}{平均职工人数} \qquad (13.6)$$

（2）生产资料营运能力分析。生产资料营运能力实际上就是企业的总资产及其各个组成要素的营运能力。资产营运能力的强弱关键取决于周转速度。一般说来，周转速度越快，资产的使用效率越高，则资产营运能力越强；反之，营运能力越差。所谓周转率即企业在一定时期内资产的周转额与平均余额的比率，它反映企业资金在一定时期的周转次数。其计算公式为

$$周转率(周转次数)=\frac{周转额}{资产平均余额} \qquad (13.7)$$

$$周转期(周转天数)=\frac{计算期天数}{周转次数} \qquad (13.8)$$

资产营运能力的分析包括流动资产周转情况分析、固定资产周转率分析和总资产周转率分析。

3. 盈利能力分析

盈利能力就是企业资金增值的能力，它通常体现为企业收益数额的大小与水平的高低。企业盈利能力的分析主要指标为：

1）主营业务利润率。指企业利润与主营业务收入净额的比率。其计算公式为

$$主营业务利润率=\frac{利润}{主营业务收入净额} \qquad (13.9)$$

2）成本费用利润率。指利润与成本费用的比率。其计算公式为

$$成本费用利润率=\frac{利润}{成本费用} \qquad (13.10)$$

3）总资产报酬率。指企业一定时期内获得的报酬总额与企业平均资产总额的比率。其计算公式为

$$总资产报酬率=\frac{利润总额+利息支出}{平均资产总额} \qquad (13.11)$$

4）净资产收益率。指企业一定时期内的净利润与平均净资产的比率。其计算公式为

$$净资产收益率=\frac{净利润}{平均净资产} \qquad (13.12)$$

5）资本保值增值率。指企业本年末所有者权益扣除客观增减因素后与年初所有者权益的比率。其计算公式为

$$资本保值增值率=\frac{扣除客观因素后的年末所有者权益}{年初所有者权益}$$
$$(13.13)$$

4. 发展能力分析

发展能力是企业在生存的基础上，扩大规模，壮大实力的潜在能力。在分析企业发展能力时，主要考察以下指标：

1）销售增长率。指企业本年销售收入增长额与上年销售收入总额的比率。其计算公式为

$$销售增长率=\frac{本年销售增长额}{上年销售收入总额} \qquad (13.14)$$

2) 资本积累率。指企业本年所有者权益增长额与年初所有者权益的比率,它可以表示企业当年资本的积累能力,是评价企业发展潜力的重要指标。

$$资本积累率=\frac{本年所有者权益增长额}{年初所有者权益} \quad (13.15)$$

3) 总资产增长率。指企业总资产增长额与年初资产总额的比率,它可以衡量企业本期资产规模的增长情况,评价企业经营规模总量上的扩张程度。其计算公式为

$$总资产增长率=\frac{本年总资产增长额}{年初资产总额} \quad (13.16)$$

4) 三年利润平均增长率。三年利润平均增长率表明企业利润连续三年的增长情况,体现企业的发展潜力。其计算公式为

$$三年利润平均增长率=\sqrt[3]{\frac{年末利润总额}{三年前年末利润总额}}-1 \quad (13.17)$$

5) 三年资本平均增长率。三年资本平均增长率表示企业资本连续三年的积累情况,体现企业的发展水平和发展趋势。其计算公式为

$$三年资本平均增长率=\sqrt[3]{\frac{年末所有者权益}{三年前年末所有者权益}}-1 \quad (13.18)$$

第六节 医院审计管理

近年来,医疗市场的竞争越来越激烈,尤其是加入 WTO 后,医院进入为就医者提供高质量服务为运作主题的新竞争领域,这就要求医院管理者必须建立适应市场经济的现代医院制度,对医疗服务及相关活动规范化管理,因此以改进医院管理为目的的管理审计也就逐步被人们重视。

一、医院审计管理的意义

(一) 管理审计是现代医院管理的需求

现代医院管理是用现代自然科学、社会科学和管理科学知识及成就应用于医院管理工作,用现代科学的思想、组织、方法和手段,对医院医疗技术和相关的经济活动进行有效管理,使之创造最佳的社会效益。现代医院迫切需要通过管理审计为医院各级各类管理层提出客观、科学、有效的内部评价及分析意见,使各级管理人员能够实施高效、优质的管理控制,实现最佳的整体经营效果。另外还需要以现代管理审计的组织方式、技术方法为医院的经营活动提供各种科学、优选的决策方案,并在实际工作中监督、控制、及时反馈、修正,不断提高医院的经营管理水平。

(二) 管理审计是现代医院深化改革的迫切要求

在实现由计划经济向社会主义市场经济转轨的特定历史时期,充分发挥市场竞争机制作用,调整优化卫生资源配置,实现科学管理的区域卫生规划,强化医疗机构改革,实行医疗机构分类管理,大力推行"患者选医生"、"医疗服务清单制"等重大改革措施,使医院的发展建设进入一个新的历史阶段,建立优质、高效、低耗的科学管理模式,已成为医院现代化建设和发展的必然趋势。在新的发展形势下,客观上强烈地要求医院自身强化内部科学、规范、严谨的经营管理。运用管理审计有助于促进医院提高管理素质,从而为实施挖掘潜力,提高经济效益的各种改进方案创造条件,铺平道路。

二、医院管理审计的特点、内容和方法

(一) 特点

医院管理审计是医院审计发展的新阶段与新趋势,它是医院内部审计组织按照特定的程序和方法,以被审计部门的管理活动为主要审计对象,指出现有和潜在的薄弱点,提出改进意见,以改善管理素质,提高医院内部经营管理的效益和效率为目标,医院管理审计是医院内部审计发展的方向,相对于医院财会业务审计来说,是一种更高层次的审计。

(二) 内容和方法

1. 与医院决策、计划职能相关的管理审计

1) 院一级领导层制定的医院未来发展模式,近期目标和长远目标是否连贯;各项目标是否制定了具体的实施措施与步骤;计划的编制是否与医院的发展相适应;财力承受的可行性;与之相关的各项决策是否被医护人员所理解、支持。对此可以采用抽样调查法,以无署名调查表的形式,获取医院不同类别、不同层次职工的意见,进行汇总、分析及评价。

2) 卫生人才引进计划是否与医院发展目标一致,是否符合重点学科、特色专科建设的需要,是否有利于有关专业优化组合,形成合理的人才梯队和结构。对计划扶持的重点专科,人员、设备、资金等方面的配置是否合理,相关决策是否有助于重点专科的发展,能否满足社会的需求。这方面审计可以采用回顾性调查方法,通过对重点专科门诊、住院工作完成情况、医护人员及病床的工作负荷状况、疾病构成动态变化、科研课题进展等进行调查分析,发现问题提出建议。

3）医院设备购置计划有没有进行购置前的可行性论证,是否经过有关部门科室的讨论;招标采购过程是否遵循国家有关法律的规定,是否本着公开、公平、公正和信用的原则,通过竞争为医院引进质优价廉的设备。这方面审计主要采用净现值法、现值指数法、内含报酬率法和回收期法对投资决策可行性论证并进行评价,以及对新技术的先进性是否得到充分发挥进行效益分析。

2. 与领导、组织职能相关的管理审计

1）医院内部机构、科室的设置是否合理,能否满足突发医疗事件的需要;对一切可重复性的医疗及相关活动是否纳入制度化管理;各种工作流程和技术操作规程是否正规化,对医疗活动是否依据公认的标准实施管理。

2）医院内部各部门、科室间职责是否明确,各级领导是否称职,上下级关系是否协调;医院内部信息交流是否及时,上级下达的指令是否能顺利贯彻执行;对发生的各种问题是否能及时处理。这部分的审计可以采用流程图法,对医院内部之间产生的各类信息进行分析评价。

3. 与控制、激励职能有关的管理审计

1）医院制定的内部控制制度是否全面,是否能够根据现代医院发展的需要及时调整完善,有没有监督和约束机制对整个医疗服务运行过程进行质量控制,以保证医疗安全。

2）医院是否有一个完善的人才选拔机制和评价标准,是否做到人尽其才,才尽其用,是否做到开拓型人才与稳健型人才相结合;管理人才与技术人员的配置是否适应现代化医院管理的需要。奖惩机制是否合理、科学、规范,实行竞争上岗,推行全员聘用制操作规程是否公平、公开、公正,真正体现优胜劣汰;分配制度是否向优秀人才和关键岗位倾斜,医护人员收入是否与岗位责任轻重、技术劳动复杂性、承担风险程度及工作量大小挂钩。审计可以用定性与定量相结合的综合评价方法实行审查与评价。

现代医院经营管理的出发点是要突出"以人为本"、"以患者为中心"的理念,把患者的需求放在首位,以患者的满意度作为判别医疗服务质量的准则。因此,现代医院管理审计一定要把"以患者为中心"的指导原则贯彻于实际工作的全过程,在未来的医院经营管理中,不断完善、丰富、发展、创新现代医院管理审计的理论与方法体系。

三、医院审计的职能

1. 经济鉴证职能

随着社会主义市场经济的逐步建立,医院一方面要实行改革开放,提高经济效益;另一方面,在经济活动中又要按国家的有关法规、政策办事。如一个医院的经济运行情况怎样,经济效益如何,经济活动是否符合国家的有关法规和政策,有无违规违纪等,都需要一个较权威的机构对其进行审查,并给予公证。医院审计正是通过对医院经济活动情况进行调查、研究、分析,来确定医院经济情况的好坏,确定经济活动的合理性、合法性。医院经济情况只有通过审计以后,才能被社会公认。

2. 经济监督职能

医院审计的经济监督职能,包括:①预算执行情况的监督;②收入支出的监督;③经济效益的监督;④财产物资管理的监督;⑤货币资金的监督;⑥会计核算资料真实性、准确性的监督;⑦经济活动合法性的监督。

3. 指导职能

指导职能是指医院审计在对医院经济活动进行审核检查以后,提出整改意见,指导医院搞好经济管理。在审计工作中,整改意见的提出一般是以审计报告的形式来完成的。

四、医院审计的作用

1. 有利于深化卫生改革

随着卫生改革的不断深入,医院一般都采取了较灵活的经营管理模式,如租赁经营、股份经营、中外合资经营等。医院审计可以监督这些经济管理模式的运行,保证各项经济合同的实现。同时,在深化卫生改革中,对于防腐倡廉,维护国家利益,也起着重要的作用。

2. 有利于医院加强经济管理

医院审计可以揭露矛盾,找出存在的问题,使医院抓住经济管理的薄弱环节,制定措施,提高经济管理水平。

3. 监督医院认真执行国家法律、法规

医院审计可促进医院依法办事,杜绝有禁不止、有章不循的情况。

五、医院审计的任务

1. 审查监督

审查监督包括:①审查预算及计划完成情况;②审查基建预算决算情况;③审查固定资产和流动资产管理情况;④审查监督收入支出的合理合法性;

⑤审查监督医院各项管理制度的建立与执行情况；
⑥审查监督会计核算资料的真实性、准确性。

2. 评估与论证

医院审计，对医院经营活动所产生的经济效益与社会效益，以及合资合作经营等所产生的经济效益与社会效益进行评估与论证。

3. 配合上级审计机关、国家审计机关进行工作

医院审计是一种内部审计制度。它除了搞好内审以外，还必须做好两项工作，即一是贯彻执行上级审计机关、国家审计机关的有关政策，二是配合上级审计机关、国家审计机关进行的专项审计、重点审计。

本章小结

本章首先介绍了医院财务管理的基本内容，筹资的渠道、方式和原则等医院筹资的相关知识，并介绍了医院资金需求量预测的两种方法；医院财务预算及其编制的原则、依据及其程序；成本核算是成本会计的核心内容，在介绍了医院成本核算的目的和成本核算的对象后，着重介绍了医院成本核算的原则和方法。最后介绍了医院财务分析的内容和方法以及医院审计的内容。

本章思考题

1. 医院目标、医院财务管理目标和医院财务管理内容之间有什么联系？

2. 你认为营利性医院筹资应遵循哪些原则？

3. 货币资金持有量确定的常用方法有哪几种？

4. 现金管理的核心是什么？分析现金管理在资产管理中的重要地位？

5. 医院财务分析中有哪些方法和内容？

6. 进行医院的成本费用归集前有哪些基础工作？

案例分析

例如，某医院 2002 年住院床费收入有关资料整理如表 13-2 所示。

表 13-2　住院床费收入计划与实际资料

项目	病床日数	每床日收费/元	住院床费收入总额/元
计划	64 000	12.5	800 000
实际	65 000	12.55	815 750
差异	1 000	0.05	15 750

从表 13-2 中可以看出，该医院 2002 年实际住院床费收入为 815 750 元，较计划的 800 000 元增加了 15 750 元。由于该项指标由病床日数和每床日收费两项具体指标构成，需要用因素分析法具体分析一下各个因素变化对住院床费收入这个总指标的影响程度。

分析对象：

实际住院床费收入-计划住院床费收入＝差异

815 750－800 000＝15 750(元)

(1) 计划指标：64 000×12.5＝800 000(元)

(2) 第一次替换：65 000×12.5＝812 500(元)

(3) 第二次替换：65 000×12.55＝815 750(元)

(2)－(1)：812 500－800 000＝12 500(元)

(3)－(2)：815 750－812 500＝3250(元)

合计：12 500＋3 250＝15 750(元)

计算结果说明，该医院 2002 年住院实际收入总额较计划收入数增加了 15 750 元。增加的原因是出于病床日数实际较计划增加了 1000 床日，使住院床费收入增加了 12 500 元；由于每床日收费实际较计划增加了 0.05 元，使住院床费收入实际较计划增加了 3250 元，两种因素共同影响住院费收入实际比计划增加了 15 750 元，超额完成了计划。

第十四章 医院服务管理

引导实例

浙江大学医学院附属邵逸夫医院,是由香港著名实业家邵逸夫爵士捐资,浙江省人民政府配套,美国罗马琳达大学医学中心参与管理的一所综合性全民所有制医院。1994 年建院至今,邵逸夫医院参照美国的医院管理模式,同时结合我国国情,探索出了与国际接轨的现代化医院运作机制。虽然邵逸夫医院仅 400 张床位,但年出院患者达 15 000 人次,几乎与 800 张床位的同类医院持平;手术达 7700 例,平均住院日仅为 9.5 天,比全国"百佳医院"的达标标准还少 6.5 天;药品收入所占比重仅为 37.4%,低于全国"百佳医院"的达标标准 42.6%,均达到国内领先水平,而每出院患者的平均费用在浙江省同类医院中是最低的。医院创造了良好的社会效益与经济效益,既为广大人民群众提供了优质、便捷、文明、高效的医疗服务,又使医院在短期内实现了高速发展。

邵逸夫医院是如何转变服务模式,倡导"以人为本"的服务理念呢?

在现代医学模式下,人不仅仅是一个生物体,更重要的是一个具有心理、社会、文化和精神特征的结合体。邵逸夫医院借鉴成功的国外医院管理实践,引进了"以人为本"的服务理念,更多地按照服务机构的模式来管理医院,而非局限于传统医疗机构的模式。患者至上成为每一位员工的行为准则,在提供高质量医疗服务的同时,还将充满人性的关爱带给每位患者。

自建院起,医院就明确提出"给予您真诚、信心和爱"的口号,以此激励全院职工为患者提供一流的技术和一流的服务。医院管理层组织讲师团,利用美国罗马琳达大学医学中心的有关教材,分期分批给全院员工进行优质服务培训,举办礼仪讲座,引导员工注重仪表、文明用语、规范服务,形成良好的职业风范。定期对医技、行政、后勤人员及临时聘用的员工进行心肺复苏培训,旨在提高员工对突发心脏呼吸骤停患者进行初步急救的能力,以便在任何时间、地点,即使没有医护人员在场,也能够开展有效的救护。医院专门设立发送调配部,负责患者的护送、标本和化验单等的运送。年迈或行走不便的患者,只要一进入医院大门,就会有工作人员主动上前无偿提供轮椅或推车,并负责接送。医院还建有一支训练有素的清洁队,不但清洁的标准达到宾馆化的要求,而且对于大面积工作场地的清洁,一律安排在晚上,不影响日常工作。倡导"以人为本",不仅提高了员工的素质,提升了医院的品位,更多的是体现出医院处处为患者着想,以患者利益为重的理念。该院实行的门诊病历保管制度,在给患者带来极大方便,为医疗、科研和教育工作提供全面资料的同时,也要求医院投入大量的资金、场地和人力。随着医疗保险制度的实施,越来越多的患者要求将门诊病历带回去,作为报销凭证,照此趋势,门诊病历的保管将难以为继。对此,医院不是简单予以废止,而是不惜投入资金购买激光扫描仪和复印机,以满足患者的需求。

(资料来源:浙江邵逸夫医院管理模式初探 www.maydeal.com)

第一节 医院服务管理概述

医疗服务业属于第三产业中的精神和素质服务业,即专门满足人的精神需要和身体素质需要的服务。随着医学模式的转变,医院在为就医顾客提供高水平的物质性服务时,还必须提供精神方面的服务,因此,无论从适应现实的竞争环境,还是满足就医顾客的医疗需求,都要求医院必须树立起全新的服务理念。

一、医院服务的主体

医院服务的主体是客户。客户是指内部及外部有关联的人。作为医院,客户就是患者及其家属、员工、供应商和媒体,而患者是医院的最大客户和服务的主体。

二、医院服务的原则

医院服务应尽量减轻疾病对人体的损害,缩短康复时间,减少疾病留下的后遗症状。根据这个要求,医院服务应达到以下六个原则:

1)安全。避免诊疗过程中所带来的医源性损伤,避免由于诊疗的不及时而贻误最佳的诊疗时机。

2)实用性。医院提供的服务必须有明确的科学理论依据,不能为了医院或个人的利益在检查、用药、护理过程中随意增加或减少项目。

3)及时性。医院应尽量减少患者的候诊时间,特别是急诊患者。

4)高效率。医院应尽量避免浪费,包括设备、人员、物资等。

5)平等。无论患者的性别、年龄、经济状况、社会地位如何,医院都要提供一视同仁的服务。

6)以患者为中心。包括对患者负责,尊重患者,在诊疗和服务过程中尊重患者的选择,理解其需求,在所有的临床过程中,以患者的价值导向为工作导向。

三、医院服务的特点

1. 不可触摸性

服务与产品不同,往往是不可触摸的。有些情况下,服务和某些物质形态的东西相关联,如飞机、桌椅、食具、病床等。但是,人们真正要买的东西包含了一些不可触摸的东西。在航空公司,要买的是旅行服务而不是飞机;在医院,要买的是健康而不是病床。判断一项服务的好坏,主要取决于它的一些不可触摸的特性,而不是附属的物质形态的设施和器具。

2. 功能性

功能性是医院服务中最基本的特性。不同的服务,其功能是不同的,医院的服务功能是提供健康。

3. 安全性

安全性是指保证患者在医院服务过程中生命不受危害、财产不受损失等。安全性包括物质和精神两个方面。医疗安全是医院安全工作的核心和重点。

4. 不可储存性

一项服务的消费往往是与它的生产同时发生的,因而,服务通常是无法储存的。由于不可储存性,服务能力的设定就非常关键。如果服务能力不足,会带

来机会损失和保障无力;而服务能力过大,会白白支出许多成本,因此,加强医院卫生资源的合理配置与利用就显得尤为重要。服务的不可储存性,还意味着对服务需求的管理是至关重要的。在可能的情况下,对一个企业而言,总是希望能把一部分高峰时间的服务需求移到低峰时间,以便均衡地利用服务能力。然而,医院无法做到这一点,只有提高多种服务项目的利用率,减少患者的等待时间,避免患者由于医院服务运作能力不足而产生的遗憾和抱怨;从而提高患者的满意度。医院服务需要以需求为依据,制定合理的资源配置总量标准。

四、医院的医疗服务内容

对于一般医院来说,医疗服务内容主要是:为个人、家庭和社会团体提供初级卫生保健;接受门诊、转诊与住院患者的诊断,开展计划免疫;防治传染病、职业病、精神病、牙病、眼病及其他慢性非传染性疾病(特别要做好一级、二级预防工作);开展经常性和预防性卫生监测工作。

1)住院诊疗服务。包括患者在住院期间诊疗全过程的组织与管理,但其中病房管理是主要的。医院对住院患者的服务,不仅是医疗服务,还有生活服务。不仅要给患者创造一个安静、舒适、整洁的医疗生活环境,同时也要做好患者的具体组织管理等工作。

2)护理服务。护理服务的内容一般包括:观察病情,监测患者生命体征和生理信息,采集临床检查标本,辅助进行各种诊疗处置,进行消毒隔离,照料患者的饮食和排泄,保持患者清洁、舒适和安全,保持病室环境、病床设施和医疗设备的整洁和齐备以及卫生保健和住院指导等。

3)门诊服务。门诊是接受求医者进行诊断、治疗和开展预防保健的场所,是医院工作的重要组成部分,是医院和患者接触时间最早,人数最广泛的一种形式;是对大量患者进行早期诊断、及时治疗的第一线。

4)急救医疗服务。急诊室(科)是医院第一线的最前哨,是抢救急危患者的阵地,是医院的咽喉部门。急诊室(科)要对基层医院、急救站转来或自行来院的急诊患者,迅速、准确地进行诊断和治疗。

5)预防保健和社会医疗服务。医院预防保健和社会医疗服务是医院基本功能之一,也是我国预防医学体系中不可分割的组成部分。医院在医疗实践中贯彻预防为主的思想,根据医院特点大力开展预防保健工作和社会医疗服务,是医院义不容辞的责任。

6)医技服务。医技科室也称辅助科室,主要是指运用专门诊疗技术或设备,协同临床各科诊疗疾病的

医疗技术科室。范围包括检验、放射、药剂、理疗、同位素、功能检查、麻醉、病理、输血、手术、供应、营养等。

五、医院服务类型

基于医务人员与患者接触时间和接触深度这两种相互影响的因素,可以将医院服务类型分为以下四种。

(1) 浅层服务。浅层服务过程中医患之间的相互影响是短暂的、浅层次的。医务人员在为患者提供医疗服务时不需要具备渊博的医学专业知识,但必须掌握必要的技能。服务中遇到的相互影响的问题主要是外部环境方面的问题:优美的医院环境、便捷的医院信息系统、完善的医疗设施、良好的卫生条件、宽敞的停车场和挂号、收费、取药不用排队等。这些比充满活力的工作人员更重要。

(2) 链式服务。医务人员良好的服务态度在不同场合及不同时间的连贯性,所有的医务人员都应了解医院的概况、服务宗旨、服务承诺和医院特色专科等,能回答患者的提问或及时给予帮助。患者可感知的医疗服务品质对患者的满意度有着决定性的影响。

(3) 个性服务。在患者和医务人员有限的接触时,医务人员对患者的焦虑紧张情绪应能感同身受,了解患者,聆听患者的诉说,并要具备一定的沟通能力,以一些宽慰的话语来消除患者的焦虑情绪,给一些指导和建议,解决患者的问题。

(4) 深度服务。深度服务是为患者提供一种高品质的医疗服务。要让患者了解治疗方案的每一个细节,这包括每一项检查的必要性、目的性,以及每一种药品的疗效,大概所需的费用,是否属于医疗保险报销范围等详细内容。在这样的协商和答疑过程中,患者、家属和医生、护士之间会多一分亲近感。如一些医院倡导的"意念服务"就是一种深度服务,医务人员能从患者所处的环境和身体语言,推测患者的想法,从而主动满足患者的需求。这就需要医务人员具有丰富的临床经验和强烈的服务意识,真正想患者所想,急患者所急,让患者处处能感受到医务人员的关爱。

第二节　医院服务营销管理

服务营销管理于 20 世纪 60 年代兴起于西方。服务营销的研究形成了两大领域,即服务产品的营销和顾客服务营销。服务产品营销的本质是研究如何促进作为产品的服务的交换;顾客服务营销的本质则是研究如何利用服务作为一种营销工具促进有形产品的交换。

《城镇医疗机构分类登记暂行条例》第六条规定:营利性医疗机构服务所得的收益,可用于投资者经济回报的医疗机构。它根据市场需求自主确定医疗服务项目并报医疗卫生行政部门批准,参照执行企业财务、会计制度和有关政策;它依法自主经营,医疗服务价格放开,实行市场调节价,根据实际服务成本和市场需求情况,自主制定价格。非营利性医疗机构是指为公共利益服务而设立和运营的医疗机构,不以营利为目的,收入用于弥补医疗服务成本,实际经营中的结余只能用于自身的发展,改善医疗条件,引进先进技术,开展新的医疗服务项目。

在本节中我们仅介绍。

1. 非营利医院产品及品牌策略

医院产品及品牌(product and brand)指的是医院为满足目标医疗市场需求而提供的医疗技术与服务组合。它包括服务部门、服务岗位、服务人员、服务活动、服务环境、服务设施、服务工具和服务对象的名称或其他标识符号。医院品牌内涵丰富,但主要应提高医院知名度和消费者对医院的忠诚度。医疗服务品牌作为医疗服务的一种有形线索能向市场提示医疗服务特色,从而有利于医疗服务特色的识别和建立。品牌是医院竞争力的综合体现,是医院进军市场的旗帜,也是医院服务营销的风帆。名院、名科、名医不仅是高品质的象征和患者特别信任的代名词,更是赢得竞争胜利的重要战略武器。针对当前医疗市场的形势变化,非营利医院要有品牌意识,研究营销方式,确立医院的发展方向。

2. 非营利医院定价策略

价格(price)指健康消费者为获得医疗服务而支付的金钱以及其他非金钱的代价,如候诊时间、交通的便利程度以及是否能讨价还价等因素。看完病后,医院会列出所有的治疗费用,如果患者投保了医疗保险,医疗费用就由保险公司承担,患者的开销将在一定程度上被减少。但对患者来说,看病的成本并不只是花钱,比如,患者及其家属可能请几天假以及他们花费额外的排队、挂号的时间。这些都应算为看病的成本。"看病贵"是当前社会的热点问题,群众对医院药品及医疗服务的价格也十分敏感。因此,合理定价也是赢得就医顾客的一个重要因素。

3. 非营利医院渠道策略

地点或渠道(place)指医院处在什么地点、位置,能影响健康需求者的就医范围,交通便利程度,采取什么渠道及方法让患者及健康需求者来医院就诊、咨询等。医疗服务营销渠道是使医疗服务能被就医顾客获取而配合起来的一系列独立组织的集合。

非营利医院可采取的渠道如下：

1) 社区医疗服务。医院为了加强与群众的沟通，以便在有医疗需求时能够选择本院就医，常常直接在社区建立医疗服务组织，或者通过其他途径间接地参与社区医疗机构的工作，来扩大医院的影响，从而稳定地占有一定的医疗市场份额。根据社区医疗服务的定位，医院通过延伸服务范围，其目的是为了医院能够长期拥有一批稳定的就医人群，并增强社区就医人群对医院的忠诚度。比如，建立社区医疗服务中心、对一些慢性患者直接到家庭设立家庭病床、建立分院或健康俱乐部等。社区医疗服务网络的建立，可以充分发挥卫生资源的利用效果，极大地方便群众就医，最终实现医患双赢。

2) 网络医疗服务。网络医疗服务是指医院将医疗服务或部分医疗服务通过计算机网络或因特网提供给就医顾客，以便使医疗服务人员与就医顾客之间实现一定程度的分离。它可以使就医顾客有自主的参与感，且服务成本更低，从而减轻医院的营销负担。目前，许多医院都办有自己的网站。网络医疗服务主要是远程会诊、健康咨询、远程挂号、远程医疗等。

3) 巡回医疗。巡回医疗是指医院组织医务人员直接到社区、企业、学校、乡村提供有偿或义务医疗服务。其主要目的是扩大医院的知名度，让更多的群众了解医院的医疗技术水平与服务能力。同时，这种营销方式也极大地方便了群众的就医与咨询，可大大缩短医院与群众之间的距离，医院也易于给群众留下信赖感。

4) 双向转诊。医院之间进行双向转诊在我国是一种传统形式。它有利于医疗资源的有效利用，也有利于患者的康复。比如，二级医院不能诊疗的疾病，可以转到三级医院，三级医院即将痊愈的患者也可以转二级医院进行康复治疗。

5) 技术支持。一般基层医院（如一级和二级医院）由于受到设备、资金、人力以及技术的限制，可能在某些方面难以满足就医顾客的医疗需求，在这种情况下，可以求得上级医院的支持。比如，二级医院支持一级医院，三级医院支持二级医院。

6) 技术协作型。这主要是医疗技术资源共享，比如参与协作医院的各种检查结果、诊疗证明互相认可，医务人员可合作开展医疗项目等，这种模式可以充分发挥各个医院的技术优势，同时也可为就医顾客节约医疗费用，提高就诊效率。总之，非营利性医院也一定要注重其营销渠道的拓宽。

4. 非营利医院促销策略

促销（promotion）：包括医院所做的一切为医疗消费者提供的技术及服务所做的努力手段。

非营利性医院促销活动可以借用的方法如下：

1) 免费赠送。比如医院为了增加医院顾客人流量，可免费赠送部分体检项目。

2) 套餐式服务。向消费者提供特定几个项目的服务，其综合价格低于单独提供服务的价格。例如，孕妇产前、生产及产后3个月的套餐式服务，60岁以上老年人的套餐式服务，初生儿到1岁的保健套餐式服务等。

3) 积分计划。医院可对在本医院消费达到一定金额的自费患者提供额外的服务。

4) 开展健康教育。根据不同季节进行预防宣传，如夏季肠道感染和食物中毒、冬季的呼吸道感染、煤气中毒以及心血管疾病的发病，还有节假日防止暴饮暴食、酗酒等。通过细致入微的健康宣传，尽可能地控制各种由意外造成的伤病事件，同时也加深了群众对医院的良好印象，使其再次就医就可能首选这家医院。

5) 其他一些促销方式。例如，爱心营销，延长诊治时间，专业医疗广告，使用800免费健康热线电话，以及举办健康咨询活动、知名专家组成的大型义诊活动，建立医院网站，医疗专项技术的宣传，专家讲座，建立病友会，邀请社会人士参观医院等以此宣传特色门诊，树立医院形象，取得公众认知。

5. 非营利医院人员策略

人员（people）因素：包括医疗服务提供者医务人员、接受医疗服务的消费者患者及其家属、医院的其他雇员和消费者。

由于医疗服务的特殊性决定了医疗服务的生产、消费和营销必须有人的积极参与才能顺利完成，人是其中的基本要素。这些人员的行为会对医院服务营销产生很大的影响。所以，非营利医院应该将员工作为获取优势和创造附加值的重要资源。

医院的人员因素是很重要的因素，因为医疗服务在很多情况下是无形的商品，而患者及其家属总是希望能够通过一些可感知因素来推断医疗质量或服务价值。比如，医护人员的服务态度、耐心程度、学历、资格证书，都是患者及其家属可直接感知的。有时患者也愿意通过他人的推荐或观察其他患者的选择来决定自己的选择。比如，一些患者喜欢找那些在他们自己看来比较专业的专科医生就诊，女患者可能更愿意选择专门为妇女看病的女医师就诊等。

6. 非营利医院过程策略

医院流程是指为完成医院的某一个目标或任务而进行的一系列逻辑相关的跨越时间和空间的作业

的有序集合,它包括业务流程和管理流程。一般来说,每个流程都有输入和输出,每一个流程都有一个核心的处理对象;医院流程往往是跨职能部门跨不同的科室的。医院的任何流程都要向着是否符合患者及家属的意愿来进行。

医疗服务的生产、消费和营销是在相应的规程、机制和管理的约束下,将医疗服务提供给患者的过程,对医疗服务过程的有效管理,可以提高医疗服务质量,保持医疗服务的稳定性。

传统思维认为,医院是治疗疾病的地方,只要能把患者的病治好,别的什么都可以不做了。但是,随着医疗服务市场的发展,患者不仅要求把病看好,而且要求就医的过程人性化,服务个性化。患者到医院就医,不仅要求技术性医疗服务,同时也要求人文性医疗服务。

7. 非营利医院有形展示策略

有形展示(physical evidence)弥补了医疗服务作为无形服务无法被公众直接感知的不足。医疗服务的有形化策略,是指医院尽可能多地提供服务的有形展示,以帮助就医顾客识别和了解各种医疗服务,并由此促进医院的服务营销。

有形展示可以解决这个问题。所谓有形展示是指一切可传达服务特色和优点的有形组成部分。一般来说,医院最直接的物理特征就是医院的建筑、院容院貌、就医环境、卫生状况、医疗设备以及医务人员的职称、学历等。因此,医院应该保持门诊和住院地点的清洁、安静;合理设计周围的颜色,提供赏心悦目的休憩场所和设施;讲究服务人员的仪表、穿着、行为,医院应提供舒适幽雅的环境,如在医院内建造花园、走廊内设置儿童玩具等。患者及其家属都希望能从医院的物理特征推动医疗质量与服务水平。如果一家医院病房肮脏、医疗设备破旧不堪、医护人员对就医患者态度冷淡,这样的医院是不会给患者及其家属留下任何好的印象的,可能来了一次就不会再来第二次。加强卫生服务的有形管理,引导患者对卫生服务产生合理预期,帮助患者感受到卫生服务带来的利益。

非营利医院有形展示策略,有利于患者识别医院的医疗服务特色,有利于推广医疗服务创新,有利于医疗服务的沟通。良好的服务设施会给医院服务营销增光添彩,患者对医疗服务质量的感知经常是通过对医院服务设施等有形物的观察、接触和使用来进行的。因此,医院服务设施是患者评价医疗服务优劣的重要标准,医院在服务营销活动中必须充分考虑服务设施的重要性,要按照患者的需求进行设计。

第三节　医院服务质量管理

一、顾　客　满　意

(一) 顾客满意概述

顾客满意(customer satisfaction,CS),是 20 世纪 90 年代欧美等西方国家兴起的一种全新经营战略,其基本指导思想是:企业的整个经营活动都以顾客满意度为指针,要从顾客的角度、用顾客的观点而不是从企业自身的利益和观点来分析考虑顾客的需求,企业要尽可能全面尊重和维护顾客的利益。"顾客"不仅是指企业产品销售和服务的对象,而且是企业整个经营活动中不可缺少的合作伙伴。顾客满意战略的实施在横向层面上,包括如下五个方面:①理念满意;②行为满意;③视听满意;④产品满意;⑤服务满意。在纵向层面上,包括如下三个逐次递进的层次:①物质满意层次;②精神满意层次;③社会满意层次。

医院实施"顾客满意"战略,首先要弄清谁是医院的"顾客"。能够与医院发生关系的各类人员都可以称为医院的"顾客"。实际上,全部"顾客"可分为外部顾客和内部顾客两大类。内部"顾客"是指医院的全体员工,是指在医疗流程之间,即医技部门把临床部门视为顾客,后勤部门把全院工作人员视为自己的顾客,职能部门把相互之间及与之发生联系的所有员工视为顾客,提供服务者应让被服务者满意。外部"顾客"可以是患者、供应商、合作者、竞争者,而患者是医院最大和最核心的顾客。医院实行"顾客满意"战略的目的,就是要获得、建立和维系医院在医疗经营中的诸方关系,以巩固和发展医院与"顾客"之间的关系。医院实施"顾客满意"战略不仅要满足"内部顾客"的需要,而且也要满足"外部顾客"的需要,并最终要以满足患者的需要为宗旨,以患者满意为服务目的,不断推出新技术、新疗法,这是 CS 战略的核心所在。

(二) 医院实施顾客满意战略的必要性

1. 医学模式的转变

当今社会,医学模式已从单一的生物医学向综合的生理、心理、社会医学模式转移,医学科学的发展和卫生服务工作由此发生了深刻的变化,服务质量日益成为与医疗技术同等重要的因素。如果医疗服务的经营者只重技术不重服务,在市场经济的大环境下最终将导致经营失败。

2. 医疗保险制度的实施

医疗保险制度改革将给医院的生存和发展带来严峻的挑战,医疗保险机构将会通过比较完善的监管体系来约束和规范定点医院的医疗行为,从而控制医疗费用,由于个人要自负相当比例的医疗费,必然会对医疗水平、医疗质量、服务态度、费用价格等方面提出更高的要求,在同等级医院中患者将最终选择服务优质的医院。

3. 医学科技的发展和新技术的运用

医学科技飞速发展,新技术、新项目的运用无疑增加了医疗风险和医疗费用,而优质的服务能够起到转移医疗技术风险的作用。

4. 患者消费观念的变化

随着社会的进步,患者对提高生命质量的期望日益增长,对医院的要求从生理服务扩大到心理服务,由医疗服务扩大到预防服务,因此,医院就应大力树立"以患者为中心"的宗旨,真正体现出"全程服务"的精神管理理念。

(三) 提高顾客满意度的措施

(1) 积极适应发展新形势,不断加强医院顾客满意度调查方法及内容的研究

1) 设计好顾客满意调查表。

2) 定量、定性等多种调查方式联合使用。

3) 调查要深入,旨在持续改进质量。

4) 细化结果表达和问题解释。

5) 找准医院顾客满意度的平衡点。

(2) 加强医务人员素质教育是提高顾客满意度的根本

1) 提高医疗技术水平是关键。

2) 强化优质服务意识是前提。

3) 加强行业作风建设是保障。

(3) 加强医患沟通是提高医院顾客满意度的有效途径

1) 加强医学知识宣教。

2) 及时与患者和家属沟通。

3) 正确引导患者的期望值。

4) 及时缓解不满情绪。

(4) 加强门诊工作的管理是提高医院顾客满意度的切入点和突破口

1) 加强导诊导医服务,拉进与顾客的距离。

2) 良好的就医秩序也会对顾客满意度产生积极的影响。

(5) 加强药事管理是提高顾客满意度的瓶颈问题。

1) 严把药品引进关,降价采购,合理使用,减轻患者经济负担。

2) 为顾客提供良好的药学服务。

(6) "以人为本",加强医院文化建设,是提高顾客满意度的动力源泉

1) 关爱员工,关注员工满意度。

2) 以患者为中心,把人性化服务落到实处。

3) 精心打造医院品牌,提高公众信任度。

医院正面对更加激烈的医疗市场竞争,医院唯有从自身实际出发,切实制定、实施、落实顾客满意战略,才能提高医院的社会信誉和就诊顾客满意度,才能保留老顾客,获取新顾客,创造持续的顾客满意,使医院获得长久的竞争优势。

二、医院服务质量管理

1. 狭义概念

医院服务质量可以分为两个方面:一是技术质量,它与服务的产出有关,是在生产过程和买卖双方的接触过程结束之后患者所得到的客观结果;二是功能质量,它是在生产过程中,通过买卖双方的接触,患者所经历和所感受到的东西。

服务的技术质量便于客观地评估,而功能质量则颇具主观色彩,一般很难客观地评定。技术质量表示患者得到的是什么,而功能质量则表明患者是如何得到这些服务结果的。服务的技术质量和功能质量取决于更为基础的四个方面的质量水平,分别是服务的设计质量、服务的生产质量、服务的交货质量和与患者关系的质量。服务的设计质量将主要影响服务的技术质量,因为患者一般不参加服务的设计工作。生产是质量的重要来源,服务的技术质量是全部生产过程的结果。另外,患者一般是参与服务的全部生产过程的,买卖双方的一系列接触和相互影响是发生在生产过程之中的,因此,生产质量对服务的功能质量也有极为重要的影响。在许多情况下,服务的交货与生产是交织在一起的,交货的方式、交货的准时性、交货人员的行为等都会对服务的技术质量产生影响,也会对服务的功能质量产生影响。服务人员与患者之间的关系主要会对服务的功能质量产生影响,买卖双方越是互相理解和合作,服务质量就越好。

2. 广义概念

医院服务的最终质量不是简单地取决于服务质量的技术和功能这两个方面,而是取决于患者对服务的经验质量和期望质量两个方面。患者的经验质量是指患者通过对服务的技术质量和功能质量的经验和享受而得到的印象。患者对服务的期望质量就是

患者在头脑中所想象的或期待的服务质量水平,主要是由以下四种因素所形成的:

1)市场信息。包括广告、邮寄、公共关系、推销运动等。市场信息,尤其是广告最容易使患者对他们尚未享受到的产品或服务产生不同程度的主观印象和期望。

2)医院的形象。医院形象越好,患者对其服务的期望值就越高。

3)患者的口头宣传。患者的口头宣传对患者期望的影响实际上与市场信息是一样的,只不过它的影响面有限。此外,不管是医院形象还是患者的口头宣传都不是由医院所直接控制的,它们是医院过去业绩的反映。

4)患者的需要。患者对服务的需求越强烈紧迫,他们对服务质量的期望值就越低。医院服务的最终质量实际上是患者把经验质量和期望质量进行对比的结果,若把经验质量记为 Q_1,把期望质量记为 Q_0,只有 Q_1 大于或等于 Q_0 时,才是患者可以接受的医院服务质量。

三、医院服务质量管理的原则

医院服务质量管理的原则主要包括以下四点:

1)质量由患者确定。患者决定什么质量算好,以及医院服务生产过程中什么重要,什么不重要。

2)质量是长期的服务。一劳永逸地把质量固定下来的方法并不存在,不论业绩是上升还是下降都要不断地追求良好的质量。

3)质量是每一个人地工作。每个人都有顾客,不论是内部顾客还是外部顾客。不能把质量的责任落在一个人身上,人人都应该把质量视为自己的责任。

4)质量是信守承诺。患者把医院信守承诺看得比其他一切都重要,如果做出了承诺却不遵守或不完全遵守,服务质量就会大大降低。

四、医院服务质量管理的指标及评价

(一)国外医疗服务质量指标及其评价研究

国外对医疗质量评价指标的研究并未形成一致的观点。世界卫生组织欧洲办事处提出了7条评价指标:平等性指标,改善健康、减少疾病及其后果的指标,促进健康的生活方式的指标,保证健康的生活环境的指标,适当的医疗保健指标,知识的发展和其他指标。意大利皮埃蒙特地区采用四大类评价指标:行为指标、平等性指标、生产指标和生命质量指标。日

本则从动态与静态人口指标,平均期望寿命、去死因期望寿命,健康状况和接受治疗的状况,与健康有关的问题,经济指标,人力指标六个方面来进行医院服务质量评价。

(二)我国医院服务质量指标及评价

根据卫生部 2005 年关于印发《医院管理评价指南(试行)》的通知,医院服务质量管理指标及评价如下:

坚持"以患者为中心",树立良好的服务理念和意识;加强职业道德和医德医风建设,充分体现尊重患者;关爱患者;方便患者;服务患者的人文精神。要不断改善服务态度,转变服务作风,做到服务形式多样化和规范化;服务流程合理、便捷;医疗收费合理、透明,并持续改进。尊重和维护患者的合法权益。构建和谐的医患关系,不断满足患者的医疗服务需求。

1. 维护患者合法权益

考核内容如下:

1)能够提供多层次的医疗护理服务,满足患者不同层次的需求。

2)尊重和维护患者的知情同意权、隐私权、选择权等权利。按照法律、法规、规章等有关规定,进行临床试验、药品试验、医疗器械试验、手术、麻醉、输血以及特殊检查和特殊治疗等,应当获得患者的书面知情同意。进行医患沟通时,应当使用患者及其家属易于接受的方式和理解的语言。在医疗服务过程中,应当保护患者的隐私。

3)适时发布有关医疗服务信息病种费用等。

4)建立并落实医患沟通制度,如单病种平均住院日。

5)及时、妥善处理和反馈患者的投诉。

6)尊重患者的民族风俗习惯及宗教信仰。

2. 服务行为和医德医风

考核内容如下:

1)贯彻落实法律、法规、规章等有关规定。尊重、关爱患者,主动、热诚、周到、文明服务于患者。

2)有医德医风建设的制度、奖惩措施,并认真落实。

3)严禁使用上批号、过期、变质、失效药品,或者擅自生产、销售、使用未经批准的制剂。

4)不得索要收受患者红包、物品、有价证券和谋取其他不正当利益。

5)不得索要、收受医疗器械、药品、试剂等生产、销售企业或人员以各种名义、形式给予的回扣、统方

费、开单提成等。

6）严禁通过介绍患者到其他单位检查、治疗或购买药品、医疗器械等收取回扣或提成。

7）严禁利用回扣或提成以及其他不正当手段诱使其他医疗机构及其医务人员转诊患者。

8）严禁推诿、拒诊患者。

9）使患者和社会对医疗服务比较满意。

3. 服务环境和服务流程

考核内容如下：

1）门诊应当提供就诊咨询、导诊以及其他便民服务。

2）服务环境和设施清洁、舒适、温馨，服务标识规范、清楚、醒目。

3）入院与出院、诊断与治疗、转科与转院等连续性服务流程合理、便捷。

4）优化流程，简化环节。挂号、划价、收费、取药、采血等服务窗口的数量、布局合理，缩短患者的等候时间。

5）采取有效措施，提高医技科室的工作效率，缩短出具检验检查报告的时间。

6）会诊医师按规定及时到位。

4. 严格价格管理，杜绝不合理收费

考核内容如下：

1）因病施治，合理检查，合理用药，合理收费。无自定收费项目、超标收费、重复收费、分解收费和比照项目收费等现象。

2）不得设立账外账和"小金库"，严禁将医务人员的收入与科室经济效益挂钩。

3）执行国家有关药品、高值耗材集中招标采购政策规定，对中标药品、高值耗材按照合同采购，合理使用。

4）不得向患者收取有关临床试验、药品试验、医疗器械试验以及为评价试验效果进行的相关检验、检查费用。

5）实行医疗服务价格公示制度，向社会公开收费项目和标准，建立完善价格公示制、费用清单制，提高收费透明度。能够及时答复患者的费用查询。

6）费用结算方式便捷。

第四节　医院服务创新

我国加入 WTO 之后，随着卫生改革的不断深化，市场经济体制的逐渐完善，医疗服务市场的竞争日趋激烈。医院的服务也并非是一成不变的，而应顺应时代的发展，大力开展服务创新。医院的服务将会在创新中不断提高竞争力，医院也必将获得更好的经济效益和社会效益。

一、创新理论概述

1. 创新的定义

创新思想最早起源于西方经济学领域，可追溯到美籍奥地利经济学家约瑟夫·熊彼特的相关论述。在 1912 年出版的德文版著作《经济发展理论》中熊彼特认为国家经济发展的决定因素是生产方式的某个领域的创新，并把创新定义为"生产要素和生产条件的一种从未有过的组合"，认为"创新就是建立一种新的生产函数并引入经济活动中"，并将创新内容概括为五个方面：①生产新的产品；②引入新的生产方式；③开拓新的市场；④寻求新的原材料供应源；⑤采取新的组织模式。由此可见，创新是提升企业竞争力和促进社会经济发展的重要战略资源。创新主要内容包括技术创新、经营创新和制度创新三大理论体系。

2. 创新的基本特征

1）高风险性。新产品不一定被市场所接受。

2）开放性。创新所需的各种资源要在企业内部、外部自由流动。

3）动态性。创新不存在一个通用的固定模式，必须根据产业、产品、技术和消费者的需要而改变。

4）学习过程。创新过程本身就是员工经验和知识积累的学习过程。

5）前瞻性。创新根据对市场、技术的预测，超越现有技术进行前沿性的研究和开发。

二、医院服务创新的特点

医院是一个知识密集型的经营主体，高新技术往往最早应用在医学科学和生命科学上。尽快使用高新技术，提高医疗技术水平已是医学界的共识。根据熊彼特的创新理论，医院服务创新的特点可以概括为以下几点：

1）风险性。由于服务创新的一些不确定性因素，加之有些创新项目需要大量的人力、物力和财力的投入，如果一旦失败，必然酿成严重损失。因此，服务创新同样具有风险性。

2）前瞻性。服务创新各项举措的推出，普遍使服务领域中依据各自的服务对象、工作性质与特点，本着积极、主动抢占服务制高点的原则，在充分搞好科学预测、调查论证基础上，采取最新的手段与方法展示各自的服务特色与服务水平，因而具有较好的前瞻性。

3) 群体性。服务创新不只是指单项服务项目与内容,而是知识、人才、技术、装备、信息相互渗透的集合群。服务创新的实施,需要多个部门、多个科室的通力合作,提供多元化的配合与条件保障。同时,服务创新的项目与内容、实施的经验通过推广应用,又可达到资源共享、成果共享。

4) 效益性。成功的服务创新,不仅能提高服务质量和工作效率,促进事业的发展,获得良好的社会效益;同时也会给创新者带来大于几十倍,甚至百倍的经济效益。因此,有专家指出,不宜把服务创新看成"成本",而应视为"资本"。"成本"是需要控制和降低的,而"资本"则需要发挥并增加。

5) 实用性。医院开展服务创新,其出发点和落脚点集中体现在要以患者为中心,提供优质、低耗、安全、满意、放心的服务上,具有目的明确,思路清晰,紧密结合临床实际与患者需求,针对性与可操作性强,高质量、高效率、高效益的服务质效性好等特点。因此,实用性是服务创新的又一显著特征。

6) 时效性。服务创新是一个相对的概念,其创新的项目与内容不是持久不变的。随着时间的推移,随着科技的进步和医院改革、建设与发展,原有的服务项目、内容将被新的服务项目与内容所更替。因此,服务创新具有较强的阶段性与时效性,从而要求医院要应对挑战与机遇,不断研究出现的新情况和遇到的新问题,强化创新意识,增强创新活力,做到不断推陈出新。

三、医院服务创新的类型

依据医院服务创新的创新性质、强度与水平,大体归纳划分为以下三种类型。

1) 开拓型。开拓型既不是原有服务工作的润色与炒作,也不是照搬照抄他人的经验和做法,而是在创新的前提下,以改革为动力,打破常规惯例的做法,高起点地推出全新的服务模式,实现新的突破,推进服务工作领域的跨越式发展。

2) 延伸型。延伸型是在已有服务项目的基础上,依据患者服务需求,遵循医疗服务市场的导向和规则,将医疗服务的项目与内容、服务的方式、服务的层面、服务受益的范围与服务活动的半径,向院前、向社区、向医疗体系单位延伸服务,不断提升服务的质量与工作效率,在更大的范围内使不同人群受益。

3) 再造型。再造型是在学习他人经验的基础上,结合自身的实际,对适合本地区本单位需要的服务项目,开展二次创新。对引进的项目,在吸取其精华后,结合掌握的最新知识,对各有关要素进行再加工提炼,

充实内容,打造具有自身特色与优势的服务品牌。

四、医院服务创新的主要内容

1. 观念创新

服务观念创新主要表现在以下三个方面:一是认知的深化;二是认知换位的调整;三是认知的扩展。医院在激烈竞争的市场大环境中,必须注重学习,只有用先进的思想理论和高科技知识武装头脑,不断更新观念,才能明确工作思路,找准服务创新的方位,采取正确的创新决策。

2. 技术创新

技术创新主要表现在以下五个方面:一是围绕病例需要解决的难题创新;二是围绕开拓新的诊断治疗技术领域创新;三是围绕提高常见病、多发病的防治质量创新;四是围绕引进高精尖的新医疗装备进行新技术开发与应用创新;五是围绕提高临床医疗工作效率创新等。通过开展技术创新,及时捕捉当代科学技术的最新成果,促使许多高新技术向临床医疗、保健、教学、科研工作领域广泛辐射渗透,使临床诊疗技术与方法不断推陈出新,使医患双方共同受益。

3. 经营创新

经营创新主要表现在以下五个方面:一是制定经营战略与策略。通过对社区人群健康状况与医疗卫生需求的调查、医疗体系单位和医保对象基本情况及患病状况的调查、门诊及住院患者的来源与病种结构、病例数量的调查等。对所获得的资料、数据,经过归纳分析,结合本单位实际,制定中长期的经营战略,明确发展的方向、目标、任务与重点;并依据经营战略规划的蓝图,制定具体实施的策略、步骤与措施。二是大力开拓与占领医疗服务市场。发挥医院品牌优势、专科专家优势、特色技术优势、医疗质量优势、医疗装备优势、服务信誉与服务设施、环境优势等,吸引患者,不断开拓和占领更多的医疗服务的市场份额。三是开展多元化服务。根据各单位的经验,有的通过增设特需门诊、全天候门诊、黄金周假日门诊、健康体检门诊、多学科联合门诊、专病会诊中心等,满足不同层次、不同对象对医疗保健服务的需求。四是改进服务模式与服务流程。有的应用计算机网络技术,对患者挂号、就诊、开方、计价、收费实施一条龙的服务;有的应用数码分诊管理系统,规范了门诊就诊秩序管理;有的为生命垂危的急诊患者建立了"生命绿色通道"。五是强化经济管理。通过厉行节约,挖掘潜力,调整经费的投向与投量,扶持重点建设项目,加强财务审计监督,使医院资产保值、增值。

4. 制度创新

技术创新、经营创新必然导致制度的创新。在社会主义市场经济条件下，医院的制度创新就是将医疗要素和条件在医疗市场机制下重新组合。制度创新对医院的挑战在于如何寻找市场的切入点。可以说，目前医院沿用的制度尤其是管理制度，有相当一部分还是计划经济的产物，难以适应市场经济的要求，因此，医院制度创新实际上是解决如何根据市场机制管理医院的问题，其重点是人、财、物的管理，突破口是人事制度和分配制度的创新。

制度创新主要表现在以下三个方面：一是建立有利于服务创新的人事分配制度，要引入竞争机制，全面推进聘用合同制，推行科主任任期目标责任制和医务人员经培训持证上岗制度；在分配制度上，要在效益效率优先、兼顾公平原则的前提下，积极探索和建立适应市场经济规则，符合卫生工作特点，体现医务人员技术服务价值、责任与贡献大小，提高服务创新附加值权重，以及风险分担的分配制度；二是建立有利于服务创新的政策扶持和激励制度，在人力、经费、时间、支撑保障条件，以及成果的鉴定与推广应用、自主知识产权的维护、奖励办法等方面，需要在政策、制度、规定方面给予明确和扶持，要努力为服务创新营造宽松的氛围，鼓励、支持医务人员在实践中创新，并取得好的成绩；三是建立有利于加强服务创新质量管理的制度，明确各级各类人员的职责，建立健全医疗服务技术规范。

5. 文化创新

文化创新主要表现在以下两个方面：一是重视作风养成教育，全面提高医务人员道德素质。医院要普遍重视抓好作风养成教育，树立良好的院风，强调塑造医院的良好形象，树立典型榜样的推动作用，用身边的事教育身边的人，营造团结和谐、奋发向上的工作环境和人际关系，并要从政策和制度上强化院内监控和约束效力，完善和规范院外监督的内容与监督措施，做到文明行医、廉洁行医、敬业爱岗、恪尽职守，努力塑造医务人员"白衣天使"的高尚精神境界。二是以整治环境秩序为突破口，打造良好的"窗口"形象。有的通过改造门诊挂号大厅、取药大厅，合理调整布局，安装为患者进行导医服务的电子显示屏，取消传统排队挂号的做法，变"封闭式"服务为"开放式"服务。有的对门诊、急诊的公共厕所进行彻底改造，引进了星级宾馆的装修与管理模式，彻底改变医院公共厕所简陋、卫生条件差的情况；有的重新标设了指示路标，增设了夜间灯箱式指示标牌，规范了各工作场所的名牌，做到明亮、规范、统一。

五、医院服务创新需要把握的问题

1. 要善于抓住创新的机会

创新是一个民族的灵魂，是一个国家兴旺发达的不竭动力。在当今新的形势下，只有不断创新，才能不断生存和发展。因此，要审时度势，把握机遇，应对挑战，结合医院工作的特点和以患者为中心，满足患者医疗服务需求的实际，引导医院管理者和广大医务人员要关注和善于抓住创新的机会。

引发医院服务创新的机会概括起来有 12 种：①医疗服务机构或任务调整；②门诊、住院患者病种结构、患者数量变化；③医疗统计报表数据、资料中反映的超常规变化的启示；④解决疑难病症诊治过程的启发；⑤临床医疗过程与疗效的不一致性；⑥临床科学研究中的新揭示；⑦出现医疗问题、医疗纠纷、医疗差错或事故中暴露的问题与失误的警示；⑧处理突发事件中的预案与实际不协调引发的联想；⑨新知识的学习、新兴学科与边缘学科、重点学科的建设与发展；⑩新设备的引进与使用；⑪出国考察访问、学习他人经验引发的思路；⑫患者对医疗服务的投诉。

总之，对医疗服务市场和患者对医疗服务的需求，要以敏锐的洞察力、综合的分析判断力，在搞好市场调查、预测和评估的基础上，针对提示的各种机会，制定明晰的服务创新策略，做到创新的方向、定位与选题的切入点要准；创新的思路清晰、重点突出；创新的项目与内容科技含金量高、影响大、效益好。要高度重视知识创新和技术创新在服务创新中的重要地位和作用。

2. 坚持"以人为本"，提高全员素质和参与创新活动的积极性

要创新，就必须掌握知识；掌握知识靠人才。在当今信息化、知识经济时代，每个人获取的知识多少，在很大程度上取决于个人对知识的学习和转化为技能的能力。医院管理者和广大医务人员是服务创新的主体和最宝贵的资源，是服务创新诸要素中最活跃、最关键的要素。面对变化发展的新形势，医院管理者和医务人员都面临不断更新知识、全面提高自身素质的学习任务，要不断给自己的知识充电，不断拓宽学习内容和调整知识结构，把学习当成毕生的任务。同时，通过开展技能训练和实际工作的锻炼，着力提高自己动手操作的能力、逻辑思维的能力、综合分析和鉴别诊断能力、创新能力，提高个人的技能水平。医院要为医院管理者和医务人员开展继续医学教育、更新知识和参与创新活动积极创造良好的氛围

和条件。要从政策、制度上注意调动医务人员的积极性,广开言路,集思广益,营造富有生机活力的服务创新的良好局面。

3. 要建立健全医院服务创新的管理运行机制

医院服务创新的运作是一项复杂的系统工程,从管理角度要重视抓好以下四个方面的工作:

1) 建立完善的机制。要结合实际,建立健全包括组织管理、制度建设、项目论证、运作程序、过程质控、成果鉴定、推广应用、效益评估等工作链为内容的科学、高效的管理运行机制。对重大的服务创新项目,要依据科研工作的程序和管理办法实行严格管理,以取得预期结果。

2) 要探讨建立科学评估服务创新绩效的指标体系。从服务的角度出发,创新就意味着为患者创造出一种新的价值观及新的满意。因此,对服务创新绩效的评价不能只限于从科学或技术的重要性角度来衡量,还要从对医疗服务市场和患者所做贡献的角度来衡量它们。这样就要求医院管理者要结合实践,努力探索和建立一套包括质量、效率、社会与患者满意度、收益等项目与内容的评估指标体系和实施办法,以利于加强对服务创新的评价与指导。

3) 要防范风险因素招致创新失败。因此,必须加强对创新项目实施方案的科学性、先进性、可操作性和可行性的论证,排除影响因素,增强抗风险的力度,做到防患于未然。

4) 要重视服务创新中出现的产业化趋势。对服务创新中取得巨大社会效益和技术效益、经济效益的成功创新项目,要及时申报专利、品牌商标注册,注意保护自主知识产权。要及时组织研究探讨形成产业化的可能,或通过成果转让、专利转让、与企业联手合作等方式,促使其形成产业化规模,产生更大的规模效应,以造福于人民和社会。

医院的服务管理对广大的医务工作者而言是一个新的课题,在中国市场经济发展的过程中,面对医疗服务市场的逐渐开放,外资和民营医院的逐渐建立,医疗机构的分类界定,以及我国加入 WTO 后对医院现行服务模式的影响等新形式,医院只有通过更新服务理念、调整管理策略、寻求适应我国医疗服务市场的最佳管理方式,才能在变革中发展,才能在激烈的医疗服务市场竞争中取得胜利。

本章小结

医院服务的主体是客户,医院服务具有不可触摸性、功能性、安全性和不可储存性的特点。医院服务

营销管理主要有非营利医院服务营销策略等。医院服务质量管理的概念包括狭义概念和广义概念。医院服务质量的指标及评价有国内及国外不同指标。医院服务创新的特点包括风险性、前瞻性、群体性、效益性、实用性和时效性。其主要内容包括观念创新、技术创新、经营创新、制度创新和文化创新。

本章思考题

1. 试述医院服务质量评价指标应如何应用才能提高医院的服务质量。

2. 综合我国医院的现状,分析我国非营利医院应如何提高医院服务管理。

案例分析

日本医院的人性化服务与护理管理

1. 医院概况

太阳会病院是有近 20 年的历史,现有 273 张床位,以收治神经内外科、肿瘤、老年患者为主的综合性医院。

医院的信条:

1) 尊重患者。不管患者处于任何状况,如意识不清、精神障碍等都要尊重他们的人生观,让尊敬的思想贯穿始终。

2) 提供最恰当的医疗。为使患者能够恢复到身体及精神的最佳状态,进行高质量的最有效的医疗活动。

3) 提供所有信息。无论患者处于什么样的状态,如有视觉、听觉障碍,不能理解语言等,也要保证与其交流、提供信息。

4) 患者意志优先。根据患者自身的选择,决定提供何种服务。

5) 诚实应答。患者在院内有地方诉说"不满",而且能够请求对于"不满"给予相应的处理。

2. 人性化的就医环境

1) 就医氛围。医院的设施便利,环境清静,服务周到、合理,给人留下深刻的印象。医疗辅助面积一般较大,如病区过道十分宽畅,大厅、走廊的墙壁上均挂有各种精美的油画,两侧展示柜内陈列着各国的工艺品及文物,使人得以忘却疼痛、宁静心绪、感受关爱。楼前有花坛、楼后有花园,供患者散步、欣赏,楼前的停车场、楼内的电梯供患者及其家属使用,工作人员一般不使用这些设施。

2) 建筑结构科学。病房设有 4 张床位,医院以无障碍设计理念布置院内四通八达的道路结构,到处都很平坦,各种轮椅和推车都能很方便、平稳地到达医院的每间诊室和病房。病区有环形走廊,医护办公室设在中央,四周有门,出入每个病房都很方便。

3) 家庭式病房。长期住院患者较多，因此医院努力营造家庭式环境。病床为自动式电动床，床周摆放随患者的意愿及喜好，可放置全家照或自己喜欢的东西；厕所更为人性化：轮椅可自由出入，坐便器均为电动式可遥控，周围有扶手、靠背、呼叫器；每个病区都有自由活动间，供患者休息、用餐、饮茶、会客等，并提供可自由取用的热毛巾、消毒液、手巾纸等，整个病区充满了家庭般的温馨和谐。

3. 严谨的服务管理

1) 服药管理。输液患者很少，除病情特需之外，大都为口服药，药房根据医嘱把口服药用自动分包机按早、中、晚，饭前或饭后自动分包送到病房，护士给患者送服，真正做到"送药到手、看服入口，服后再走"。

2) 安全管理。进病区工作人员用胸卡才能打开自动门，每个病床都有护栏，窗户最大只能拉开 20cm 左右，人不会钻出去，只有护士用钥匙才能全打开；门为推拉门且可自动固定，不夹手；地板大都为地毯，防滑且无噪声；坐轮椅的患者每人都要系特制的安全带。护理部设有安全管理对策委员会，针对坠床、摔倒等问题均有很好的预防措施。

3) 康复管理。医院设有康复科，备有各种各样的康复器具，而且有些器具非常人性化。例如，一患者因交通事故呈植物人状态，出事前非常喜欢玩游戏机，因此专门为其购置了一台游戏机，让他定时听游戏机的声音，来刺激大脑以唤醒其意识。各科患者定时被接到康复科进行功能训练；完全不能移动的患者，康复科技师均到病房帮助其进行肢体功能训练。

4. 感受

1) 感受笑容。每到一处人们的脸上都洋溢着灿烂的微笑，从忙碌的工作人员到轮椅上的患者，大家真心的笑容和热情的态度，使我们感受到工作氛围的和谐和温馨，护士们为患者举办生日庆祝会，开展户外活动，如赏樱花、杜鹃花，散步等，还有形式多样的娱乐活动，如游戏、折纸、书法、手工艺制作、插花、盆栽、歌舞表演等。她们想方设法让患者笑，让患者乐，护士们用真挚的爱为患者创造丰富多彩的生活，由此让我们感受到其护患间如亲人般的感情。

2) 感受优雅。所到之处无论是医院的内部，还是外部环境均给人以优雅的视觉效果。病区的设置及物品的摆设均充分考虑到患者的需求，以方便患者为宗旨，就连 CT 室、B 超室内都有患者专厕。特别是患者没事时都可以在护理站围坐着，和护士们谈心，整个病区创造出了温馨和关爱的氛围，充满了家庭般的温暖。

3) 感受敬业。在病区每日的工作中使我们深深感到护士们严谨的工作态度，崇高的敬业精神，饱满的工作热情，每个工作细节都体现了对患者的关爱和尊重，我们亲历了护士们对肢体残疾、老年痴呆（医学上称阿尔茨海默病）、精神病患者乃至植物人所表现出来的耐心、细心和尊重。

太阳会病院的医护人员，在治疗与护理过程中，处处体现着敬业与博爱、文明与诚信，以人为本、患者至上的人性化服务理念。

〔资料来源：李菊芳.2008.日本医院的人性化服务与护理管理.中国护理管理,8(2)〕

案例思考题

1. 太阳会医院是如何进行医院服务管理的？
2. 太阳会医院的服务能够给医院带来哪些益处？

第十五章　医院信息管理

引 导 实 例

借科技双翼，走数字化腾飞之路

无锡市中医医院主管信息的副院长为我们描绘了这样一个场景：一位患者到中医院某病区办理入院手续。此时，通过网络提示，医生已经提前获知了该患者在门急诊的诊疗情况，并在第一时间来到患者床边进一步采集病历信息。在查房时，医生通过"无线查房信息系统"，直接在笔记本电脑输入病史、体格检查情况、初步诊断和治疗方案。回到医生办公室，医生直接在电脑中输入医嘱，而电脑里的"合理用药监测系统"会在快速审核之后提示用药的合理与否，如果不合理，医生必须酌情修改，直至修改无误后才提交医嘱。几乎是同时，医嘱和配方就已经通过无线网络显示在药房的电脑里。不多时，药品就可以准确地送达患者手中，使患者在最短时间得到最安全、最及时的治疗。在初步处理病情之后，医生可以通过方便的电脑编辑工具，典型病历模板，在"电子病历系统"中书写病历，直接提高病历的效率和质量。

从1996年信息化建设起步以来，无锡市中医医院始终把信息化建设作为医院建设发展的一项重要战略任务，采取有效手段积极推进信息化建设进程，逐步将数字化信息技术渗透于医院质量、服务、管理等各个环节，让无锡市中医医院的医疗服务质量大大提高，也为优化医院管理增效。

（根据无锡市中医医院数字化医院建设资料整理）

第一节　医院信息管理概述

随着我国医疗卫生制度和医疗保障制度改革的不断深化，如何用最快捷的方式取得医院运行的各项指标，如何对医院人、财、物等资源进行科学的成本核算，怎样保证医院医疗、教学、科研的质量控制，怎样在医院内，甚至院外实行信息交流、网上会诊、继续教育等一系列问题都摆在医院管理者以及每一位医护人员面前。医院信息化的要求从来没有像今天这样迫切。医院信息管理有了更新、更丰富的内容。

一、医院信息

信息（information）是系统诸要素中最基本的一个要素。任何一个组织要形成统一的意志、统一的步调，各要素之间必须能够准确快速的相互传递信息。

医院是一个信息高度集中的单位。医院信息是医院管理系统诸要素中最基本的一个要素。它是医院内部各种事物及其特征的反映，是医院事物存在的方式和运动状态以及这种状态直接或间接的表述。

医院信息，一般是指医院医疗、护理、医学教育、医学研究、医院管理等各项工作中的各种数据、报表、资料和文件，包括与其有关的一切语言、文字、符号、声像、数据、图形、情报和资料。

从方便管理与操作的角度可将医院信息划分为两大类。

1) 医疗信息。包括患者信息、医疗统计信息、医技检查信息等。

2) 管理信息。包括药品供应、设备库存、人事资源、财务管理、科教管理信息等。

其中，医疗信息是医院信息的主要组成部分。一般认为，医院80%的活动是与患者信息的获取、分析、处理和决策有关的。

医院信息是医院的基础性资源，是医院管理的基本内容之一。从管理过程的角度看，整个医院管理过程实际上就是信息的输入、输出和反馈的过程。医院信息也是医院管理的手段。没有信息的输入，医务人员无法进行诊疗和护理工作；没有信息的输出和反馈作依据,医院管理活动的计划和决策也无从展开;信息的流通也是协调医院内外部环境的纽带和桥梁。充分、合理利用信息为医院服务的能力是衡量医院管理水平和判断医院管理者素质的重要指标之一。

二、医院信息管理

医院信息管理就是要对医院管理及各项业务活动中的各种相关因素(包括人、信息、技术等)进行科学的计划、组织、控制和协调,实现医院信息资源的有效收集、存储、处理、传递和应用的过程。

医院信息管理的内涵从总体上说可分为以下三大块。

(1)信息技术的管理。现代医院信息管理的一个显著特征是对信息技术的利用。信息技术的管理包括计算机设备、网络的建设维护、信息处理平台的搭建和技术的不断更新等活动。

(2)信息内容的管理。医院信息管理最根本的就是要实现医院信息资源采集、存储、处理、提供、使用这五项基本功能,如图 15-1 所示。信息内容涉及医院行政管理及医疗业务等各层面。

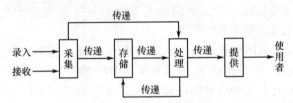

图 15-1　信息内容管理所实现的功能

(3)信息人员的管理。信息人员的管理包括对于与信息活动相关的医疗人员及信息专业人员的组织、培训和考核。

三、医院信息化与数字化医院

(一)医院信息化

医院信息化是实现医院现代化的重要任务之一,是社会信息化不可缺少的组成部分。在我国医疗保健制度改革的今天,医院信息化更是医院适应改革的必然选择。

医院信息化不是简单的医院管理流程计算机化,而是以患者信息的共享为核心,包括医院各个科室之间、医院之间、医院与社会、医疗保险、卫生行政等部门的信息共享,最大限度地方便患者就医、方便医院一线医护人员工作、方便各类管理人员分析决策。

医院信息化也不是简单的计算机软硬件的配置和安装,而是包括系统规划、系统建设、维护运营、人员培训、信息分析利用等。医院信息化是涉及信息技术、管理科学的系统工程,需要医院全员参与、全程参与。

医院信息化建设集中体现在医院信息系统的应用和发展上。根据我国《全国卫生信息化发展规划纲要(2003～2010 年)》和《中医药信息化建设"十一五"规划纲要》等相关规划的要求,发展医院信息系统均是其中的重要内容之一。我国医院信息化从 20 世纪 80 年代开始,经历了 20 余年的发展,已初具规模,并取得长足的进步。其中,医院信息系统的建设已基本覆盖到县级以上医院,有些发达的乡、镇医院也建设了自己的医院管理系统。2007 年卫生部统计信息中心对全国 3765 所医院(其中:三级以上 663 家,三级以下 3102 家)进行了信息化现状调查,结果显示:门急诊划价收费系统、门急诊药方管理系统、住院患者费用管理系统、药库管理使用最为广泛,均超过80%,说明以收费为中心的 HIS 已在大部分医院应用;住院患者入出转管理系统、住院患者床位管理系统、住院病房管理系统使用的医院超过 70%,说明住院患者管理系统也已在大部门医院应用。而全国医疗卫生领域医疗软件生产供应商约有 500 家,其中医院信息系统生产供应商 300 家,大型生产供应商占15%,无论是国家、医院还是软件生产供应商都投入了大量的人力、物力和财力。

由调查还可以看出,我国医院信息化、医院信息系统的建设与发展目标,与国际先进水平,与以患者为中心的医院管理需求相比,还存在很多问题。

(1)应用广度不够。虽然不少医院建成了自己的医院信息系统,但应用多停留在门诊和住院收费阶段。真正对医院决策有重大意义的综合数据分析系统、辅助决策系统和临床信息系统、电子病历等尚未普及。这需要国家、医疗机构加大投入力度,正确了解和认识医院信息系统的价值。

(2)应用深度不够。虽然医院信息系统也有如综合查询和医务统计等对信息利用的软件模块,但都是一些浅层次的利用,不能做到深层次的数据挖掘、分析和利用。目前,也有一些医院在数字化、智能化医院建设的过程中取得了一定的成果,具备尖端水平,但全国的整体水平仍有待长足发展。

(二)数字化医院

数字化医院的提出始于 20 世纪 90 年代,是指利用信息技术,依靠网络传输,有机整合医院业务信息和管理信息,实现医院信息最大限度的采集、存储、传递、利用和共享,实现医院内部资源的有效利用和业务流程最大限度优化的医院信息体系,实现医院与医院之间、医院与社区之间的医疗数字化体系连接构成的区域性的数字化健康服务体系。与之前的"信息化"提法相比,数字化医院将对信息技术的利用由理念转向更加具体的层面,更强调信息内容的数字化,是在信息化基础上的一个发展。

数字化医院的实质是高度利用计算机、网络通信等现代化技术手段实现信息化。提出了对医院信息数字化和数字信息网络化的具体要求。

数字化医院建设的总体目标包括:

1) 建立完善的标准体系。统一规范、统一代码、统一接口,规范卫生领域信息化建设的基本业务流程、数据模型和数据编码等信息的标准。

2) 信息存储数字化。信息载体数字化,存储格式尽可能结构化或半结构化,信息交互标准化,符合国际、国内相关标准。

3) 信息传输网络化。信息全部通过计算机网络进行传输,通过用户权限和应用程序运行权限的双重控制机制,保证信息传输和利用的安全性。

4) 管理模式数字化。以数字化管理、信息化管理为核心,形成先进的医院管理理论和医院管理模式。

5) 建立医院内部完善的医院信息处理系统。建立医院的办公自动化系统、高度信息化的医疗研究与教学系统、全面的信息化的医学咨询系统、健康咨询系统。

6) 医疗服务个性化。利用各种信息技术的整合,根据不同服务对象的不同特点,进行个性化的服务。

第二节 医院信息系统

一、概 述

(一) 定义

医院信息系统(hospital information system, HIS),按照美国 Morris F. Collen 教授于 1968 年所给的定义,是指"利用电子计算机和通信设备,为医院所属各部门提供患者诊疗信息(patient care information)和行政管理信息(administration information)的收集(collect)、存储(store)、处理(process)、提取(retrieve)和数据交换(communicate)的能力,并满足所有授权用户(authorized)的功能需求。"

我国卫生部信息化工作领导小组办公室于 2002 年修订的《医院信息系统基本功能规范》对其正式定义为:医院信息系统是指利用计算机软硬件技术、网络通信技术等现代化手段,对医院及其所属各部门的人流、物流、财流进行综合管理,对在医疗活动各阶段中产生的数据进行采集、存储、处理、提取、传输、汇总、加工生成各种信息,从而为医院的整体运行提供全面的、自动化的管理及各种服务的信息系统。

一个完整的医院信息系统一般应包括面向管理信息的医院管理信息系统 HMIS(hospital manage information system)和面向医疗信息的临床信息系统 CIS(clinical information system)。

医院管理信息系统(HMIS)的主要目标是支持医院的行政管理与事务处理业务,减轻事务处理人员的劳动强度,辅助医院管理,辅助高层领导决策,提高医院的工作效率,从而使医院能够以少的投入获得更好的社会效益与经济效益,如财务系统、人事系统、住院患者管理系统、药品库存管理系统等就属于 HMIS 的范围。

临床信息系统(CIS)的主要目标是支持医院医护人员的临床活动,收集和处理患者的临床医疗信息,丰富和积累临床医学知识,并提供临床咨询、辅助诊疗、辅助临床决策,提高医护人员的工作效率,为患者提供更多、更快、更好的服务。像医嘱处理系统、患者床边系统、医生工作站系统、实验室系统、药物咨询系统等就属于 CIS 范围。

HIS 以现代信息科学为基础,又涉及医学科学、语言学、管理科学、决策科学等多门学科。随着现代信息科学如信息网络技术、人工智能技术的发展,以及上述这些相关学科的进步,HIS 的概念范畴及其技术实现手段也将不断扩充、更新。

(二) 特征

医院信息系统建设是医院现代化的必要技术手段和基础建设,本着以患者为中心,为患者服务为宗旨的指导思想,实现医院管理及各种业务中的信息收集、存储、处理、提供和使用五项基本功能,满足医院信息化工作的基本需求,为医院的管理决策提供尽可能充足可靠的数据支持。与一般的信息系统相比,HIS 具有以下特征:

(1) 功能的多元性。系统功能是医院信息系统在医院所能实现的各种业务活动,包括管理活动和医疗活动等。由于医院自身的性质和业务的多元性,HIS 的系统功能比一般的管理信息系统(MIS)种类更多,内容更复杂,应能渗透到医院所属的一切科室,从行政到医疗,从教学到科研,实现整个医院的信息资源共享。可以说,HIS 是迄今世界上现存的 HMIS 中最复杂的一类。

(2) 数据的复杂性。一份患者的医疗记录通常不仅包含文字与数据形式,还包含有图形、图表、影像等多种形式的信息。随着患者诊疗次数的增多,信息量不断增长,信息越来越复杂。系统不仅需要一个大规模、高效率的数据库管理系统支持,还需要适应多媒体信息服务的要求。

(3) 安全的重要性。对于任何系统而言,安全问题都是不容忽视的。由于医院信息、业务、医院服务对象的特殊性质,医院信息系统必须要有更高的安全性、保密性作保障。一旦 HIS 中与医疗相关的功能,如诊疗医嘱功能,出现安全问题,就有可能发生难以挽回的后果。另外,患者医疗记录是一种拥有法律效力的文件,在医疗纠纷案件和许多其他法律程序中均会发挥重要作用,对于这些医疗信息,系统必须有严格的保密性措施。

(4) 标准化的新要求。医院信息系统的实施将实现医院信息在整个医院的各个部门,甚至区域医疗卫生机构之间的共享,包括信息表达、信息流程、信息交换、信息处理过程等在内的标准化体系建设应是医院信息系统实施的必然要求。

(三) 作用

医院信息系统自 20 世纪 80 年代在我国发展以来,其作用和意义在国家卫生部门、医疗机构管理工作者以及医务工作人员中日益深入人心。到 2007 年,全国绝大部分三级医院已经建立了医院信息管理系统,医院信息管理系统已经成为医院管理业务运行中必不可少的基础性设施,基层医院的信息系统建设也在快速发展。临床信息系统、管理决策系统的开发与应用正不断向深度和广度延伸。

(1) 增强医院竞争力。医院信息系统集成先进的信息技术,提供以患者为中心的医疗服务,增强医院的竞争优势。通过医院信息系统,医院管理者能及时、准确、全面地掌握以质量、效率、效益为主的医院各类信息,提高决策能力;临床科室能及时、迅速地获取和传送各类患者信息及资料支持,提高工作效率和诊疗水平。

(2) 增强医疗质量控制。医院信息系统可以反映影响医疗质量安全的各种因素,满足临床和管理工作的需求,推动医疗质量持续改进与提高,规范工作流程,保障患者医疗安全。以计算机网络及时采集信息,通过直观的统计分析图,分析医疗质量指标的实际完成情况和每个患者治疗过程中诊断、治疗和费用的使用信息,预警和提示以纠正偏差,可以达到实施控制的效果。

(3) 减少医疗差错。美国的一项研究显示,在每年发生的几百万件医疗错误中,可以预防的占 70%,有可能预防的占 6%,不可能预防的占 24%。而医疗错误中给药错误的严重性最为显见。研究表明,其错误有三大来源,其中医生占 56%,护士占 34%,药剂师占 10%。错误的发生主要是因为对药品和患者的信息掌握不充分。医院信息系统采用电子病历来完整地记录临床的各种事件和信息,并构建基本的临床决策支持系统,结合与整个医疗服务过程和工作流程中,使用标准的医学词汇来规范医学概念,实现计算机医嘱录入,提供定量分析错误,可以达到减少超过一半的可避免医疗错误的目的。

(4) 控制医院成本。在计算机网络管理模式下,能够对医疗经费和卫生物资进行有效的内部控制管理。药品、物资管理系统可以实现零库存管理,减少库存及流动资金的占用。PACS 系统地实现减少胶片成本的支出,同时节约了胶片冲洗、存储、传递的人力成本。

二、发展现状及趋势

(一) 国内外发展现状

美国是最早将信息技术融合到医院管理系统研究的国家之一。20 世纪 60 年代初,著名的麻省总医院(MGH)开发的 COSTAR 系统已发展成今天的大规模临床患者信息系统。日本、欧洲等国家和地区在 70 年代也相继开始了这方面的开发与应用,HIS 进入大发展时期。

1985 年,美国全国医院数据处理工作调查表明,100 张床位以上的医院中 80% 实现了计算机财务收费管理,70% 可支持患者挂号登记和行政事务管理,25% 实现了病房医护人员直接用计算机处理医嘱和查询实验室的检验结果,10% 有实现全面计算机管理的 HIS。

在临床信息系统方面,国外强调医疗差错的防范,将提高医疗质量目标放在首位。目前,计算机化的医生医嘱录入系统(CPOE)应用被放在首位。电子病历系统应用程度较高。美国、英国等均把近几年内实现电子病历作为规划目标。CPOE 也被应用于电子病历(CPR)系统,其中包含了药品知识库等临床辅助决策功能。日本是世界上电子病历应用比例最高的国家,截至 2004 年,日本有 12% 的 400 张床位以上的医院和 3% 的诊所已实现了无纸化的电子病历。另外,受到医疗保险与医疗服务一体化、按病种付费、按人头付费等医疗保障制度的影响,美国医疗机构在临床信息系统中较多地结合了合理用药、临床路径、临床指南这些功能。辅诊科室的信息系统得到比较普遍的应用。在美国,检验信息系统在公立医院中的应用在2004年已达到94%;PACS占42%,其中与医院电子病历系统有双向接口的占76%;应用RIS系统的占91%。

区域信息系统有所发展。丹麦的Red System可以管理76所医院和诊所。法国第八医疗保健中心实现了能管理三所大医院和三所医药学院的一体化信息系统。随着初级卫生保健工作的发展,欧洲各国区域性医院计算机网络将实现。

与国外的发展状况相比,我国医院信息系统的开发与应用比美国等发达国家晚了近15年,始于20世纪80年代。随着计算机的普遍应用,以单机版为主的收费机、划价机开始应用于一些医院的收费处和药房,其后基于DOS的网络版收费划价等单一应用软件也逐渐得到应用,像病案首页管理、药品库存管理、人事等。这是我国医院信息系统发展经历的第一阶段。90年代中期,由卫生部医院管理研究所开发的中国医院信息系统(CHIS)问世,标志着我国医院信息系统的研制、开发和应用水平进入了一体化医院信息系统(integrated hospital information system,IHIS)的新阶段。随之我国又出现了解放军总后卫生部主持开发的称之为"军卫一号"工程的军慧医院信息系统等一大批新产品。另外,国外的一些管理系统也开始进入中国市场。因此为国内医院实现财务、药品、设备、物资、医政等管理的计算机化,提高管理水平,增加经济效益,方便患者就医和查询,提高医院的服务效率和服务质量创造了条件。

目前,我国医院已基本建立医院管理信息系统,正处在临床信息系统的发展时期。其中医嘱系统应用较早,普及程度较高。实验室信息系统、医生工作站、辅诊科室信息系统等多个临床信息子系统融合到HIS中,但应用程度不高,应用的深度和广度有待在全国不断推进。

信息框

解放军总医院(301医院)信息化发展历程大致如下:1986年,解放军总医院与中国人民大学共同开发了HIS系统(医院管理信息系统),主要应用在医疗数据的统计,住、出院患者的统计等较为简单的统计管理工作和药品物资及财务方面,系统搭建在HP3700系列的小型机上,只有40多台终端;1992年,随着PC机的普及,系统大部分移植到PC平台上,收费纳入了系统,应用也逐步向一线用户推进,但仍然以官吏为中心;1995年,在解放军总后卫生部的组织领导下,与中国HP公司合作开发了面向业务层面

的一体化HIS系统("军卫一号"工程),系统贯彻将信息的采集点尽可能地推进到业务发生地并实现实时采集的理念,提供了对临床和医技科室的支持,应用从"以管理为中心"转向了"以患者为中心",这是一个完全集中化的系统。从2002年开始,在"军卫一号"工程基础上,以覆盖医疗业务全过程为目标,开始陆续引进麻醉监护信息系统、PACS、超声信息系统、病理信息系统、护士移动床旁PDA系统,消化内镜信息系统、心电图信息系统等,这些系统均以原有的"军卫一号"医院信息系统为主体进行集成,形成了多厂商环境下,集成化的、比较完整的临床信息系统。2006年,该院开始进行以区域协同医疗服务为目标的区域医疗数据共享课题研究,以实现患者信息在多家医疗机构之间的共享。

[资料来源:中国医院协会信息管理专业委员会CHIMA.2008.中国医院信息化发展研究报告(白皮书,5;9]

(二)发展趋势

计算机和网络技术发展迅猛,集成引擎、无线网、移动通信、数据挖掘等技术的不断出现和发展为医院信息系统,特别是临床信息系统的实现带来了新的手段,使系统更加快捷、精确、方便、安全、智能,表现出良好的效果。医疗现场(point-of-care)数据采集和医疗操作支持成为新的发展方向。

(1)移动通信技术的应用。目前医院系统建设中,计算机大都是放在各个部门的固定位置,通过计算机综合布线联网。面对医院日趋复杂化的各种情况,传统局域网络在医院已经越来越不能满足现有医患之间实时交互的要求。在医疗信息化领域,运用无线移动网络及通信技术显得日益重要。

无线移动通信技术是指在相互约定的协议框架下借助无线网络进行通信的一种技术方式。无线移动通信技术的实施,基于无线局域网络和相关的终端设备建设。无线局域网(WLAN)利用无线技术在空中传输数据、话音和视频信号。作为传统布线网络的一种替代方案或延伸,无线局域网与传统局域网络相比,具有移动性、灵活性、便携式等特点。

近年来,随着无线通信技术和设备的发展,无线移动医疗成为当前医院数字化最热门的技术之一,在国外大型医疗机构逐步得到推广应用,这一技术的引入使"网络无处不在"的美好愿望成为现实。2004年,上海东方医院成为我国内地首先布设无线医疗系统的单

位,开始利用电脑和相关软件用于电子处方及诊断结果报告。其后,无线移动技术被逐步应用于移动医护工作站、医技检查以及资产管理等医院实践活动中。无线移动技术在医院管理各领域的引入和深化,必将带来医疗行为方式和医院管理方式的一场重大变革。

1) 无线移动护理。目前的无线移动护理系统基于无线移动技术、电子病历、掌上电脑和腕带等技术。护理人员通过专用的带有无线网卡和条形码扫描头的掌上电脑,可直观看到病区的患者分布和基本情况,并通过无线网络实现数据实时存取功能,见图15-2。腕带条形码技术的利用可帮助护理人员方便确认患者身份,减少执行医嘱过程中可能产生的医疗差错。无线移动护理系统的成功实施,改变了原有医嘱系统的工作模式,真正实现了对医嘱实际执行的全过程跟踪,对医护质量的提高,预防医疗失误,提高护理效率和管理水平,减轻护士的劳动强度,都起到十分积极的促进作用。

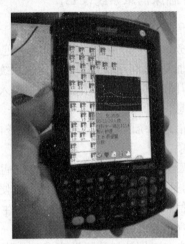

图 15-2　EDA 手持终端病区实时获取患者体温、脉搏曲线

2) 无线移动心电系统。无线移动心电系统是基于无线局域网无线移动技术在医技检查首先是心电检查领域的创新应用。它将分散在医院不同科室的心电图机、动态心电分析系统通过医院的有线或无线网络系统连接,实现集中诊断和管理,使心电图检查实现信息化管理,实现申请、计费、检查、报告分析和传递等过程。①移动采集心电图形:在有无线网络的病区,检查医生持有心电采集模块的推车或 PDA 式心电图仪,到床边采集患者心电图。②无线传输:将采集的心电图通过无线网络传输到心电信息服务器,由心电图医生进行分析并发出报告。③反馈检查结果:将心电图形和报告结果通过有线或无线网络反馈给医生并嵌入电子病历。

3) 移动信息化新业务。医院将建立医患沟通平台,实现医院内部医疗信息网络与社会通信平台之间信息的交互。由移动运营商和医院联合推出的移动信息化新业务,可以为患者提供电话、短信预约挂号、咨询等服务。医生可以随时给患者发送按时复诊、用药提醒、健康知识讲座通知等消息。特别是针对慢性病患者,根据不同的病理特征发送不同的健康通知,非常便捷有效。

(2) 数据挖掘技术的应用。近年来,医院信息化发展不断加快,医院信息系统的建设为促进医院快速发展起到了积极作用,但医院数据库的信息容量不断膨胀,几乎成几何级数增长。这些信息资源对于疾病的诊断、治疗和医学研究具有重要的价值。如何利用这些海量的信息资源来为疾病的诊断和治疗提供科学的决策,总结各种医治方案的疗效,更好地为医院的决策管理、医疗、科研和教学服务,已越来越被大家所关注。利用数据挖掘技术对 HIS 数据进行再次开发成为实现智能化医院的新趋势。

数据挖掘是从大量的、不完全的、有噪声的、模糊的、随机的数据中,提取隐含在其中的、人们事先不知道的,但又是潜在的有用的信息和知识的过程。数据挖掘是知识发现(KDD),即从数据库中发现有用知识的核心工程。目前它已在社会各个领域得到广泛的应用,医学界也在逐渐应用这一技术进行医疗统计分析,并利用分析结果作用于辅助临床治疗和医院决策管理。医院数据挖掘系统结构如图 15-3 所示。

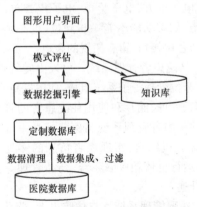

图 15-3　医院数据挖掘系统结构

医院信息系统中的数据挖掘技术应用体现有:

1) 医院客户关系管理。现代医院提供以"患者为中心"的服务。通过数据挖掘技术实施医院客户关系管理,构建数据集合,建立模型,寻找某一种模式的决策支持方案,可以帮助医院找出关键服务对象,或从特定的就诊患者中找到主流的服务需求和特殊医疗服务需求,从而拓宽服务范畴,增加服务项目,提高服务质量。

2) 医疗费用管理。通过采用数据挖掘技术,分析患者费用构成,探究医疗费用项目结构的合理性,从而有针对性地控制医疗费用;按照不同时间维度进行各部门费用对比分析,为医院管理者提供决策支持;对单病种患者情况、病情、治疗方案、住院天数等信息进行分析,为医疗质量管理提供依据。

3) 临床决策支持。使用数据挖掘的关联分析方法进行疾病相关因素分析;运用粗糙集理论归纳诊断规则,预测新疾病的发生等。

三、系统功能划分

根据医院信息种类,将医院信息系统功能划分为两大类:一类是管理信息处理功能;一类是临床信息处理功能。对应的,完整的医院信息系统应具有管理信息系统和临床信息系统两大类,其中每一类又可根据部门和职能,划分为几十项,如图 15-4 所示。

(一) 医院管理信息系统(HMIS)

医院管理信息系统包括门急诊、病区、药事、财务、设备、办公自动化、医保、文献、远程医疗和教育、区域卫生管理等多个子功能系统。

(1) 门急诊管理系统。作为医院信息系统的一个子系统,属于医院管理信息系统的范畴,要覆盖患者在门诊就诊期间的各个环节,包括挂号、分诊、诊治、交费、取药、标本采集、检验、检查和复诊等各个环节,实现电子处方、电子验单、电子检查单,以及门诊电子病历,如果功能不能一步到位,也必须为将来的开发保留程序接口,留有拓展的余地。

(2) 住院患者管理系统。由入出转管理、住院费用管理、床位管理等子系统组成,使医院更有效、更快捷地获取、处理、储存和使用住院患者的管理和治疗信息。住院患者管理系统与医院信息系统的其他多个子系统有机结合,实现患者信息的多处共享。同时,它的运行也依赖医嘱系统、药品管理等其他相关系统的开通。

(3) 医嘱管理系统。与住院患者、药品、人事、财务等其他子系统密切关联,为患者医嘱信息的录入、确认、生成执行和打印提供更方便快捷的服务,也为医生了解病情和疗效、辅助诊断、临床,为护理人员更有效地开展护理工作提供了依据。在发生医疗纠纷时,医嘱信息具有法律效力,因此,医嘱系统需要建立安全性、保密性机制。

(4) 药事管理系统。实现对分布于医院各药库、药房、制剂室、病房等各个部门各类药品的物流和相应的资金流一体化管理。

(5) 财务管理系统。由药品管理系统、门诊收费管理系统、住院收费管理系统、后勤供应及财务管理系统组成,构成医院完整的财务管理网络化体系。

(6) 物资和设备管理系统。可划分为物资和设备两个子系统,分别负责医院物资的入出库管理,医疗设备的购增、调拨、维护等管理,并提供报表分析功能。

(7) 办公自动化系统。除具备一般办公自动化系统的功能之外,还包括公文档案管理、人事信息管理、信息服务和个人事务处理等特殊功能。科教管理、电子会议系统也属于办公自动化系统的范畴。

(8) 医保信息系统。医保信息系统的功能包括:系统控制与管理、参保单位及个人信息管理、医保基金征缴管理、IC 卡管理、医保费用申报及赔付管理、与 HIS 数据交换管理、统计报告、查询。

(9) 医学文献管理系统。实现医学文献标准化管理,为医疗、教学、科研服务。

(10) 远程医疗系统。利用有线通信和无线技术,实现提供不同地域间的医疗诊治服务。

(二) 临床信息系统(CIS)

临床信息系统处理在医院工作中处于中心地位的医疗服务过程中产生的信息。临床信息系统比管理系统更加复杂,利用和共享管理信息系统中的大量基础数据,同时又为管理工作提供更加深入和细致的数据和信息。

临床信息系统围绕医院各科室的业务内容,主要有以下几项:

(1) 医生工作站。包括门诊和住院病房医生工作站系统,是医生日常处理医疗文件和方便快捷获得各类医疗信息的工具,提供医嘱录入、医生病历录入和各类医疗报告的综合展现功能。

(2) 护士工作站。是帮助病房护士完成医疗信息处理工作的主要工具。提供接收医生工作站下达的医嘱、各种执行单的传送等功能。同时提供护理病历的处理工具,如由护理执行的体温、血压、入出量等数据的记录,各种护理诊断信息的处理,各种执行单的操作登记等。

(3) 放射信息系统。是放射科处理医疗业务的工具。其提供的主要功能有患者的预约、检查登记、检查队列的生成、检查图像的采集、图像的显示、检查报告生成、报告审查与阅片讨论等放射科的工作业务信息处理。

(4) 手术信息系统。是手术室处理手术医疗业务信息的工具。提供的功能包括术前预约安排信息的处理,记录术中监护设备和麻醉技师采集的患者体征、用药、处置等数据,提供下达医嘱和书写病历的工具等。系统还提供定期的工作量统计,生成各科所需要的报表。

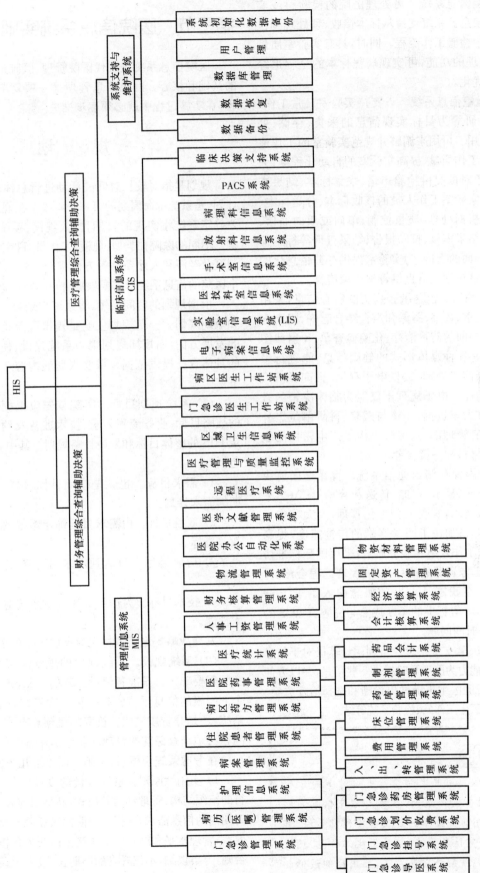

图15-4 医院信息系统组成图

（5）检验信息系统。可处理医院的检验科或实验室的业务信息。系统支持从标本接收、预处理到检验报告的整个检验工作流程。同时，具有实验室质量控制、试剂管理的功能，可实现病程标本的全程追踪和工作流程优化。

（6）实验室信息系统。以支持实验室日常工作、管理决策、科研等为目标实现信息的采集、存储、处理、传递和应用。可用来调整并规范实验室的工作流程、保证检验工作质量、提高实验室的自动化程度；为实验室的服务对象提供检验申请、采集标本、结果查询等功能；为实验室工作人员的核收标本、分送标本、传送资料、分析前处理、质量控制、单向或双向通信、分析后处理、结果审核、打印报告、结果查询等标本检测过程提供全面的支持；为实验室提供办公信息化的功能；为实验室管理人员提供管理决策信息。

（7）电子病历。包含纸张病历的所有信息，采用信息技术将文本、数字、图像和声音结合起来，因而含有医史记录、当前的药物治疗、化验检查单、X射线图像、B超图像等各种媒体形式的健康信息，能进行患者多媒体综合信息处理，提供电子存储、查询、统计、交换数据等功能。电子病理不仅能为临床决策的教学和研究提供大量数据，还将与医院、科研单位之外的部门，如政府管理部门、保险机构等产生密切的联系，提供数据材料和决策参考。

（8）医学影像存储与通信系统。旨在全面解决医学图像的获取、显示、存储、传送和管理。PACS采用数字化影像技术，实现无胶片化管理，大大节省了人力、财力、物力；加快了医学影像的传输速度，提高了医务人员的工作效率和服务质量；采用国际标准协议，实现医学影像资源的信息共享，实现远程会诊、异地诊断功能。在我国，PACS的概念引入始于1989年，随着DICOM等标准的不断成熟与完善，PACS的广泛实施只是时间问题。

（9）临床决策支持系统。可利用计算机对于信息的存储与处理能力为医生及时提供一些信息，并以方便的形式展示，帮助医生正确做出诊断和选择治疗方案。其功能往往与医生工作站、检验系统等结合在一起。

信息框

根据2007年卫生部信息中心对全国3765所医院的调查数据显示，在各类临床信息系统应用中，应用比例最高的是实验室信息系统，其次是医技科室信息系统、病房医生工作站、门诊医生工作站、放射科信息系统，应用比例最低的是临床决策支持系统。

第三节　医院信息系统实施与管理

医院信息系统是现代医院管理、医院信息化建设的基础和核心。医院信息管理是一项复杂的系统工程，在实施过程中就必须逐步推进。

一、规　　划

规划是指对较长时间的活动进行总体的、全面的计划，是系统生命周期的第一个阶段。在规划阶段，需要确定系统将实现的目标、投入规模、系统功能等问题。不同的医院在类型、规模、工作量、科室设置、管理制度及经济和人才条件等方面都会存在差别，因而每个医院的信息系统都需要根据自身的特点进行开发。

根据规划的时间长短，将系统规划分为长期规划和短期规划。长期规划主要是提出医院信息系统总的发展方向，而短期规划则为系统建设、使用和维护的具体责任提供依据。需要规划的内容主要包括以下三个项。

（1）系统预期目标。医院首先应根据各自组织的战略目标、业务流程需求、技术准备及约束条件确定HIS的整体目标和发展战略规划。其中，整体目标包括：

1）需求目标。也就是应用目标，包括近期及远期的需求计划。

2）效益目标。由需求目标确定系统的技术经济效益指标。

3）功能目标。为达到需求目标系统应具备的功能。

4）技术目标。为达到上述目标系统应具备的技术性能。

发展战略规划用以提出对完成工作的衡量标准。

（2）系统规模。系统规模的规划应根据医院的实际需要确定。是准备建设完整的HIS，还是建设一个部门级的信息系统？是打算一次性建立完成整个系统，还是分阶段完成？投资的概预算有多少？这些问题必须结合医院的管理和业务实际需要研究决定。

在考虑系统规模时，必须遵循以下几个原则：

1）实用性原则。系统规模的设计应符合医院现行的组织结构、管理和运营模式，满足当前和今后一定时期内的信息需求，在提高医院的医疗服务质量、工作效率、管理水平和综合效益等诸方面产生积极的作用。否则，万事俱细，不仅开发的周期长、投入大，不必要的功能还可能造成系统过于臃肿，从而降低系统整体的运行效率。因此，系统功能应该是完整而不臃肿，实用而不奢华,实现功能完整性和实用性的完美结合。

2) 完整性原则。这里所提出的完整性原则并不是要求 HIS 的建设必须追求功能实现的绝对完全化,而是在满足医院信息管理阶段性需求的条件下,提供全面、详细的功能服务,为医院的管理决策提供尽可能充足的数据,提高医院的运营效率,支持以患者医疗信息记录为中心的整个医疗、教学、科研活动。

3) 时序性原则。HIS 的建设是一个周期长、投入大的项目。受到时间、资源、需求等条件的限制,往往不可能实现所有所需系统功能同时上马。时序性原则要求医院在做出系统规划之前,分析各种功能需求的时序性,作为制定系统规划的重要依据。通常,门急诊信息管理、住院患者信息管理、财务信息管理、医药信息管理等功能需要排在前面实现,而其他相关的功能则根据条件,逐步实现。

4) 扩展性原则。系统规划并不是一经制定就不再发生变化的。系统规划尤其是战略规划受系统内外部因素影响较多,如医疗政策的变化、信息技术的发展、人口的增长、医院管理模式的改变等,均有可能影响系统规划的适应性。规划需要进行阶段性的调整,这要求考虑系统具有一定的可扩展性,以满足不断发展更新的需求变化。

(3) 供应商选择。纵观国内外医院信息系统的开发,现有的开发方式包括:

1) 自主开发。由医院组织内部开发技术人员和资源,自行开发。这种方式的优势是经济、方便分步实施、易于维护,但对医院本身的专业技术要求很高,极少有医院有此能力。

2) 合作开发。医院选择外部有经验的计算机软件或者系统集成公司,结合内部相关专业人员合作进行开发。对于医院信息管理功能的实现来说,具有针对性强、适应性好等优点。医院的投资有保证,开发的成功率较高。

3) 市场购买。医院也可选择直接购买市场上已有的 HIS 产品,这种方式开发周期短、见效快、系统的稳定性有保障,但因各医院性质、业务、规模等条件的差异,系统的适应性较差,对供应商的技术依赖高。目前,80%以上的医院采用这种方式开发系统。

4) 托管。这是在国外新出现的一种方式,也称"委外",就是将 HIS 的开发、维护、更新整个地委托医院外部的 ASP(application service provider)服务商管理。这类服务商通常具有较大的规模,拥有强大功能的设备,能充分应用高效率新设备和新技术,具有丰富的实施和管理经验。由于规模效应,还能较好地控制成本,降低实施费用。"托管"是西方发达国家的一种趋势,需要成熟的外部环境,在国内实行还有很长

的路要走。

医院在做建设规划时,应根据医院的人力、财力、物力各种资源现状及实际需要,选择适合的开发方式。

二、组织管理

1993 年 3 月国际医药信息学会在美国辛辛那提市召开的一次对 HIS 应用研讨会认为,导致 HIS 的失败,20%是技术因素,80%则是组织管理因素。特别是在今天,计算机与网络技术日益成熟,技术支撑环境对于实施 HIS 来说已经没有任何困难和障碍,主要的问题来自组织管理。

(一) 组织建设

医院信息系统几乎涉及医院一切部门的工作,因此,HIS 实施的组织构建不仅包含医院的决策层,也包含基层的医护工作人员;不仅包含从事系统建设的信息技术专业队伍,也包含从事医疗服务的业务人员。

1. 成立领导小组

医院信息系统的实施是一项投入大、周期长的系统工程。随着计算机和网络技术的引进,医院原有的管理模式和工作模式都将发生变革,组织机构、业务流程面临重新调整,需要医院高层领导的直接参与和指导,解决重大的决策问题。

领导小组的工作方式是定期或不定期地召开会议,听取报告,对会议议题研究讨论和做出决议。由医院院长、主管信息工作的副院长、信息科负责人、医院各业务部门(包括医务科、护理部、财务部等业务部门)的负责人组成。领导小组的主要职责包括:提出并且确认系统的总体目标,建设原则,投资规模,需求取舍,实施的基本方案选择,技术方针和路线;全面领导、组织、规划、实施、协调、监督开发工作的正确进行;组建项目工程实施组;研究和批准信息系统实施规划;批准系统开发及实施的方法,确认网络结构、规模与布局,系统软、硬件平台及应用软件的选型及采购、开发方案;批准预算,保证资金的落实;批准和监督整个工程的实施进度,解决实施中的困难、矛盾和冲突;制定指令、指示、规章制度、条令、办法,改革旧的不合理手工操作规章制度,适应新系统的运作;负责批准对医院信息系统的考核与验收等。

2. 成立实施小组

HIS 实施小组是一个临时性的机构,全面负责医院信息系统的实施工作。实施小组应由计算机工程技术人员以及医院医疗、护理、药械等业务部门和经济管理部门的骨干人员组成。小组负责制定系统的实施规

划、系统预算,组织和监督软、硬件产品的采购、安装、调试、验收等工作,推动医院信息标准化建设,配合软件供应商完成系统需求调查及客户化修改方案,协调实施过程中的矛盾等工作,直至系统的实施完成。

3. 医院信息部门的设置

医院设置独立的信息部门,专门负责医院的信息管理与技术支持,直接隶属分管信息的副院长领导。信息科的主要职责包括:制定总体规划建议,供医院领导和业务机关参考;根据医院的实际需要编制系统需求分析;维护各系统软件,并适时更新;掌握计算机及外部设备的操作、使用和维护,保证硬件设施的运转良好;开展普及和宣传计算机知识及培训等(图15-5)。

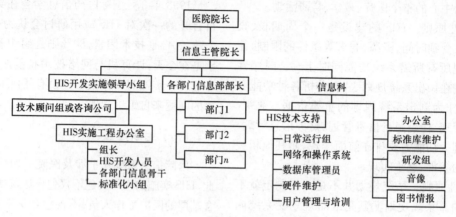

图 15-5　医院信息部门的设置

(二)人员培训

医院信息系统建设是一项复杂的系统工程,涉及现行医院管理模式、方法、手段和观念的重大变革,涉及业务流程的重组,对包括医院管理人员、信息技术人员、各职能部门在内的全体员工的素质都提出了新的要求。因此,人员培训是现代医院实施 HIS 必要的基础准备。医院必须要通过技术和知识培训,更新观念,提高技能,建设与信息化发展相适应的管理队伍、技术队伍和基层操作人员队伍,保证系统的顺利实施,并不断推进医院信息化的进程。

三、业务流程重组

医院信息系统的建设与业务流程优化相辅相成。以先进的信息技术包装陈旧的医院业务流程是行不通的,离开对业务流程的优化,医院信息化不可能真正实现。离开医院信息系统的支持,医院业务流程优化也很难成功。只有将先进的信息管理软件与医院

内部业务流程、特点有机地结合起来,HIS 才能达到预期建设的目标,实现以患者为中心的服务。MIT自 1984 年至 1991 年所作的"90 年代的管理"研究报告早已证实:国外成功应用 HIS 的医院都是首先梳理清楚自己的业务流程,然后进行优化、重组,并针对计算机化管理的特点,对手工业务处理流程进行了相应的改变,最后才实现操作自动化;而 IT 应用没有成效的医院大多是没有考虑到计算机化管理的特点,用信息系统机械模拟手工业务处理流程。我国目前还处于从传统的经济体制向市场经济的过渡阶段,许多医院的管理方法和手段仍滞后。无论是否应用 HIS,都要求进行某些业务流程上的重组来适应市场经济的发展,而 HIS 的使用就更需要对现有的业务流程进行根本性的改造。医院业务流程重组实施一般流程如图 15-6 所示。

医院业务流程重组的方法包括:医院业务调查与分析、系统化分析与逻辑性模型的建立、目的/方法(E/M)分析、数据流程的调查与分析等。

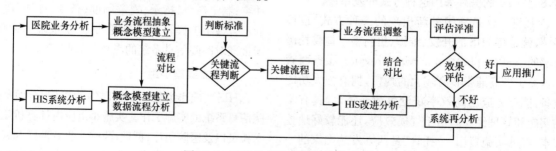

图 15-6　医院业务流程重组实施流程

四、标准化建设

标准化建设是卫生信息化建设的重要内容,是HIS得以实施并发挥效用的重要基础。缺乏医疗信息表达、医院管理模式与信息系统模式的标准,成为一些 HIS 难以成功实施的瓶颈问题。临床信息系统中检验仪器与计算机之间的数据传输,PACS 中各影像设备如 CT、MRI、CR、DR 等与计算机之间的传输等需要有统一的仪器设备的接口标准;远程医疗需有远程通信标准;电子病历的共享和传输需要有统一的电子病历结构和传输标准;医疗卫生信息的标准化和全球共享还需要与国际通用的标准接轨。医院信息系统实施人员及国家有关部门需要关注国际卫生信息化标准的发展,有针对性地研制、推广普及和管理各种卫生行业或地方性标准,逐步建立形成卫生领域比较齐全的国家卫生信息标准体系。

五、安 全 管 理

信息技术的应用越广泛,发挥的作用越大,信息系统的安全性问题就越发显得重要。随着计算机网络技术的发展和因特网的广泛应用,信息的公开和共享大大提高,使得安全问题成为当前信息系统发展和应用需求解决的最紧迫问题。医院信息系统是一个多用户系统,医院信息中的很多信息,如患者医疗记录,是具有法律效力的文件,涉及患者的隐私,而且在医疗纠纷案件等许多法律程序中均发挥重要作用。医院信息系统也是一个典型的 24 小时/7 天不间断系统。因此,保障医院信息系统的安全问题具有更为特殊的重要意义。安全问题是已投入运行系统的生命线。

医院信息系统安全管理应着重考虑解决安全性和保密性两个方面的问题。安全性是指控制、访问和保护信息不被有意或无意地泄漏给未经授权的人,使信息免受丢失或未经授权的访问、修改和破坏;保密性是指机构或个人所具有的保证所有信息不被他人所知的权利。

为解决 HIS 的安全问题,必须在多方面提供有效的保证措施,除了在技术上采取合适的安全防范措施(如安装网络防火墙、数据镜像备份、异地备份、双机容错等),在管理上采取严格的控制方法外,还需要国家在法律上给予保证(如国家制定相关法律和采取更强硬的惩戒措施),公众进行共同维护和支持(如提高公众的计算机知识和对病历信息的保护意识等)。

第四节　医院信息系统评价

一、概　　述

医院信息系统的评价应贯穿于系统建设的整个过程。系统的设计、实施、运行有一定的周期。在系统开发和实施过程中,要不断地根据环境和需求的变化调整决策,修正开发实施方案。系统投入运行后,在应用的不断深入过程中,也同时伴随着应用环境的发展变化和管理科学及信息技术水平的不断提高,因此有必要不断地对系统进行评价。这样,一方面对系统当前状态有明确的认识,另一方面也为系统今后的发展和提高做了准备。

从评价的标准来分,系统的评价包括技术、效益两个方面。技术评价是对系统为医院管理和医疗服务所提供的功能和性能进行的评价,如系统的完整性、安全性、稳定性等技术指标。效益评价是对系统实施和应用所产生的效果进行的评价,包括经济效益评价和社会效益评价。

从评价的内容来分,又可分为对管理系统的评价和对临床信息系统的评价。其中涉及临床的评价有较好的定量基础,而与管理相关的评价一般较难定量研究。国外已经较多涉及 CIS 应用效果评估和方法的研究,国内还仅限于 MIS 的一般性定性评估。

HIS 的评价是一项十分困难的工作。医院信息系统涉及大量人为因素,与管理紧密联系,导致大量非确定性因素(非技术性因素)可能直接影响 HIS 的使用效果。而实施效果的定量分析也难以充分实现。如流程优化等实施效果只能通过定性手段来评价。

二、评 价 标 准

HIS 的评价包括技术、效益两个方面。技术评价是对系统为医院管理和医疗服务所提供的功能和性能进行的评价,如系统的完整性、安全性、稳定性等指标。效益评价是对系统实施和应用所产生的效果进行的评价,包括经济效益评价和社会效益评价。

(一) 系统的技术评价

从系统所提供的功能和具有的技术性两个角度进行评价,应包括以下主要内容:

(1) 目标评价。针对系统开发所设定的目标,逐项检查,是否达到预期目标,实现的程度如何。

(2) 功能评价。根据用户所提出的功能要求,在实际的运行环境中,检查系统功能的完成情况,评价用户对功能的满意程度和系统中各项功能的实际效果。

(3)性能评价。着重评价系统的技术能力,主要包括系统的稳定性、可靠性、安全性、系统的容错能力、吞吐量、响应时间、存储效率、可扩展性、适应性等。

(4)运行方式评价。评价系统中各种资源(硬件、软件、人、信息等)的利用率如何。如系统设定的输入数据能否被获得并输入,出错率怎样,输出数据是否可用且确实有用,其及时性和利用情况如何,数据采集方式、人机交互方式、结果提供方式能否被用户所适应,满意程度如何。

对系统进行上述技术评价的目的是为了评价系统的实际效能,为系统的进一步改进或更新提供决策依据。

(二)系统的效益评价

(1)经济效益。对信息系统的经济效益评价一般是通过费用效益分析来实现的。费用是指信息系统在整个生命周期中的全部开支所构成的成本;效益是指通过系统的运行所带来的费用减少或收益增加。成本和效益有以下分类方式:有形的与无形的成本和效益、直接的与间接的成本和效益、固定的与变动的成本和效益。

(2)社会效益评价。医院是提高医疗服务的机构,社会效益是评价衡量其管理水平的重要标准。对医院的社会效益评价可以在医院改革和创新道路上起到推动作用。医院信息系统的社会效益评价内容包括医院工作流程的优化、患者就医的满意度、医疗服务质量的提高等方面。这其中,多数内容的评价难以用定量化的方法实现。

三、评价方法

HIS功能庞大,系统复杂。如果严格按照量化计学技术对系统进行全面的评价是不可能也是没有必要的。

对于HIS中的不同问题,我们可使用不同的方法进行评价。对于管理类的系统,往往采用专家组形式,对软件或用户采用多参数定性评测。而面向临床的工作对系统的使用效果、正确性、安全性等有着很高的要求,因此,临床的系统广泛采用了统计学方法进行评价。

本节就简易多级特征分级技术(simple multi-attribute rating technique exploiting ranks,SMARTER)

方法作一介绍。该方法由德国 Saarland 大学的 Stefan Graeber 教授使用,对放射信息系统(RIS)进行投入/产出分析,见图 15-7 和表 15-1。

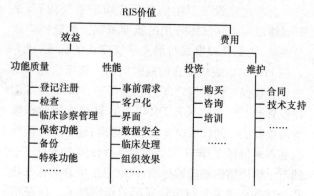

图 15-7　RIS 评价树结构图

表 15-1　效益/费用评价表

定量	分数	分数
不满意	0	0
满意	1	33
好	2	67
很好	3	100

评价采用打分制,效益评分采用百分制,费用评分采用 0~3 分。组织包括医护人员、技术员、计算机医学应用专家、医院管理人员和外聘咨询专家在内的各类专家一起设计评价树,定义了每一个参数的权重系数,然后给参评的 RIS 打分。该方法的关键是统计打分的参数选择和打分的准确性,以及权系数的合理性。

本章小结

本章首先介绍了医院信息、医院信息管理的定义、主要内容,以及医院信息化与数字化医院的相关情况。医院信息化建设集中体现在医院信息系统的应用和发展上,因此,本章着重对医院信息系统相关内容的介绍。首先阐述医院信息系统的定义、特征、作用、发展及趋势,并对一般医院信息系统的功能划分作了具体介绍;从系统规划、组织管理、流程重组、标准化建设、安全管理等方面介绍现代医院信息系统实施与管理的主要内容;还对系统评价的标准及方法作了简单介绍。

本章思考题

1. 简述医院信息的特点及分类。

2. 了解某医院信息化建设的情况,见习某个医院信息管理系统,并提出改进意见。

3. 从实践出发,谈谈医院信息管理系统建设与业务流程重组的关系。

4. 中医医院实施现代医院信息管理具有哪些特殊性?

案例分析

北京世纪坛医院(原铁道部北京铁路总医院)的信息化建设起步较早。1995年,医院领导就敏锐地认识到信息化对于医院管理的重要性,并在新、旧楼建设、改造中,进行了新、旧楼的综合布线,为今后联网工作打下了一定的硬件基础。

1997年,铁道部投资300万元给北京铁路总医院进行信息化建设,但此次信息化建设并没有取得应有的效果,300万的投资基本上打了"水漂"。该院计算机信息中心主任杨厦认为,当时失败的原因,首先是当时的HIS市场刚刚建立,市场还很不成熟,竞争也不规范,缺乏成熟的软件。一些公司不具实力,只有热情,没有做过系统或大系统的实践经验,把医院当成试验田,浪费了医院的财力、人力和时间。由此造成的惨痛失败不仅仅是北京世纪坛医院一家,当时踏足信息化领域的医院大都经历了惨痛的教训,有的医院损失甚至高达上千万元。另外,当时医院对信息化建设也缺乏足够的心理准备,以为信息化就像买CT、核磁等那样仅仅是技术问题,而忽略了由于使用IT系统可能带来的管理和流程变革。杨厦说,其实,医院信息化建设就像演一场大戏,编剧是医院和软件公司,导演是院领导,演员是广大的医护人员,这种全员的互动是一场浩大的系统工程,只要有一个人演砸了,整个工程就有可能失败。

北京世纪坛医院并没有因为此前的失败而对信息化丧失信心,1999年下半年,该院再次叩开了信息化的大门。接受了上一回的经验教训,在选择合作伙伴上医院下足了工夫,最后选择了年轻的北京某公司,两家签订了共同开发医院信息系统的合同。

2000年10月,该项目终于完成,但是接踵而来的却是全院大死机(频繁时平均1小时就会死三四次机)。尽管实施服务公司想尽各种办法,都没有解决问题。最终,北京世纪坛医院只存在了一周的门诊挂号、划价、收费系统被迫下马,住院系统也岌岌可危。2001年春节过后,实施服务公司方面也正式宣布解散。而当时的系统仍然频繁死机,处于崩溃的边缘。

杨厦说:"当时我们以为前面没有路了,但是绝望之际,突然有了一个灵感,虽然应用软件设计不合理是发生死锁的关键,但我们是否可以通过其他方式来改造系统,加快运行速度呢?"经过分析后认为,数据库的数量过大就是整个系统运行速度慢、数据经常死锁的一个重要原因。是否可以将出院患者的部分信息导出呢? 就是这样一个闪念,成了一把金钥匙,帮助世纪坛医院打通了关键一关。为了实现这个想法,计算机中心私下里请实施服务公司的人来协助"导库",成了缓兵之计。为了能更长远地解决问题,又实施了清库计划,利用元旦为分界线,用数据库备份和恢复的方法形成"新库"、"旧库",在旧库里查询修改历史数据,在新库"大杀大砍",删除非在院信息,从而使数据库从5G降至了700M。全院网络出现了前所未有的良好局面,过去住院摆药室刷新药品需要半小时,现在只要几秒钟。医院终于走出了信息化的泥潭,见到了久已盼望的绿地。

北京世纪坛医院计算机中心的工作人员在无技术支持的情况下,认真学习,大胆实践,从服务器的维护,到数据库备份、恢复,定制各种任务,优化程序;从全院的网络、计算机的维护,到公司遗留程序的修改、研发,走过了一条艰辛的IT路程。几年来,计算机中心开发了上百个程序模块,基本上满足了医院各方面的要求,依托信息化技术和手段,医院的管理能力和工作效率大幅度提升。另外,信息系统的建立还为医院节省资金,挽回经济损失达上千万元。

(资料来源:施建忠. 2007. 北京世纪坛医院IT系统如何软着陆. 信息系统工程, 2:54-57.)

案例思考题

1. 影响医院信息系统实施的因素有哪些?

2. 你认为什么是导致我国医院信息系统建设失败的关键原因?

参 考 文 献

财政部注册会计师考试委员会办公室. 2003. 财务成本管理. 北京: 经济科学出版社

曹建文. 2003. 现代医院管理. 上海: 复旦大学出版社

曹荣桂, 2003. 医院管理学. 北京: 人民卫生出版社

陈红. 2007. 抗菌药物不合理应用现象及应对措施. 基层医学论坛 11(11):1041-1042

陈洁. 2006. 卫生经济学. 北京: 人民卫生出版社

陈洁. 2005. 医院管理学. 北京: 人民卫生出版社

陈绍福. 2007. 医院质量管理. 北京: 中国人民大学出版社

陈险峰. 2005. 医疗机构医务人员"三级训练指南". 南京: 东南大学出版社

陈绍福, 徐捷, 胡志, 2003. 医院管理学教程. 合肥: 安徽科学技术出版社

丁涵章. 1999. 现代医院管理全书. 杭州: 杭州出版社

丁云岗, 刘德山. 2005. 抗菌药物不合理应用与医院感染. 数理医药学杂志 18(1):81-82

董恒进. 2004. 医院管理学. 上海: 复旦大学出版社

傅丹, 徐捷. 2001. 现代医院理财. 哈尔滨: 哈尔滨出版社

干荣富. 2008. 美国医院药房和社会药房运作模式给我们的启示. 中国医药工业杂志, 39(1):65

甘仞初. 2003. 信息系统分析与设计. 北京: 高等教育出版社

高晋华, 刘永芳, 姬军生. 2008. 引进 ISO 9000 质量管理体系 提高医院医疗质量管理. 重庆医学, 37(3):15-16.

宫肇国, 傅玉霞. 2004. 电子病案使用与管理. 中国病案, 5(2):7

顾海. 2004. 现代医院管理学. 北京: 中国医药科技出版社

郭子恒. 2000. 医院管理学. 第 3 版. 北京: 人民卫生出版社

侯庆田, 冯珏, 丁良 等. 2007. 现代医院新思维. 北京: 中国经济出版

贾晓俊. 2000. 对一起医疗事故的反思. 中华医院管理杂志. 16(11):648

江海燕. 2004. 药事管理学. 北京: 中国中医药出版社

姜柏生, 田侃. 2003. 医事法学. 南京: 东南大学出版社

姜合作. 2007. 平衡记分卡在医院管理中的应用. 北京: 军事医学科学出版社

瞿晓敏. 2007. 护理伦理学. 上海: 复旦大学出版社

李包罗. 2006. 医院管理学(信息管理分册). 北京: 人民卫生出版社

李令德. 2002. 企业战略管理新编. 上海: 华东理工大学出版社

李信春, 王晓钟. 2002. 医院成本核算. 北京: 人民军医出版社

刘建, 朱慧芳. 2003. 第二周期医院评审首家试点的体会和建议. 中华医院管理杂志:(1):1-2

刘振声 等. 2000. 医院感染管理学. 北京: 军事医学科学出版社

罗长海, 林坚. 2003. 企业文化要义. 北京: 清华大学出版社

马怀军. 2006. 吉林三甲医院顾客满意度研究及评价. 优秀硕士论文

聂静, 柯玲. 2007. 3 种统计方法综合运用于医院质量管理评价的初探. 中国医院统计, 14(3):223-226.

蒲剑, 胡明, 魏德模. 2003. 建设我国药学职业道德规范的思考. 中国药事, 17(1):54-56

秦远建. 2007. 企业战略管理. 武汉: 武汉工业大学出版社

沈崇德. 2008. 电子病历的实施与管理. 中国数字医学, 3(3):30-32

沈崇德. 2008. 无线移动技术在护理工作中的应用实践. 医疗卫生装备, 28(1):45-47

沈维涛. 2001. 财务管理学. 厦门: 厦门大学出版社

斯蒂芬. P. 罗宾斯著. 2002. 管理学. 黄卫伟等译. 北京: 中国人民大学出版社

唐维新, 易利华. 2003. 医院现代化导论. 北京: 人民卫生出版社

田立启. 2003. 医院管理会计. 北京: 中国财政经济出版杜

汪涛. 2008. 医院信息系统中的数据挖掘. 医学信息, 21(2):184-185

王彬夫. 2008. "数字化"——中医现代化的应有之义. 江苏中医药, 40(6):1-3

王冬梅. 2007. 数据挖掘在医院信息系统中的研究与应用. 科学技术与工程, 7(11):2745-2747

王庆成, 郭复初. 2003. 财务管理学. 北京: 高等教育出版社

王淑霞. 2008. 医院规范化管理操作范本. 北京: 人民邮电出版社

王悦. 熊季霞. 2004. 医药人力资源管理. 北京: 科学出版社

王志平 等. 2003. 现代医院管理概要. 北京: 人民军医出版社

吴彬. 2008. 现代企业战略管理. 北京: 首都经济贸易大学出版社

吴蓬 等. 2007. 药事管理学. 第 4 版. 北京: 人民卫生出版社

许俊卿, 陈卓辉. 2006. 医疗纠纷的成因与对策研究. 中国医学伦理学

杨英华. 1999. 护理管理学. 北京: 人民卫生出版社

姚军, 韩月萍 等. 2004. 对现代医院医技科室管理的探讨. 中华管理杂志. 20(8):496

易利华. 2006. 论现代医院院长领导力. 北京: 人民卫生出版社

于宗河 等. 1999. 中国医院院长手册. 北京: 人民卫生出版社

张彬, 伏春生. 2006. 医疗质量与安全管理. 北京: 人民军医出版社

张德. 2001. 人力资源开发与管理. 第 2 版. 北京: 清华大学出版社

张鹭鹭, 李静, 徐祖铭. 2007. 高级医院管理学. 上海: 第二军医大学出版社

张培珺. 2000. 现代护理管理学. 北京: 北京医科大学出版社

张英, 余健儿. 2002. 现代医院人力资源. 广州: 广东人民出版社

中国医院协会信息管理专业委员会 CHIMA. 2008. 中国医院信息化发展研究报告(白皮书). 5:10-13

周凤鸣, 高金声. 2003. 医院管理学·医院文化分册. 北京: 人民卫生出版社

周文贞, 秦永方, 杨承君. 2003. 现代医院经营管理. 北京: 中国经济出版社

周毅, 牛启润 等. 2008. 论医院业务流程重组及其方法. 中国数字医学, 2(3):32-34

周子君. 2003. 医院管理学. 北京: 北京大学医学出版社

朱士俊. 2003. 医院管理学质量管理分册. 北京: 人民卫生出版社

朱士俊, 董军. 2001. 医院管理与信息利用. 北京: 人民军医出版社